Alain Gehin



# Atlas kranialer Techniken

100 Techniken in Wort und Bild

Sonderausgabe

ELSEVIER
URBAN & FISCHER

URBAN & FISCHER
München • Jena

**Zuschriften und Kritik an:**
Elsevier GmbH, Urban & Fischer Verlag, Lektorat Komplementäre und Integrative Medizin, Karlstraße 45, 80333 München

**Titel der Originalausgabe:**
Atlas of Manipulative Techniques for the Cranium and Face
© Alain Gehin
© Eastland Press, Seattle.
First published 1995
Lizenzgeber: Alain Gehin

**Wichtiger Hinweis für den Benutzer**
Die Erkenntnisse in der Medizin unterliegen laufendem Wandel durch Forschung und klinische Erfahrungen. Die Autoren dieses Werkes haben große Sorgfalt darauf verwendet, dass die in diesem Werk gemachten Angaben dem derzeitigen Wissensstand entsprechen. Das entbindet den Nutzer dieses Werkes aber nicht von der Verpflichtung die gemachten Angaben zu überprüfen und seine Therapie in eigener Verantwortung zu treffen.
Wie allgemein üblich wurden Warenzeichen (z. B. bei Pharmapräparaten) nicht besonders gekennzeichnet.

**Bibliografische Information Der Deutschen Bibliothek**
Die Deutsche Bibliothek verzeichnet diese Publikation in der Deutschen Nationalbibliografie; detaillierte bibliografische Daten sind im Internet unter http://dnb.ddb.de abrufbar.


Sonderausgabe von Alain Gehin: Atlas der manipulativen Techniken am Kranium (ISBN 3-437-56190-1)
1. Auflage, Oktober 2002

Der Urban & Fischer Verlag ist ein Imprint der Elsevier GmbH.

05 06 07 08 09 5 4 3 2 1



Um den Textfluss nicht zu stören, wurde bei Patienten und Berufsbezeichnungen die grammatikalisch maskuline Form gewählt. Selbstverständlich sind in diesen Fällen immer Frauen und Männer gemeint.

Planung und Lektorat: Verena Eichhorn, München; Elisa Imbery, München,
Übersetzung: Walburga Rempe-Baldin, München; Verena Eichhorn, München
Herstellung: Christine Kosel, München
Satz, Druck und Bindung: Kösel, Krugzell
Zeichnungen: Dominique Linglin
Titelfotografie: GettyImages/Altrendo
Umschlaggestaltung: SpieszDesign, Neu-Ulm

Printed in Germany

ISBN 3-437-56191-X

Aktuelle Informationen finden Sie im Internet unter **www.elsevier.com** und **www.elsevier.de**

Alain Gehin

# Atlas kranialer Techniken

# Inhalt

# Danksagung

Der Autor möchte Dominique Linglin, der am European College of Etiopathy Anatomie unterrichtet hat, seinen besonderen Dank aussprechen für seinen künstlerischen Beitrag und seine äußerst charmante Persönlichkeit.
Ohne sein Talent, sein umfassendes Wissen und seine Kenntnisse wäre dieses Werk weitaus weniger aufschlussreich geworden. Seine Kunst, vervollkommnt durch sein genaues Verständnis für die Anatomie und die Physiologie der Gelenke, hat dieses Buch lebendiger und überzeugender gemacht.
Der Autor möchte ebenso Anne-Marie Lousie danken für die Übersetzung dieser Arbeit ins Englische.

# Geleitwort

Der effektivste Therapeut ist jemand, der die Anatomie und Physiologie versteht und einen Tastsinn besitzt, mit dem er eine Wahrnehmungsfähigkeit für die dem Patienten innewohnenden Kräfte entwickelt. So jemand ist in der Lage, sich eine Technik zu überlegen, die am ehesten die dem Patienten innewohnende therapeutische Kraft aktiviert, um die Dysfunktion aufzuheben.

Dem Erlernen von kranialen Techniken sollte deshalb ein intensives Studium der Anatomie des zentralen Nervensystems, der reziproken Spannungsmembran (d.h. der Dura mater mit ihren Falten, Anheftungen und venösen Sinus und der fluktuierenden Motilität der cerebrospinalen Flüssigkeit) sowie der komplexen Form jedes einzelnen Schädelknochens vorausgehen. Alain Gehin geht davon aus, dass dieses Buch von denen genutzt wird, die sich die Grundlagen des primären respiratorischen Mechanismus bereits angeeignet haben. In Zusammenarbeit mit Dominique Linglin gelingt ihm eine eindeutige Wiedergabe der Position der Therapeutenhände am Kopf des Patienten für die Diagnose und Therapie der membranösen artikulären Spannungszustände der Schädelbasis. Die Kräfte und Achsen, die die Knochen bewegen, werden dem Schüler durch vorzügliche Strichzeichnungen verdeutlicht.

Dieser Band stellt viele Techniken dar, die alle in den Händen von bestimmten Therapeuten für bestimmte Patienten von großem Nutzen sein dürften. Aber erwarten Sie nicht, dass er alles enthält. Um Veränderungen erwirken zu können, muss der Therapeut immer empfänglich für die Bedürfnisse seines Patienten zu einem gegebenen Zeitpunkt sein und kreativ auf sie reagieren können, indem er sich die richtige Technik überlegt, die bestimmt wird durch die relative Größe und Statur des Patienten und des Therapeuten und durch die vom Therapeuten auf den Mechanismus übertragenen Kräfte und durch die Stärke und Vitalität der dem Mechanismus innewohnenden therapeutischen Kraft.

Schüler der kranialen Therapie werden in diesem Band anschauliche Bilder als Merkhilfe für Handpositionen, die sich für die Diagnose vielfältiger sphenobasilären Spannungszustände und für die Therapie von peripheren Gelenkdysfunktionen eignen, finden.

Wir danken dem Autor und dem Zeichner für diesen wertvollen Beitrag zur Literatur des kranialen Konzepts.

Bei der abschließenden Beurteilung erinnern Sie sich daran, dass die „denkenden, fühlenden, sehenden und wissenden Finger“, die das Erlernte anwenden, der Schlüssel zur Wiederherstellung der Gesundheit des Patienten sind.

May 1985 Viola M. Frymann, D.O., F.A.A.O.
Vorsitzende des Department of Osteopathic Principles and Practice
College of Osteopathic Medicine of the Pacific

# Vorwort

Diese Darstellung der kranialen manipulativen Techniken setzt einige einleitende Bemerkungen voraus.
Die kraniale manipulative Bewegung wird durch die Finger des Therapeuten ausgelöst. Diese Bewegung ist abhängig von der Form der Knochen und der spezifischen Gelenkoberfläche, obwohl sie durch die Beweglichkeit der Knochen eines lebenden Organismus, besonders die des Schädeldaches, erweitert werden kann. Ferner weist selbst der einfachste Schädelknochen viele Gelenke auf, die häufig in verschiedenen räumlichen Ebenen liegen. Bewegung ist nur möglich, wenn die Manipulation die fast simultan stattfindenden Bewegungen aller Schädelknochen berücksichtigt. Schon eine geringfügige Missachtung dieses Umstandes kann zu Fehlern führen, die Läsionen hervorrufen.
Die Aneignung dieser Methoden erfordert ein ganz genaues und exaktes Wissen; eine Ausbildung in diesen Techniken sollte daher unter keinen Umständen abgekürzt oder umgangen werden. Manipulative Techniken sollte man sich immer in Ruhe aneignen, besonders im kranialen Bereich, wo sich alles in sehr feinen Nuancen abspielt.
Ein Beherrschen der richtigen und angebrachten Handgriffe kann nur mit Zeit und Übung erreicht werden.
Die in diesem Atlas beschriebenen Manipulationen sind nach ihrer Wirksamkeit ausgesucht worden; sie sind durch intensive Anwendung in ziemlich unterschiedlichen Zeiten und geographischen Gebieten getestet worden. Viele von ihnen sind von britischen und amerikanischen Autoren bereits beschrieben (Sutherland, Magoun, Lippincott, Arbuckle, Lake, Cottam und De Jarnette mit eingeschlossen), andere sind von den Autoren in Europa, aber auch Asien und Ozeanien zusammengetragen worden. Sie werden im Rahmen der ursprünglichen Philosophie der manuellen Medizin am *European College of Etiopathy* in Genf gelehrt.
Dieses Werk ist nichts anderes als ein Lehrwerkzeug und es ist sicher nicht allumfassend. Wenn nicht anders vermerkt, werden die Erklärungen mit Blick auf die direkte Korrektur der Läsion dargestellt. Die Theorie, die die Manipulationen begründet, wird hier nicht systematisch beschrieben. Diese relativ einfachen Techniken sollten immer an die aktuelle Behandlungssituation und den entsprechenden Patienten angepasst werden.
In der östlichen Philosophie sagt man: „Wenn der Schüler bereit ist, erscheint der Lehrer “. Möge dieser Atlas den Schüler auf den Weg seiner eigenen Entdeckung führen.

# I. Allgemeine Techniken

Dieses Kapitel beinhaltet alle Techniken, die einen direkten und unmittelbaren Einfluss auf die allgemeine kraniale Bewegung, auch kranialer Rhythmus oder Cranialer Rhythmischer Impuls (CRI) genannt, haben. Diese umfassen zahlreiche Berührungen mit jedem einzelnen Schädelknochen. Bleiben die Finger des Therapeuten vollständig passiv, können diese Techniken auch als Teil einer diagnostischen Untersuchung dienen.
Wir haben diese Methoden sowohl mit den Techniken kombiniert, die die Manipulation der meisten Suturen einschließen, als auch mit denen, die einen allgemeinen Einfluss auf die reziproke Spannungsmembran haben.
Wir haben in diesem Kapitel auch die kranialen manipulativen Techniken eingeschlossen, die den ganzen Körper betreffen.
Die in diesem Buch beschriebenen manipulativen Techniken sind nur als Orientierung für den Therapeuten gedacht. Wie bei allen manuellen Techniken, muss die therapeutische Tätigkeit nicht nur auf die Biomechanik des Patienten, sondern auch auf die des Therapeuten abgestimmt sein. Es ist wünschenswert, dass der Leser sich nicht verpflichtet fühlt, den in diesem Text beschriebenen Modellen akribisch zu folgen, sondern dass er diese Modelle nutzt, um seine persönliche Behandlungsmethode mit einer Vielzahl von Variationsmöglichkeiten zu entwickeln.
Wir beginnen diesen deskriptiven Ansatz mit zwei Basisgriffen für das Kranium. Beide können bei einer Anzahl von unterschiedlichen allgemeinen Techniken angewandt werden. Welcher Griff wann angewandt wird, hängt von der individuellen Situation des Patienten ab und wird durch Annehmlichkeiten oder Fähigkeiten des Therapeuten bestimmt.

# Kalvariaannäherung (Schädeldachannäherung)

## Zielsetzung

- Beurteilung der allgemeinen Beweglichkeit der Schädelknochen; Einschätzung der Bewegungsfreiheit der Schädelbasis,
- Normalisierung der Bewegung der Schädelbasis und der Schädelknochen,
- Beurteilung des physiologischen oder pathologischen Anteils jedes einzelnen Schädelknochens an der allgemeinen Beweglichkeit des Kraniums.

## Position des Patienten

In Rückenlage, bequem und entspannt. Der Patient sollte seine Brille abnehmen, seine Taschen entleeren und eventuelle Zahnprothesen entfernen.

## Position des Therapeuten

Der Therapeut sitzt am Kopfende, die Unterarme ruhen auf der Behandlungsliege, die auf eine passende Höhe eingestellt ist. Die Finger beider Hände werden ohne Spannung gespreizt gehalten, formen eine Mulde, in die der Patient seinen Kopf legen kann.

## Berührungspunkte

Die Fingerkuppen berühren den Patientenschädel auf jeder Seide des Kopfes folgendermaßen:

- Die kleinen Finger, fast parallel zur okzipitalen Krümmung, berühren den squamösen Teil des Os occipitale am lateralen Rand.
- Die Ringfinger, posterior des Ohres auf dem Asterion, befinden sich auf dem posteroinferiorem Rand des Os parietale (mittleres Gelenk) und auf dem Mastoid des Os temporale (distales Gelenk).
- Die Mittelfinger, anterior des Ohres, berühren mit dem mittleren Gelenk oder auch dem distalen, abhängig von der Form des Patientenschädels und der Größe der Therapeutenhände, den anteroinferioren Rand des Os parietale (Pterion), die Fingerspitzen liegen auf dem Proc. zygomaticus des Os temporale.
- Die Zeigefinger liegen auf den Alae majores des Os sphenoidale; für bestimmte Techniken liegen die Zeigefinger in einer mehr anterioren Position, hinter den äußeren Procc. orbitales des Os frontale. Wenn die Therapeutenhände im Verhältnis zum Patientenschädel klein sind, können sich die Ringfinger auch auf dem lateralen Rand des Os frontale befinden.
- Die Daumen ruhen vom Schädel abgehoben aneinander und formen einen Fixpunkt für die Flexoren der Finger.

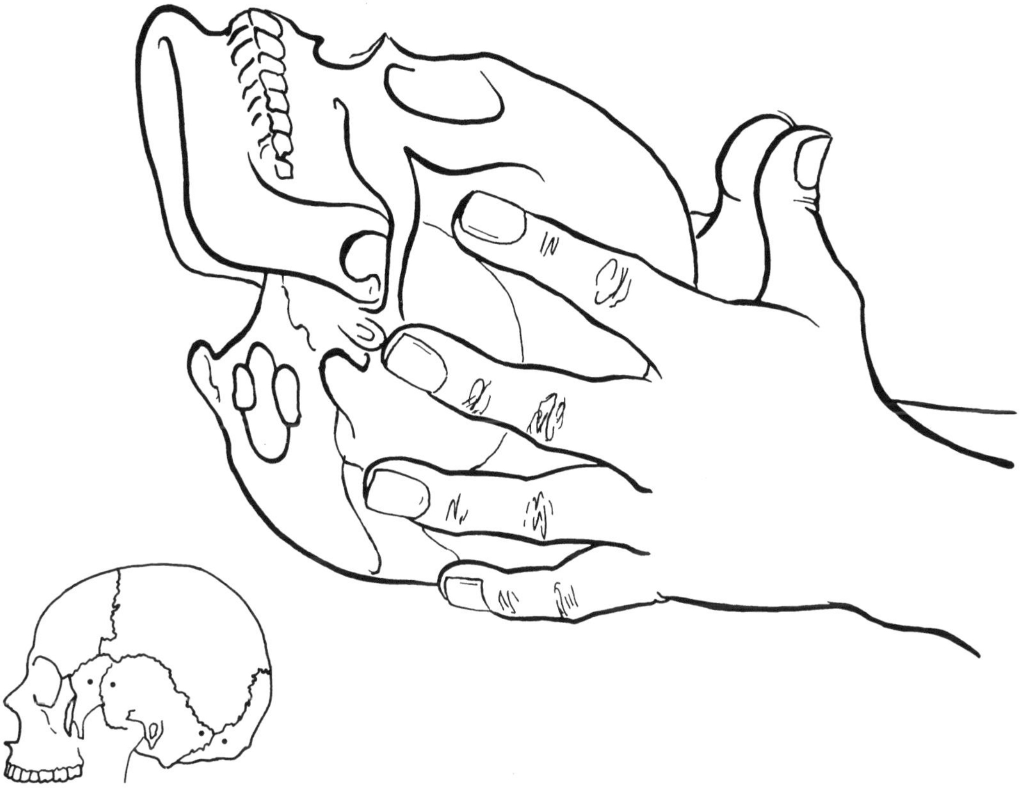

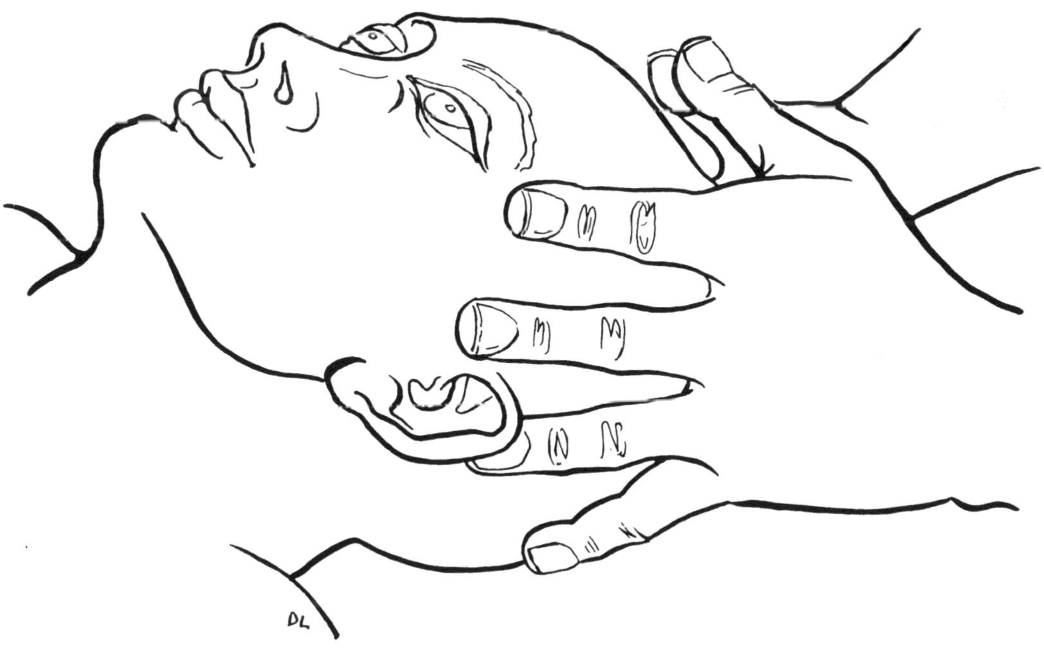

# Frontookzipitale Annäherung

## Zielsetzung

Die Zielsetzung ist die gleiche, wie sie bei der Kalvariaannäherung beschrieben wurde (s. S. 2). Die unterschiedlichen Berührungspunkte erlauben es dem Therapeuten, immer das Vorgehen zu wählen, das therapeutisch angemessen ist.

## Position des Patienten

In Rückenlage, bequem und entspannt. Der Patient sollte seine Brille abnehmen, seine Taschen leeren und eventuelle Zahnprothesen entfernen.

## Position des Therapeuten

Am Patientenkopf auf der rechten oder linken Seite sitzend, die untere Hand ruht auf der Behandlungsliege, die auf eine passende Höhe eingestellt ist. Diese untere Hand liegt unter der Squama occipitalis. Die andere Hand liegt auf dem Os frontale.

## Berührungspunkte

Die untere Hand liegt becherförmig um das Os occipitale mit den Fingerspitzen auf der gegenüberliegenden Seite am okzipitalen Rand. Auf der Therapeutenseite liegt der Thenar und/oder Hypothenar auf dem okzipitalen Rand.
Die obere Hand liegt ebenfalls becherförmig um das Os frontale, ohne es zu berühren, und hat Kontakt mit den zwei äußeren Flächen der Alae majores des Os sphenoidale.
So, dass:

- die Fingerspitzen sich der Zeigefinger und/oder Mittelfinger auf die gegenüberliegende Seite vom Therapeuten befinden;
- und die Spitze des Daumens auf die Seite des Therapeuten zeigt.

Wenn die Therapeutenhände im Verhältnis zum Patientenschädel klein sind, haben die Hände u. U. Kontakt zu den lateralen Rändern des Os frontale.

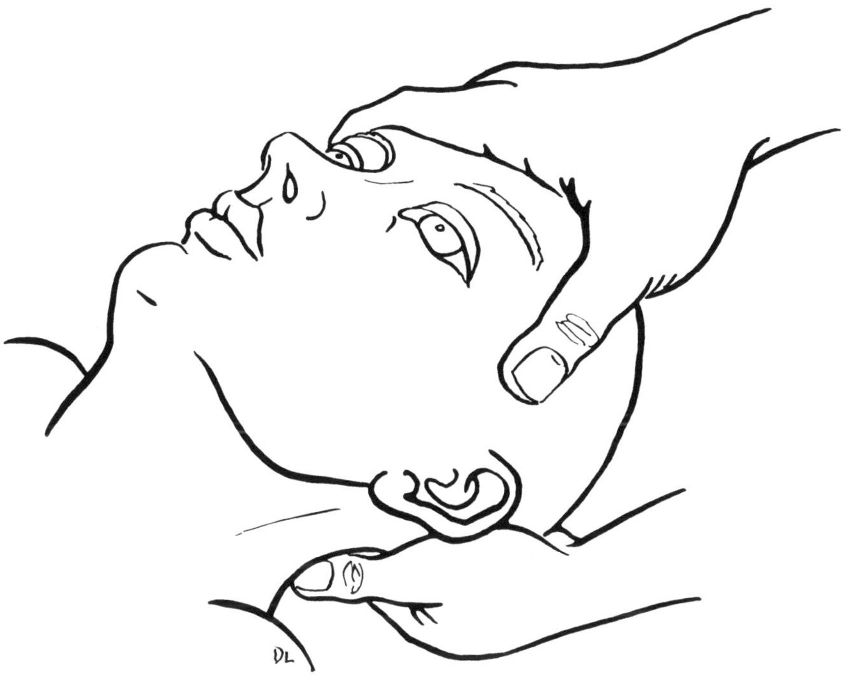
DL

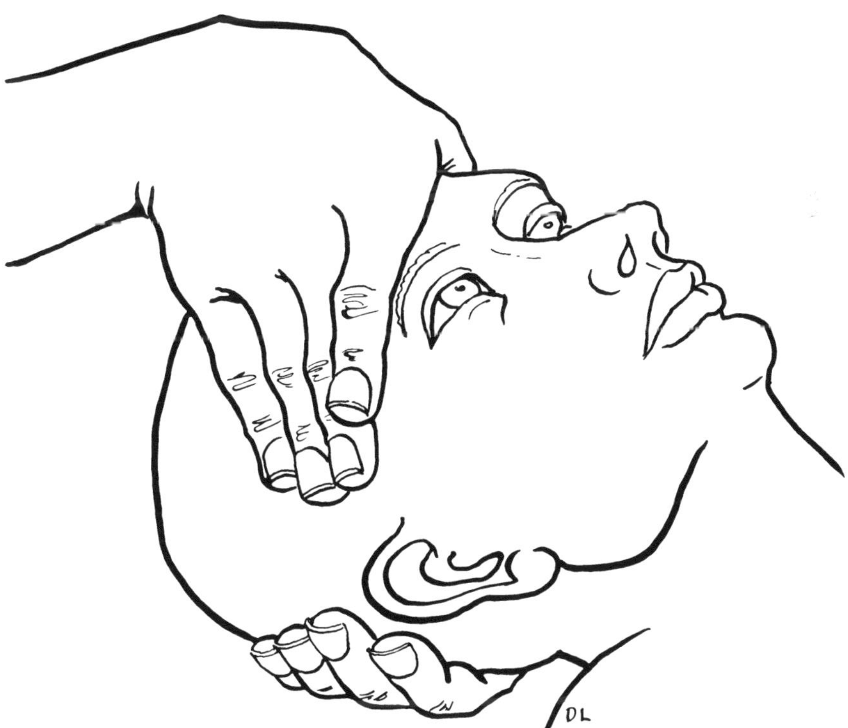
DL

# Flexionsbewegung

Kalvariaannäherung

## Zielsetzung

- Beurteilung der kranialen Beweglichkeit während der Flexion, also während der externen Rotation,
- direkte Korrektur einer Extensionsläsion,
- indirekte Korrektur einer Flexionsläsion,
- Beurteilung der Beteiligung jedes einzelnen Schädelknochens an der gesamten kranialen Bewegung während der Flexionsphase des kranialen Rhythmus.

## Behandlung

Unter Verwendung der Kalvariaannäherung geht der Therapeut in folgender Weise vor. Während der Flexionsphase werden die lateralen Ränder des Os occipitale oder die parietalen Ränder durch Teile der Ring- und Mittelfinger nach kaudal und lateral geführt; während die Zeigefinger die Alae majores des Os sphenoidale nach anterior und kaudal bringen.

## Anmerkung

Wenn die Berührung an den Alae majores für den Patienten unangenehm oder sogar schmerzhaft ist (z. B. bei einer Arteriitis temporalis), ist es ausreichend, die Zeigefinger posterior der Procc. orbitales des Os frontale zu legen, um an diesem Knochen eine externe Rotation während der Flexionsphase zu veranlassen.

Es ist wichtig in Erinnerung zu behalten, dass dies nicht eine aktive Bewegung des Therapeuten ist, sondern ein Vorgang um die Eigenbewegung, die während dieses Mechanismus auftritt, zu bestimmen. Dies gilt auch für die Extensionsphase, die im Folgenden beschrieben wird.

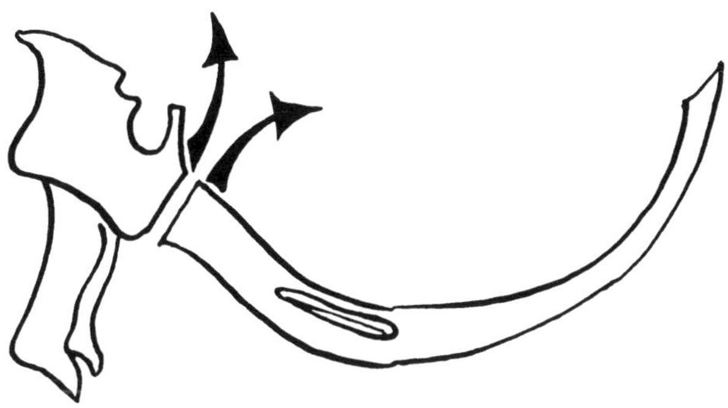

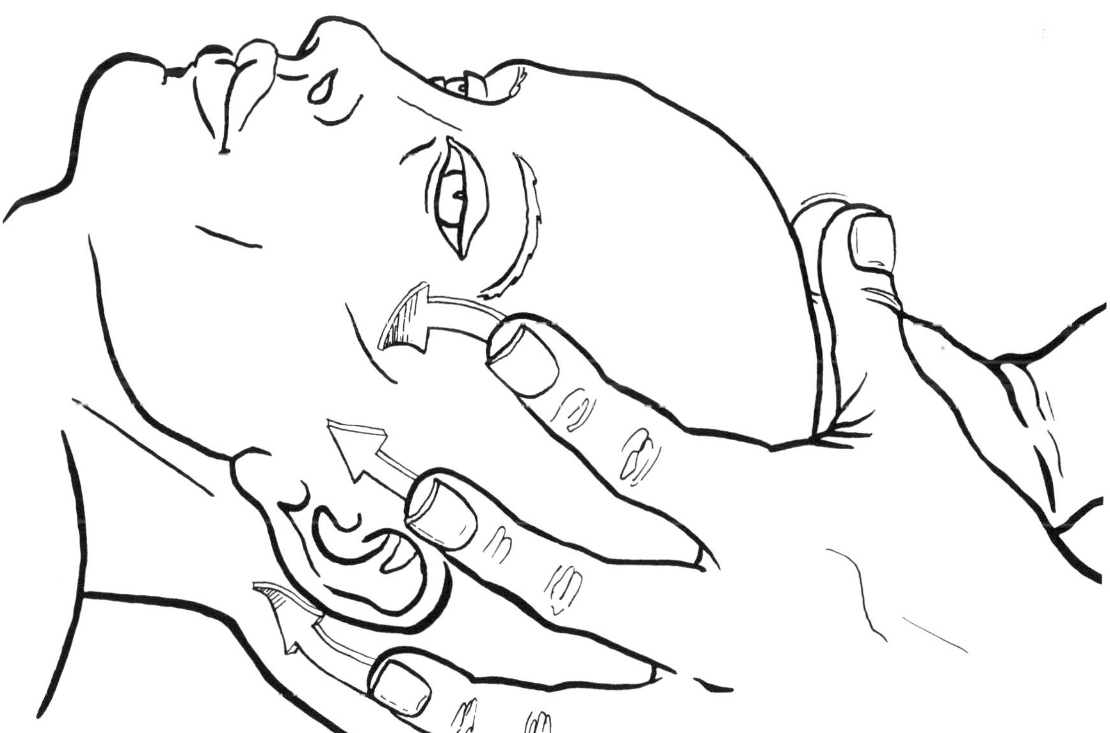
DL

# Flexionsbewegung

## Frontookzipitale Annäherung

### Zielsetzung

- Beurteilung des Ausmaßes der eigenständigen kranialen Bewegung während der Flexion, also während der externen Rotation,
- direkte Korrektur einer Extensionsläsion,
- indirekte Korrektur einer Flexionsläsion,
- Beurteilung des Bewegungsanteils jedes einzelnen Schädelknochens an der gesamten kranialen Bewegung während der Flexionsphase des kranialen Rhythmus.

### Behandlung

Bei Anwendung der frontookzipitalen Annäherung (s. S. 4) geht der Therapeut in folgender Weise vor. Während der Flexionsphase des kranialen Rhythmus führt er folgendes gleichzeitig aus:

- die untere Hand, die unter dem Os occipitale liegt, bringt dieses nach kaudal und anterior, in einer zirkulierenden Bewegung um die transversale Achse,
- die obere Hand zieht die Alae majores des Os sphenoidale um die transversale Achse nach anterior und kaudal.

### Anmerkung

Wenn die obere Hand die Alae majores des Os sphenoidale umgreift, sollte der Therapeut keinen Druck auf das Os frontale ausüben, da eine paradoxe Bewegung induziert werden könnte.

Wenn die Berührungspunkte der oberen Hand hinter den äußeren Procc. orbitales des Os frontale liegen, sollte die oben beschriebene Bewegung um die transversale Achse gleichermaßen ausgeführt werden. Die Handfläche der auf dem Os frontale liegenden Hand sollte auf den oberen Teil der Sutura frontalis drücken, um die Bewegung besser zu unterstützen.

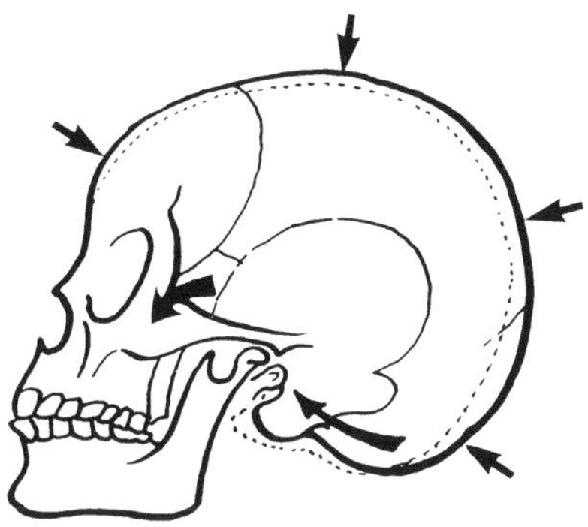

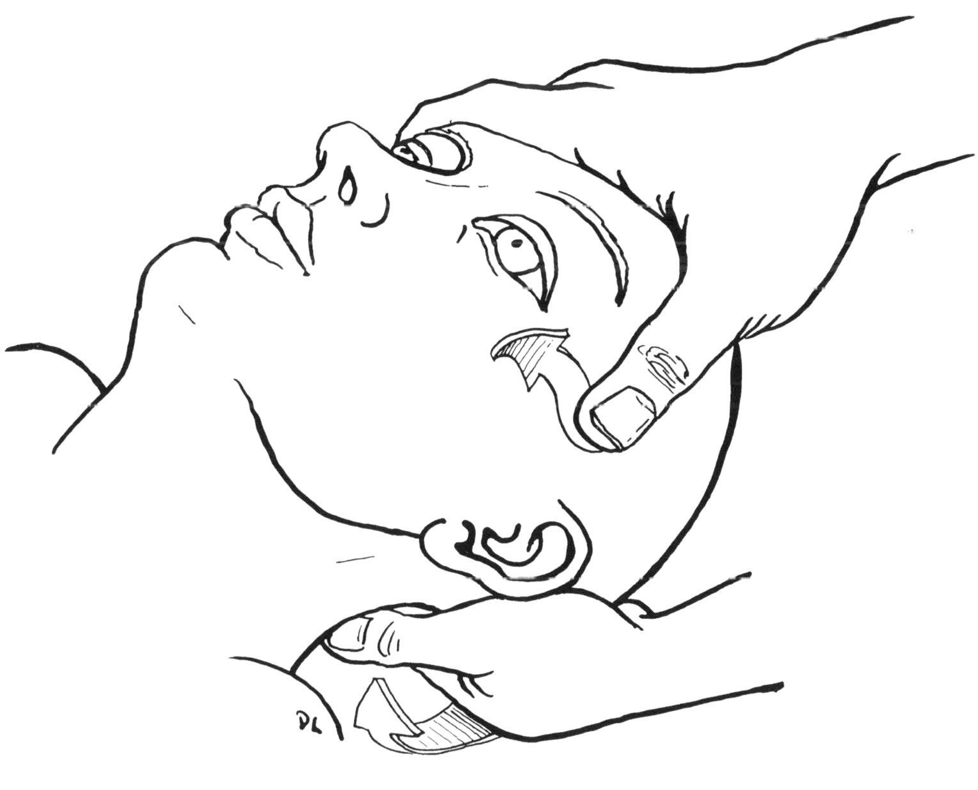
DL

# Extensionbewegung

Kalvariaannäherung

## Zielsetzung

- Beurteilung des Ausmaßes der eigenständigen kranialen Bewegung während der Extension, also während der internen Rotation,
- direkte Korrektur einer Flexionsläsion,
- indirekte Korrektur einer Extensionsläsion,
- Beurteilung des Bewegungsanteils jedes einzelnen Schädelknochens an der gesamten kranialen Bewegung während der Extension oder der Extensionsphase des kranialen Rhythmus.

## Behandlung

Bei Anwendung der Kalvariaannäherung (s. S. 2) geht der Therapeut in folgender Weise vor. Die Bewegung ist entgegengesetzt der Flexionsbewegung. Während der Extensionsphase der kranialen Bewegung, werden die kleinen Finger und die Mittelfinger, die auf dem Os parietale und dem Os occipitale liegen, nach kranial und medial bewegt, während die Zeigefinger auf den Alae majores des Os sphenoidale in kraniale und posteriore Richtung geführt werden.

## Anmerkung

Wenn sich die Zeigefinger des Therapeuten hinter den äußeren Procc. orbitales des Os frontale befinden, sollte der Therapeut in einer zirkulärer Bewegung um die transversale Achse die lateralen Enden des Os frontale nach posterior, kranial und medial ziehen.

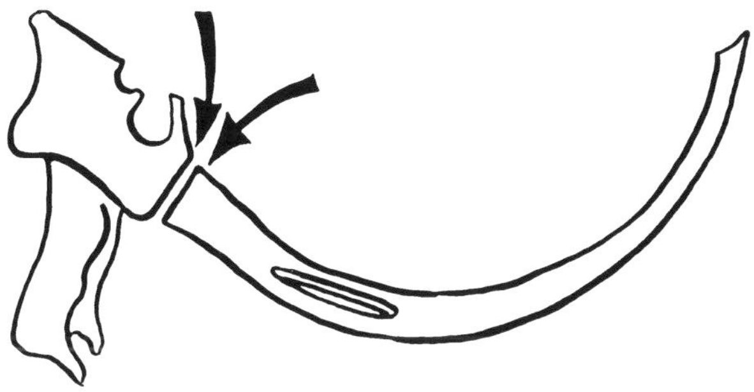

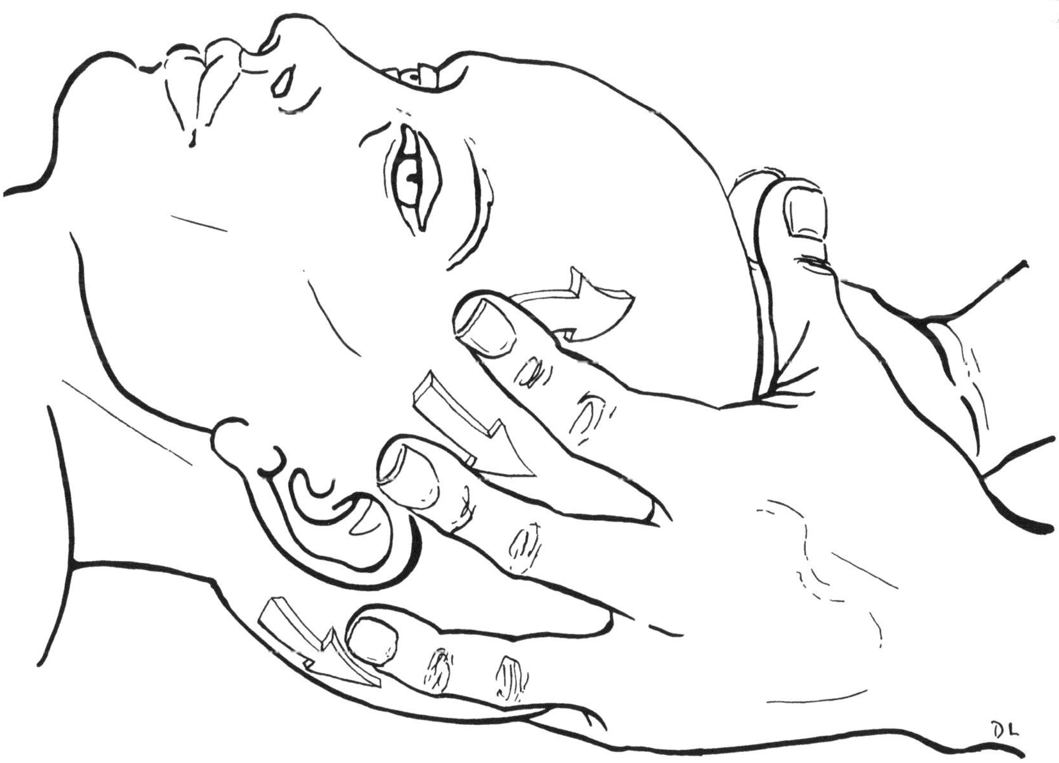

# Extensionsbewegung

## Frontookzipitale Annäherung

### Zielsetzung

- Beurteilung des Ausmaßes der eigenständigen kranialen Bewegung während der Extension, also während der internen Rotation,
- direkte Korrektur einer Flexionsläsion,
- indirekte Korrektur einer Extensionsläsion,
- Beurteilung des Bewegungsanteils jedes einzelnen Schädelknochens an der gesamten kranialen Bewegung während der Extensionsphase des kranialen Rhythmus.

### Behandlung

Bei Benutzung der frontookzipitalen Annäherung (s. S. 4) geht der Therapeut in folgender Weise vor. Während der Extensionsphase des kranialen Rhythmus, bewegt die untere Hand, die unter dem Os occipitale liegt, die lateralen Enden in kranialer Richtung in einer zirkulären Bewegung um die transversale Achse, während gleichzeitig die obere Hand die Alae majores des Os sphenoidale um die transversale Achse in kraniale und posteriore Richtung zieht.

### Anmerkung

Wenn die obere Hand die Alae majores des Os sphenoidale umgreift, sollte der Therapeut vermeiden, Druck auf das Os frontale auszuüben, da paradoxe Bewegungen induziert werden können.

Wenn die Berührungspunkte der oberen Hand hinter den äußeren Procc. orbitales des Os frontale liegen, sollte die gleiche Bewegung wie oben beschrieben ausgeführt werden.

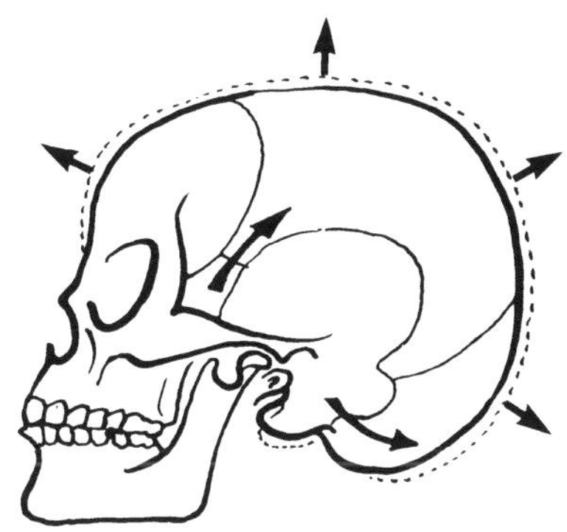

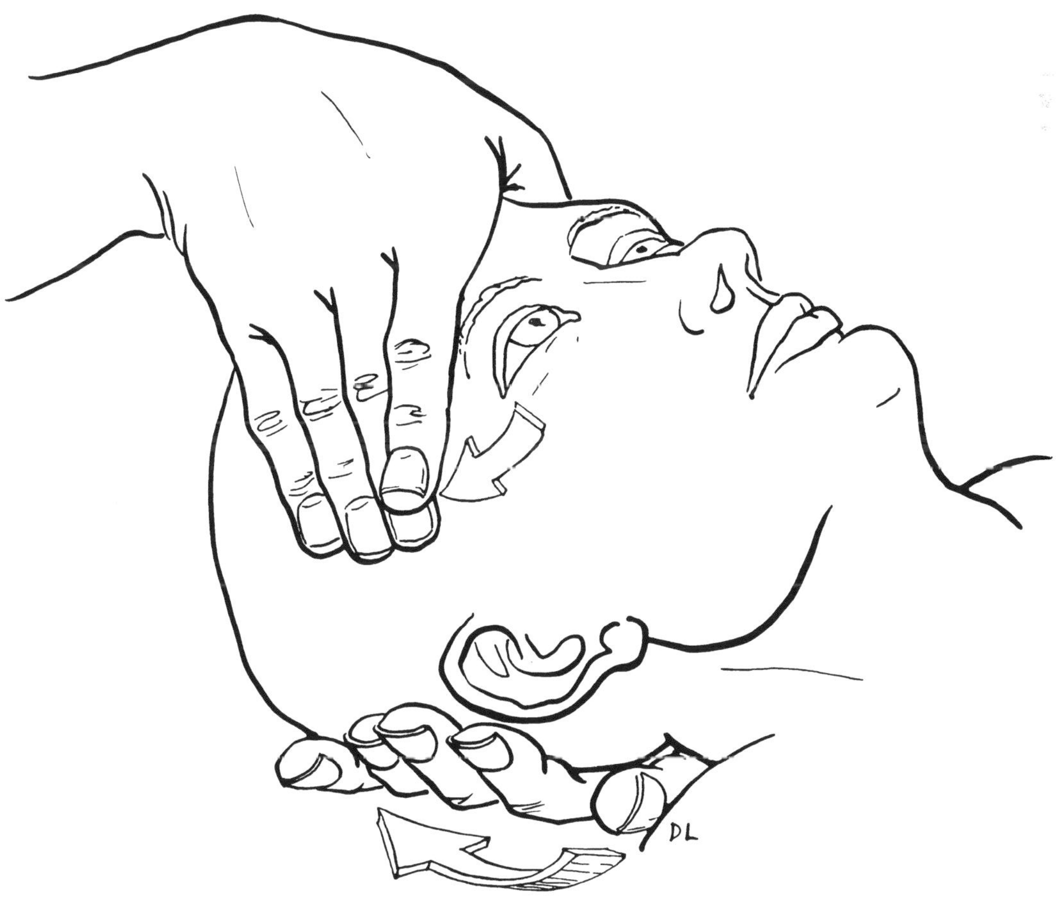

# Torsionsbewegung

## Kalvariaannäherung

### Zielsetzung

- Beurteilung des Ausmaßes der eigenständigen kranialen Bewegung bei einer Torsion während der Extensionsphase,
- direkte Korrektur einer gegenläufigen Torsionsläsion, z. B. Durchführung einer Torsion nach rechts, um eine Läsion links zu korrigieren,
- indirekte Reduzierung einer Torsionsläsion auf der gleichen Seite,
- Beurteilung der Bewegungsfreiheit jedes einzelnen Schädelknochens innerhalb der physiologisch anpassungsfähigen Torsionsbewegung während der Flexionsphase des kranialen Rhythmus.

### Behandlung einer Torsion rechts

Bei Anwendung der Klavariaannäherung (s. S. 2) geht der Therapeut in folgender Weise vor:

- Während der Flexionsphase des kranialen Rhythmus zieht der Therapeut mit seinem rechten Zeigefinger die Ala major des Os sphenoidale oder den rechten äußeren Proc. orbitalis des Os frontale nach kranial, während der linke Ringfinger das laterale Ende des Os occipitale nach kranial bewegt.
- Wenn dies nicht als korrigierende Technik eingesetzt wird, sollte der Therapeut dem Rhythmus, dem er in eine rechte Torsion gefolgt ist, erlauben, zu seiner eigenständigen Bewegung zurückzukehren.

### Anmerkung

Jedes einzelne Element dieser Bewegung muss perfekt koordiniert sein. Bei dieser Technik kommen sowohl die Flexion als auch die Torsion während der Flexionsphase vor.

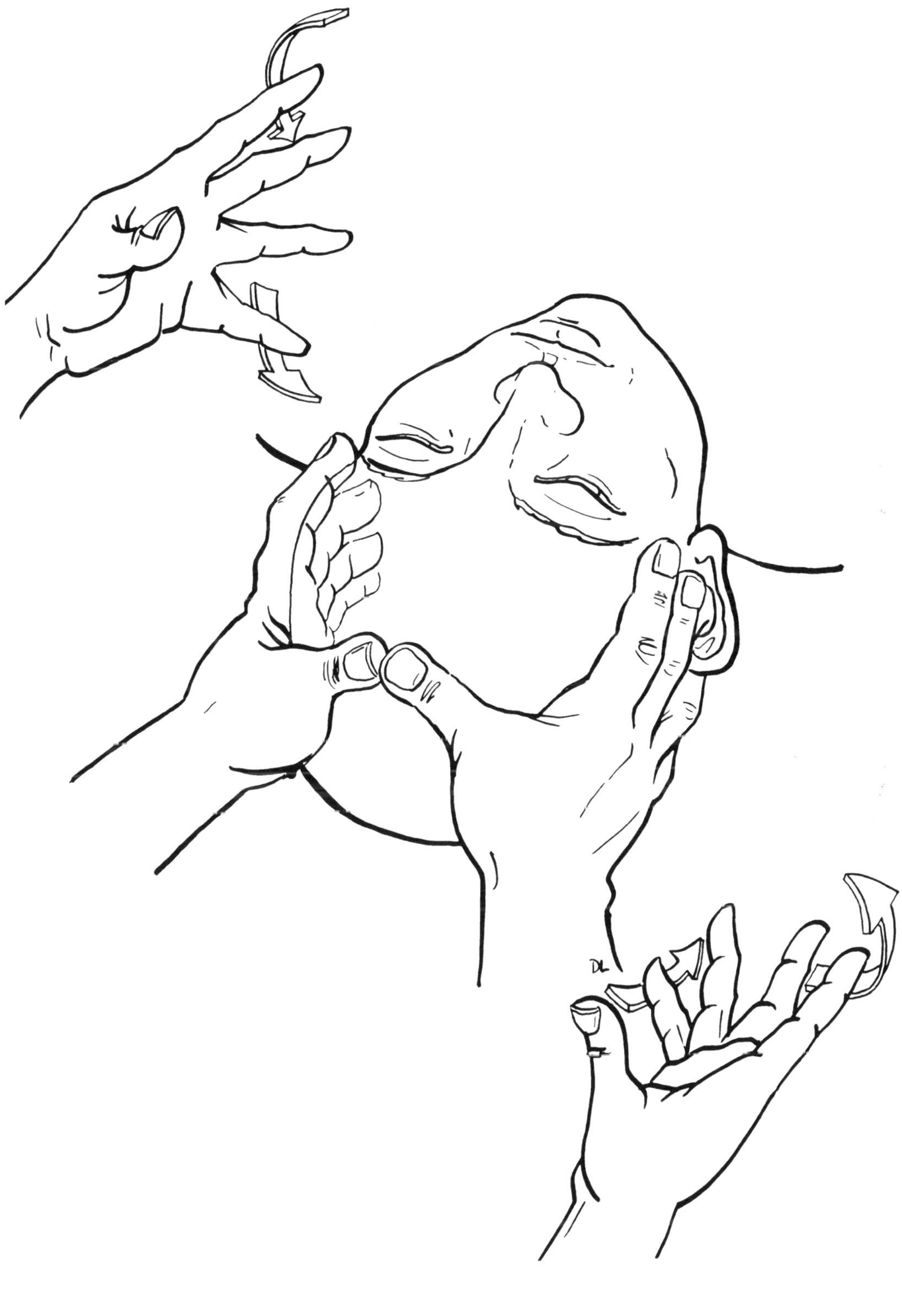
DL

# Torsionsbewegung

Frontookzipitale Annäherung

## Zielsetzung

- Beurteilung des Ausmaßes der eigenständigen kranialen Bewegung bei einer Torsion während der kranialen Extensionsphase,
- direkte Korrektur einer gegenüberliegenden Torsionsläsion, z. B. Durchführung einer Torsion nach rechts, um eine Torsionsläsion links zu korrigieren,
- indirekte Reduzierung einer Torsionsläsion auf der entsprechenden Seite,
- Beurteilung der Bewegungsfreiheit jedes einzelnen Schädelknochens innerhalb der physiologisch anpassungsfähigen Torsionsbewegung während der Flexionsphase des kranialen Rhythmus.

## Behandlung einer Torsion nach rechts

Bei Anwendung der frontookzipitalen Annäherung (s. S. 4) geht der Therapeut in folgender Weise vor.

Der Therapeut sitzt seitlich des Patienten auf der gegenüberliegenden Seite der Torsion. Während der Flexionsphase fügt der Therapeut der gewohnten Flexionsbewegung eine Torsionskomponente hinzu.

- Obere Hand: Die Mittelfinger heben die rechte Ala major des Os sphenoidale in kraniale Richtung um die anteroposteriore Glabella-Inion-Achse an, der Unterarm des Therapeuten ist etwas in Pronation. Der Daumen begleitet die Bewegung der linken Ala major.
- Untere Hand: Diese Hand hebt das linke laterale Ende des Os occipitale oder den posteroinferioren Winkel des linken Os parietale um eine anteroposteriore Achse an. Der Unterarm ist ebenfalls leicht in Pronation.

Während der Extensionsphase des kranialen Rhythmus bleibt der Therapeut passiv, er induziert keine Bewegung an seinen Berührungspunkten, er folgt nur der Bewegung.

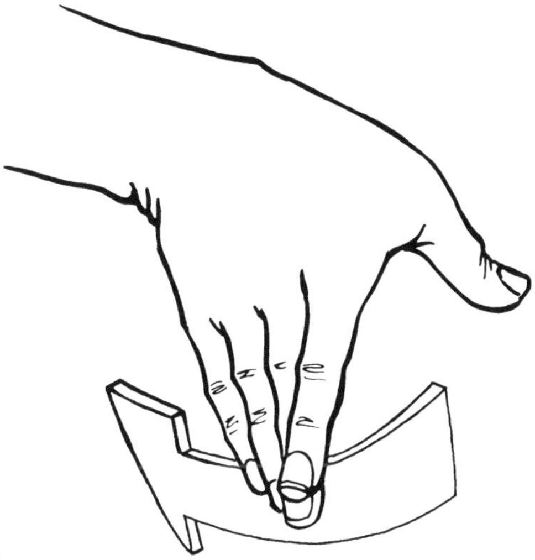
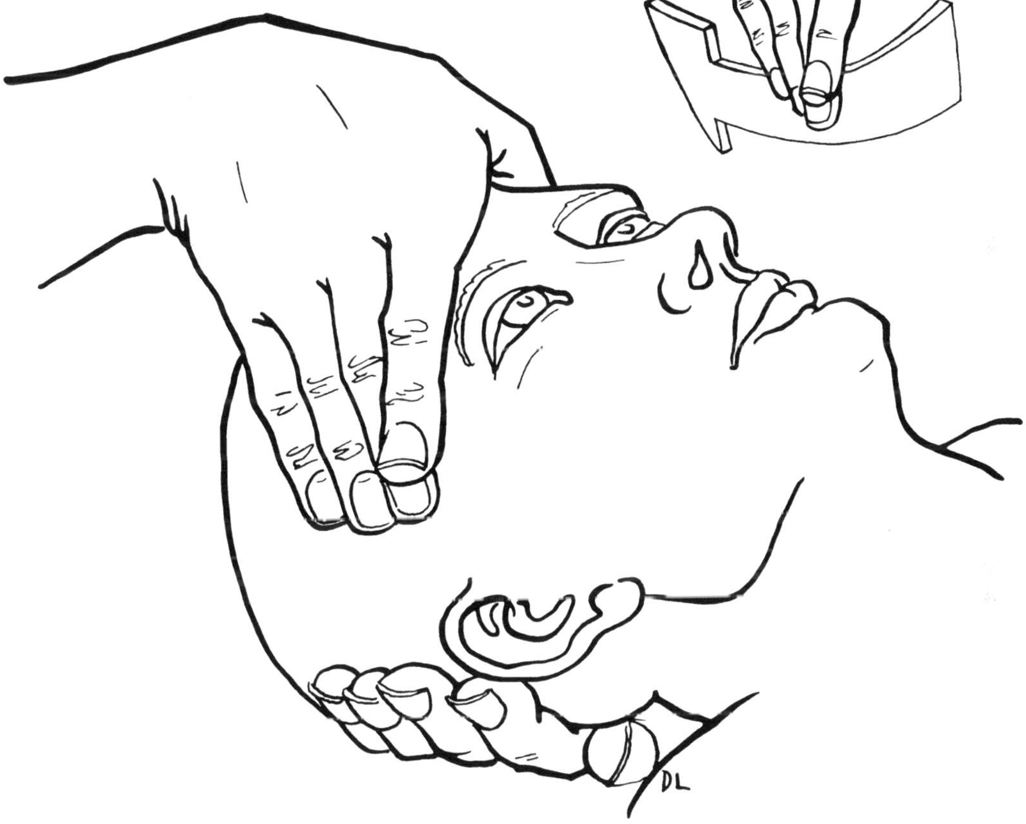
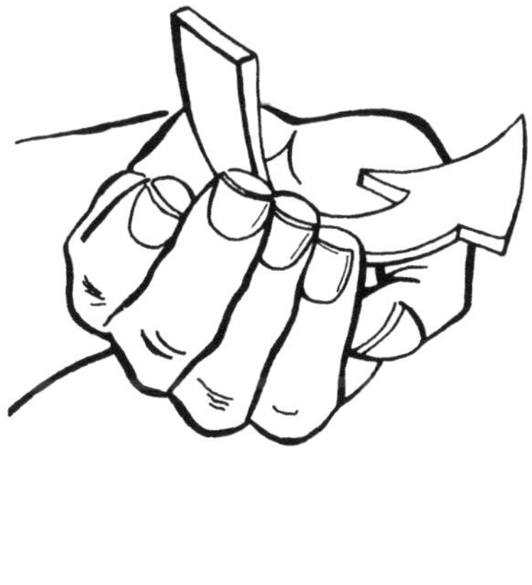

## *Side Bending Rotation Movement* (Lateralflexions-Rotations-Bewegung)

Kalvariaannäherung

### Zielsetzung

- Beurteilung des Ausmaßes der Lateralflexion-Rotations-Bewegung während der Flexionsphase des kranialen Rhythmus,
- direkte Korrektur einer Lateralflexions-Rotations-Läsion auf der gegenüberliegenden Seite, z. B. korrigiert eine rechte Lateralflexions-Rotations-Bewegung eine linke Lateralflexions-Rotations-Läsion,
- indirekte Behandlung einer Lateralflexions-Rotations-Läsion auf der gleichen Seite,
- Beurteilung der Bewegungsfreiheit jedes einzelnen Schädelknochens innerhalb der physiologisch anpassungsfähigen Lateralflexions-Rotations-Bewegung während der Flexionsphase des kranialen Rhythmus.

### Behandlung einer Lateralflexions-Rotations-Bewegung rechts

Bei Anwendung einer Klavariaannäherung (s. S. 2) geht der Therapeut in folgender Weise vor.

- Um eine Lateralflexions-Rotations-Bewegung rechts auszuführen ist nur die linke Hand aktiv, diese induziert die Bewegung. Die rechte Hand bleibt passiv und kontrolliert die Anpassungsbewegung auf der rechten Seite des Kraniums.
- In der Flexionsphase unterstützt der Therapeut die normale Flexion, während eine Lateralflexions-Rotations-Bewegung wie folgend durchgeführt wird: Alle Finger der linken Hand werden gespreizt ohne den Kontakt zu verlieren und haben die Tendenz sich aneinander anzunähern. Der Therapeut zieht die linke Hand etwas nach kranial entlang der longitudinalen Achse seines Unterarms. Werden die Finger der rechten Hand gespreizt, können sie sich nach kaudal bewegen.

Während der Extensionsphase des kranialen Rhythmus, bleibt der Therapeut auf linken und der rechten Seite passiv.

### Anmerkung

Die mögliche Schwierigkeit bei der Durchführung dieser Technik ist die optimale Abstimmung zwischen Lateralflexions-Rotations-Bewegung, normaler Flexion und Flexionsphase des kranialen Rhythmus.

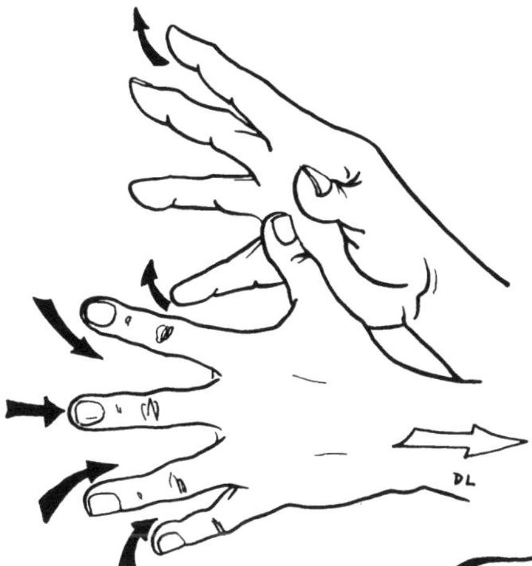

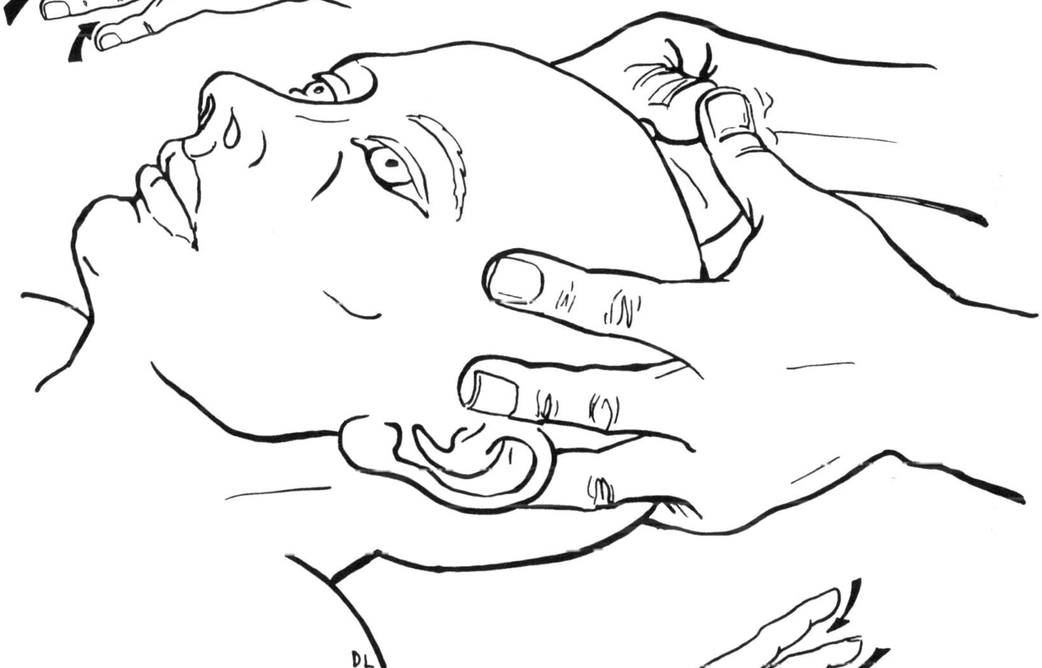

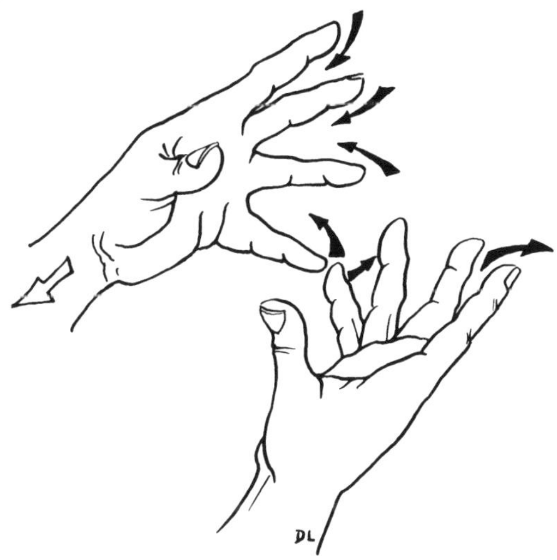

# *Side Bending Rotation Movement* (Lateralflexions-Rotations-Bewegung)
Frontookzipitale Annäherung

## Zielsetzung

- Beurteilung der Bewegungsfreiheit des kranialen Rhythmus während der Lateralflexions-Rotations-Bewegung,
- direkte Korrektur einer Lateralflexions-Rotations-Läsion auf der gegenüberliegenden Seite,
- indirekte Behandlung einer Lateralflexions-Rotations-Bewegung auf der gleichen Seite,
- Beurteilung der Bewegungsfreiheit jedes einzelnen Schädelknochens innerhalb der physiologisch anpassungsfähigen Lateralflexions-Rotations-Bewegung während der Flexionsphase des kranialen Rhythmus.

## Behandlung einer Lateralflexions-Rotations-Bewegung rechts

Bei Anwendung der frontookzipitalen Annäherung (s. S. 4) geht der Therapeut in folgender Weise vor.

Während der Flexionsphase fügt der Therapeut der Flexion eine Lateralflexions-Rotations-Bewegung hinzu:

- beide Hände bewegen sich um die zwei vertikalen Achsen des Os sphenoidale und des Os occipitale auf der linken Seite aufeinander zu und auf der rechten auseinander, während sie ihre Berührungspunkte aufrechterhalten,
- gleichzeitig werden die Hände um eine anteroposteriore kraniale Achse auf der rechten Seite Richtung Kinn und auf der linken Seite Richtung Vertex bewegt.

Das Ergebnis ist eine abgerundete Bewegung, welche die Berührungspunkte an der Ala major des rechten Os sphenoidale nach kaudal, anterior und medial zieht, während sich der rechte Teil des Os occipitale nach kaudal, posterior und medial bewegt.

Während der Extensionsphase erlaubt der Therapeut dem kranialen Rhythmus, in die neutrale Postition zurückzukehren.

## Anmerkung

Die mögliche Schwierigkeit bei der Durchführung dieser Technik ist die optimale Abstimmung zwischen Lateralflexions-Rotations-Bewegung, normaler Flexion und Flexionsphase des kranialen Rhythmus.

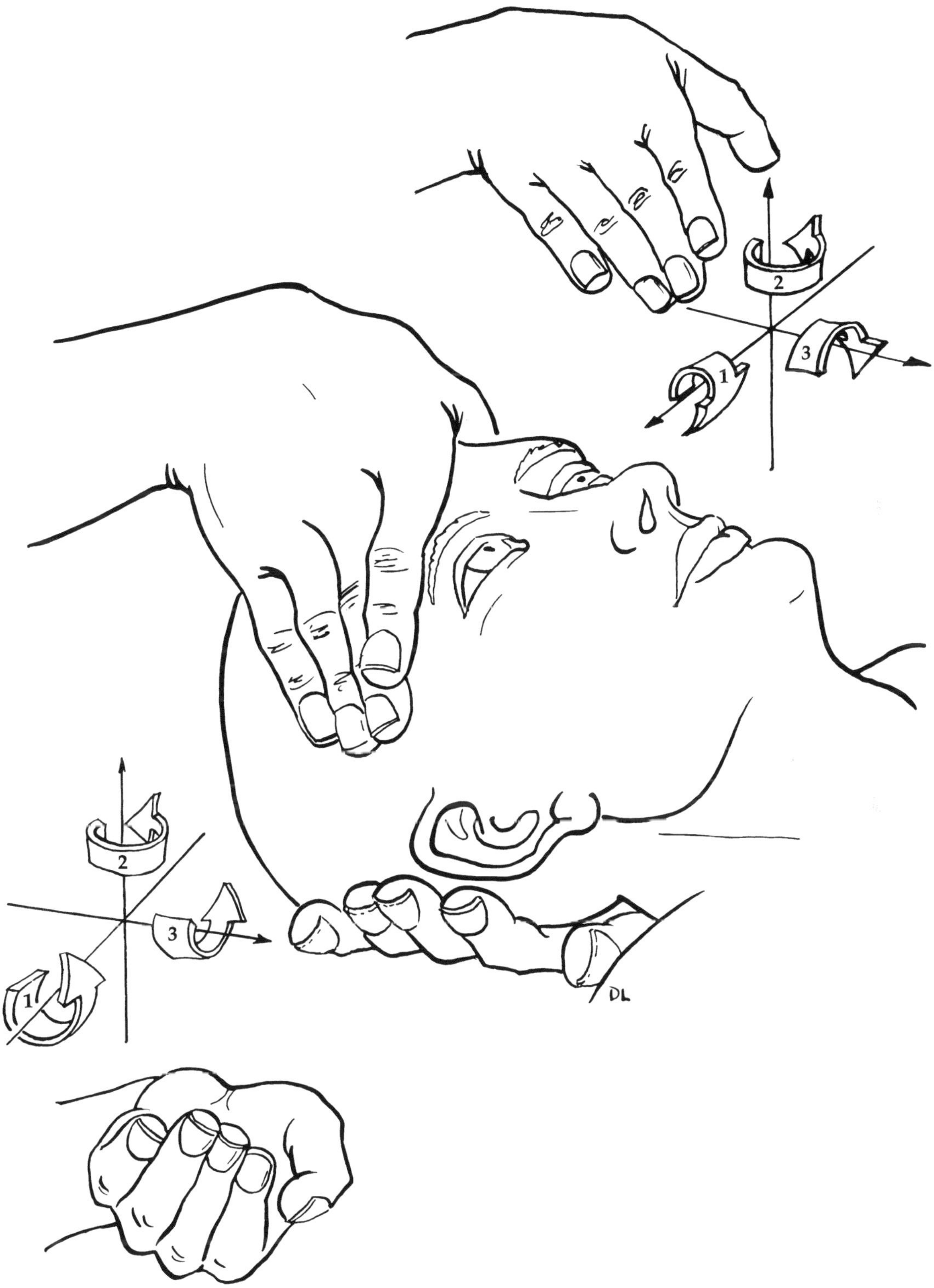
2
3
1
2
3
1
DL

# *Lateral Strain* der Schädelbasis (Seitliche Dehnung der Schädelbasis)

Kalvariaannäherung

## Zielsetzung

- Beurteilung des Bewegungsausmaßes an der kranialen Basis während einer vom Therapeuten induzierten lateralen Bewegung,
- Reduzierung der Spannung, die die Bewegungsfreiheit behindert, sowohl direkt als auch indirekt,
- Beurteilung des Bewegungsanteils jedes einzelnen Schädelknochens am gesamten kranialen Rhythmus, während einer vom Therapeuten induzierten lateralen Bewegung und während der Flexionsphase.

## Behandlung eines *Lateral Strain* rechts

Diese Technik wird durchgeführt, indem das Os sphenoidale und das Os occipitale in die gleiche Richtung um ihre jeweiligen vertikalen Achsen gezogen werden.

Bei Anwendung einer Klavariaannäherung (s. S. 2) geht der Therapeut in folgender Weise vor.

Während der Flexionsphase des kranialen Rhythmus:

- rechte Hand: der Zeigefinger zieht die Ala major des Os sphenoidale leicht in anteriore Richtung, während der Ringfinger und der kleine Finger das Os occipitale in die gleiche Richtung bewegen;
- linke Hand: der Zeigefinger zieht die Ala major des Os sphenoidale nach posterior, während der Ring- und der Mittelfinger das Os occipitale in die gleiche Richtung schieben.

Während der Extensionsphase der kranialen Bewegung halten die inaktiven Finger ihre Berührungspunkte aufrecht, passiv begleiten sie die kraniale Bewegung bei der Rückkehr zur neutralen Position.

## Anmerkung

Die Richtung der Behandlung bei gleicher Fingerhaltung ist für einen Lateral Strain links einfach entgegengesetzt.

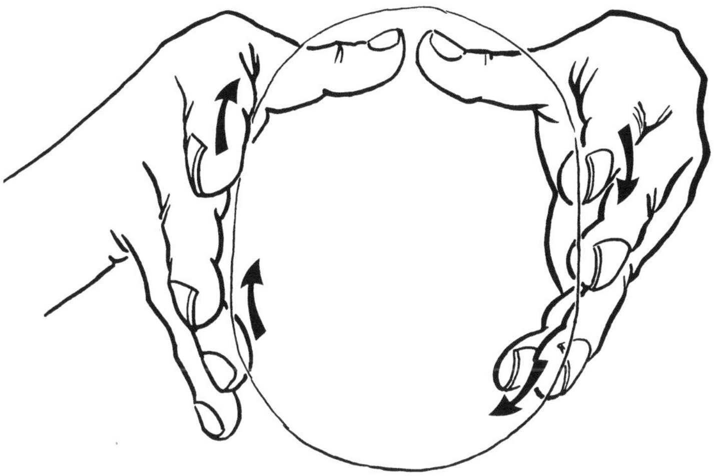

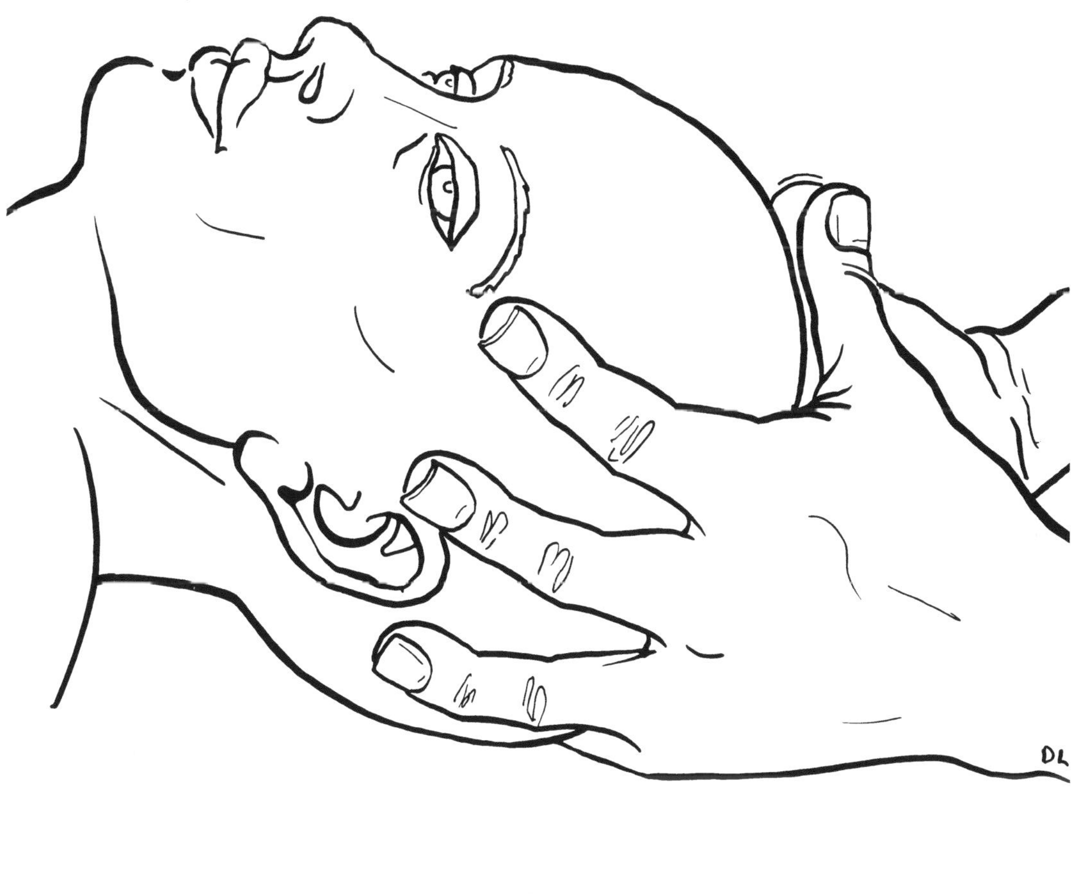

# *Lateral Strain* der Schädelbasis (Seitliche Dehnung der Schädelbasis)

Frontookzipitale Annäherung

## Zielsetzung

- Beurteilung des Bewegungsausmaßes an der kranialen Basis während einer vom Therapeuten induzierten lateralen Bewegung,
- Reduzierung der Spannung, die die Bewegungsfreiheit behindert, sowohl direkt als auch indirekt,
- Beurteilung des Bewegungsanteils jedes einzelnen Schädelknochens am gesamten kranialen Rhythmus, während einer vom Therapeuten induzierten lateralen Bewegung und während der Flexionsphase.

## Behandlung eines *Lateral Strain* rechts

Diese Technik wird durchgeführt, indem das Os sphenoidale und das Os occipitale um ihre jeweilige vertikale Achse in die gleiche Richtung gezogen werden.

Bei Anwendung der frontookzipitalen Annäherung (s. S. 4) geht der Therapeut in folgender Weise vor:

- Der Therapeut sitzt auf der linken Seite des Patienten. Während der Flexionsphase des kranialen Rhythmus zieht die obere Hand des Therapeuten die rechte Ala major des Os sphenoidale nach anterior, der Unterarm ist leicht in Pronation und der Daumen dient als Stütze, um die Stabilität aufrechtzuerhalten.
- Die untere Hand bewegt den rechten Anteil des Os occipitale nach anterior und der Unterarm ist nur ganz leicht in Supination.
- Während der Extensionsphase begleiten die Finger des Therapeuten die Bewegung einfach zurück zu ihrer neutralen Position.

## Anmerkung

Die Richtung der Behandlung bei gleicher Fingerhaltung ist für einen *Lateral Strain* links einfach entgegengesetzt.

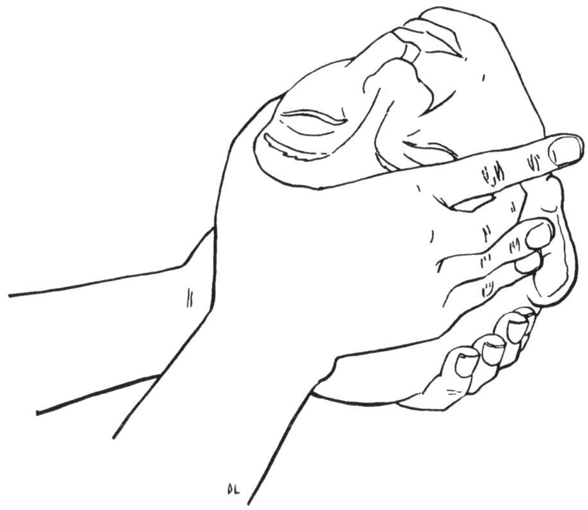

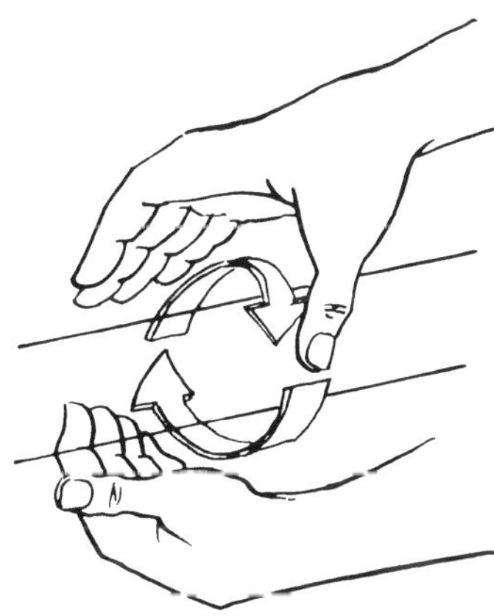

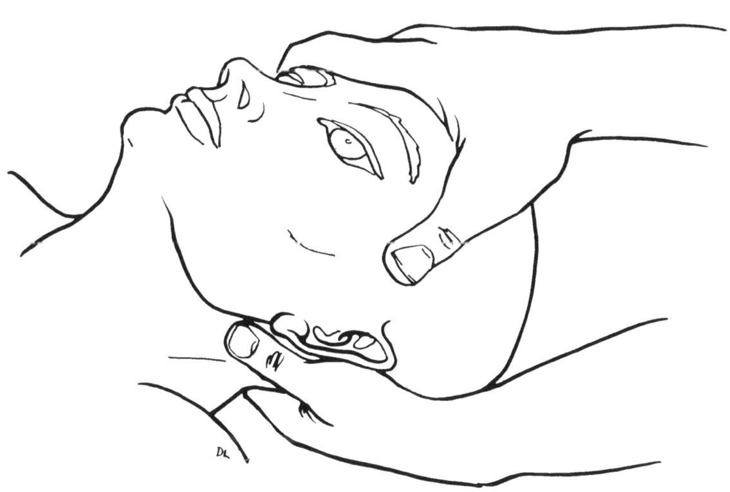

# *Vertical Strain* der Schädelbasis (Vertikale Dehnung der Schädelbasis)

Kalvariaannäherung

## Zielsetzung

- Beurteilung des Bewegungsausmaßes an der Schädelbasis während einer vom Therapeuten induzierten vertikalen Bewegung,
- Reduzierung der Spannung, die die Bewegungsfreiheit behindert, sowohl direkt als auch indirekt,
- Beurteilung des Bewegungsanteils jedes einzelnen Schädelknochens am gesamten kranialen Rhythmus, während einer vom Therapeuten induzierten vertikalen Bewegung und während der Flexionsphase.

## Behandlung eines superioren *Vertical Strain*

Diese Technik wird durchgeführt, indem das Os sphenoidale und das Os occipitale um ihre jeweilige transversale Achse in die gleiche Richtung gezogen werden. Deswegen bewegen sich der eine Knochen in Flexion und der andere in Extension.

Bei Anwendung einer Klavariaannäherung (s. S. 2) geht der Therapeut in folgender Weise vor.

- Während der Flexionsphase des kranialen Rhythmus bewegen die Zeigefinger die Alae majores des Os sphenoidale in Flexion nach kaudal und anterior, während die kleinen Finger das Os occipitale in Extension nach kranial und posterior ziehen.
- Während der Extensionsphase des kranialen Rhythmus erlaubt der Therapeut dem kranialen Rhythmus zu seiner neutralen Position zurückzukehren.

Bei einem inferioren *Vertical Strain* ist die Richtung der Bewegung einfach entgegengesetzt, folglich schieben die Zeigefinger die Alae majores des Os sphenoidale in Extension und die kleinen Finger bewegen das Os occipitale in Flexion.

## Anmerkung

Die einzige Schwierigkeit bei dieser Behandlung ist die Koordination der gegenläufigen Bewegungen der Zeige- und der kleinen Finger.

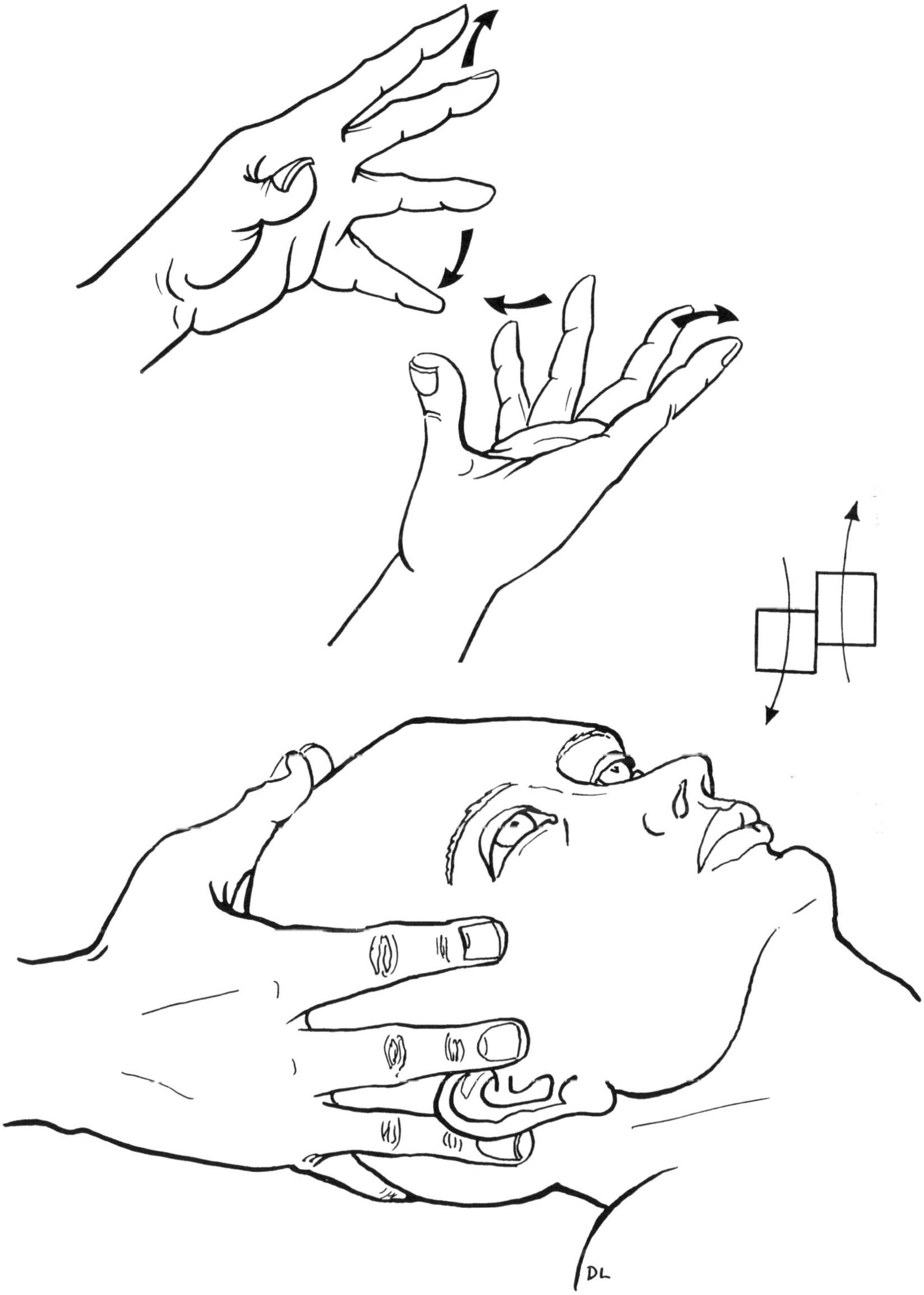
DL

# *Vertical Strain* der Schädelbasis (Vertikale Dehnung der Schädelbasis)

Frontookzipitale Annäherung

## Zielsetzung

- Beurteilung des Bewegungsausmaßes an der kranialen Basis während einer vom Therapeuten induzierten vertikalen Bewegung,
- Reduzierung der Spannung, die die Bewegungsfreiheit behindert, sowohl direkt als auch indirekt,
- Beurteilung des Bewegungsanteils jedes einzelnen Schädelknochens am gesamten kranialen Rhythmus, während einer vom Therapeuten induzierten vertikalen Bewegung und während der Flexionsphase.

## Behandlung eines superioren *Vertical Strain*

Diese Technik wird durchgeführt, indem das Os sphenoidale und das Os occipitale um ihre jeweilige transversale Achse in die gleiche Richtung gezogen werden. Deswegen bewegen sich der eine Knochen in Flexion und der andere in Extension.

Bei Anwendung der frontookzipitalen Annäherung (s. S. 4) geht der Therapeut in folgender Weise vor:

- Während der Flexionsphase des kranialen Rhythmus bewegt die obere Hand des Therapeuten das Os sphenoidale in Flexion und begleitet die Alae majores dieses Knochens nach anterior und kaudal. Gleichzeitig zieht die untere Hand des Therapeuten das Os occipitale in Extension nach posterior und kranial.
- Während der Extensionsphase des kranialen Rhythmus erlaubt der Therapeut dem kranialen Rhythmus zu seiner neutralen Position zurückzukehren.

Bei einem inferioren *Vertical Strain* ist die Richtung der Bewegung einfach entgegengesetzt: Die obere Hand bewegt das Os sphenoidale in Extension und die untere Hand zieht das Os occipitale in Flexion.

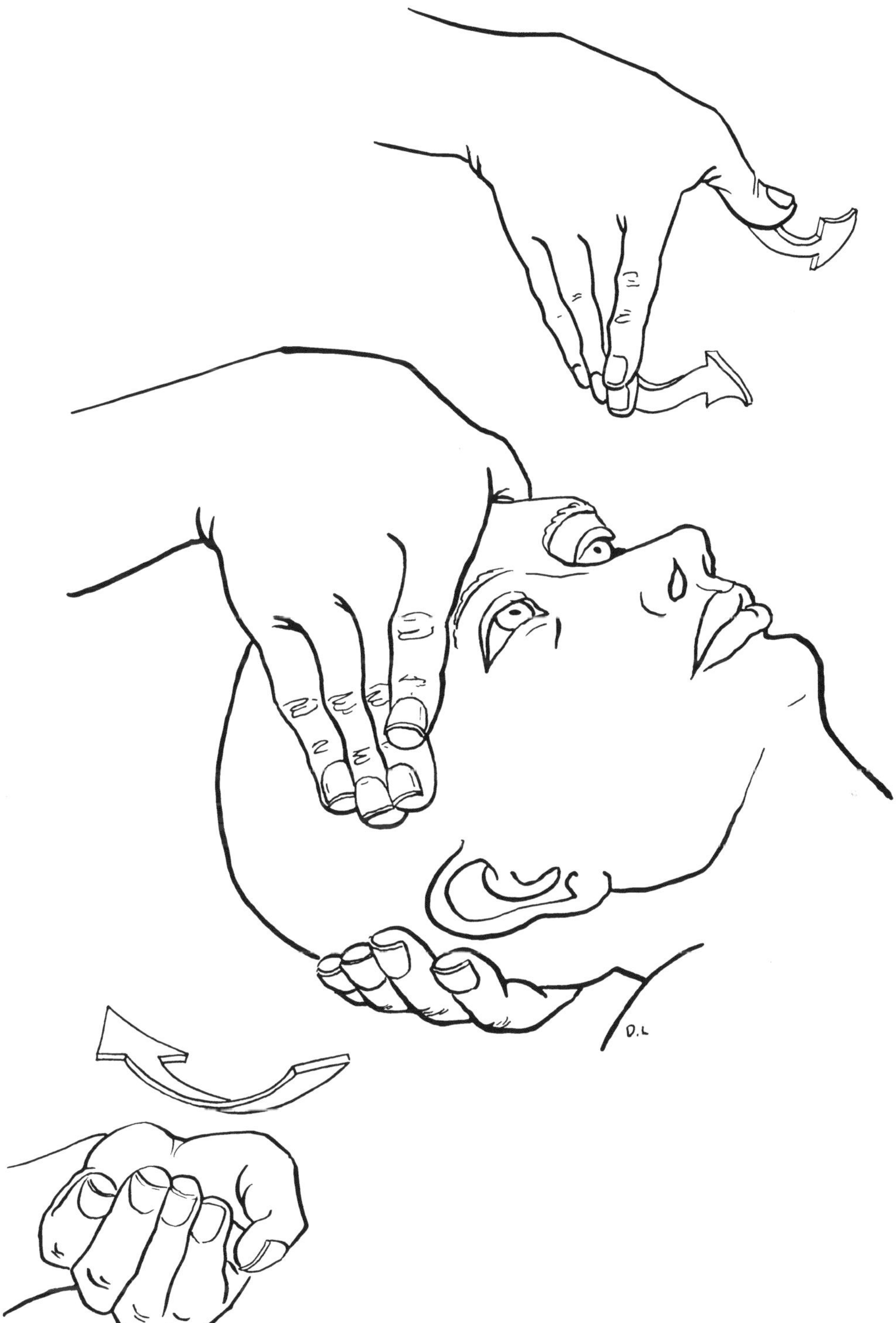
D.L

# Dekompression der Schädelbasis

Kalvariaannäherung

## Zielsetzung

Dekompression der kranialen Basis. Die Leichtigkeit, mit der die Dekompression ausgeführt werden kann, ist neben den subjektiven Symptomen wie Vitalitätsverlust oder Depression ein Hinweis auf eine abnormale Kompression.

## Behandlung

Bei Anwendung einer Klavariaannäherung (s. S. 2) geht der Therapeut in folgender Weise vor.

Während der Flexionsphase des kranialen Rhythmus haben die Zeigefinger ihre Berührungspunkte auf den Alae majores des Os sphenoidale oder hinter den äußeren Procc. orbitales des Os frontale. Die Zeigefinger beginnen, sich von den kleinen Fingern, die evt. durch die Ringfinger unterstützt werden und beidseits auf dem Os occipitale liegen, zu entfernen.

Der Therapeut folgt der Bewegung bis zum Dekompressionsmaximum, bis er eine Entspannung wahrnimmt. Im weiteren Verlauf dieser Technik kommen dann Drehungen und kurzzeitige Bewegungsstillstände hinzu, je nach dem wie sich die verschiedenen *Strain*-Muster der einzelnen Patienten auswirken. Der Therapeut nimmt diese Bewegungsänderungen wahr, folgt ihnen aber nicht. Es ist entscheidend, dass der Therapeut der Dekompressionsbewegung so lange folgt, bis die volle Entspannung eintritt.

## Anmerkung

Diese Technik der Dekompression der Schädelbasis ist am effektivsten bei Kindern. Die Beschaffenheit der Synchondrosis sphenobasilaris wie auch die Art, in der die Kräfte von der Peripherie zur Basis geleitet werden, unterscheidet sich zwischen Kindern und Erwachsenen. Bei Erwachsenen ist es sinnvoller, mit der frontookzipitalen Annäherung zu arbeiten.

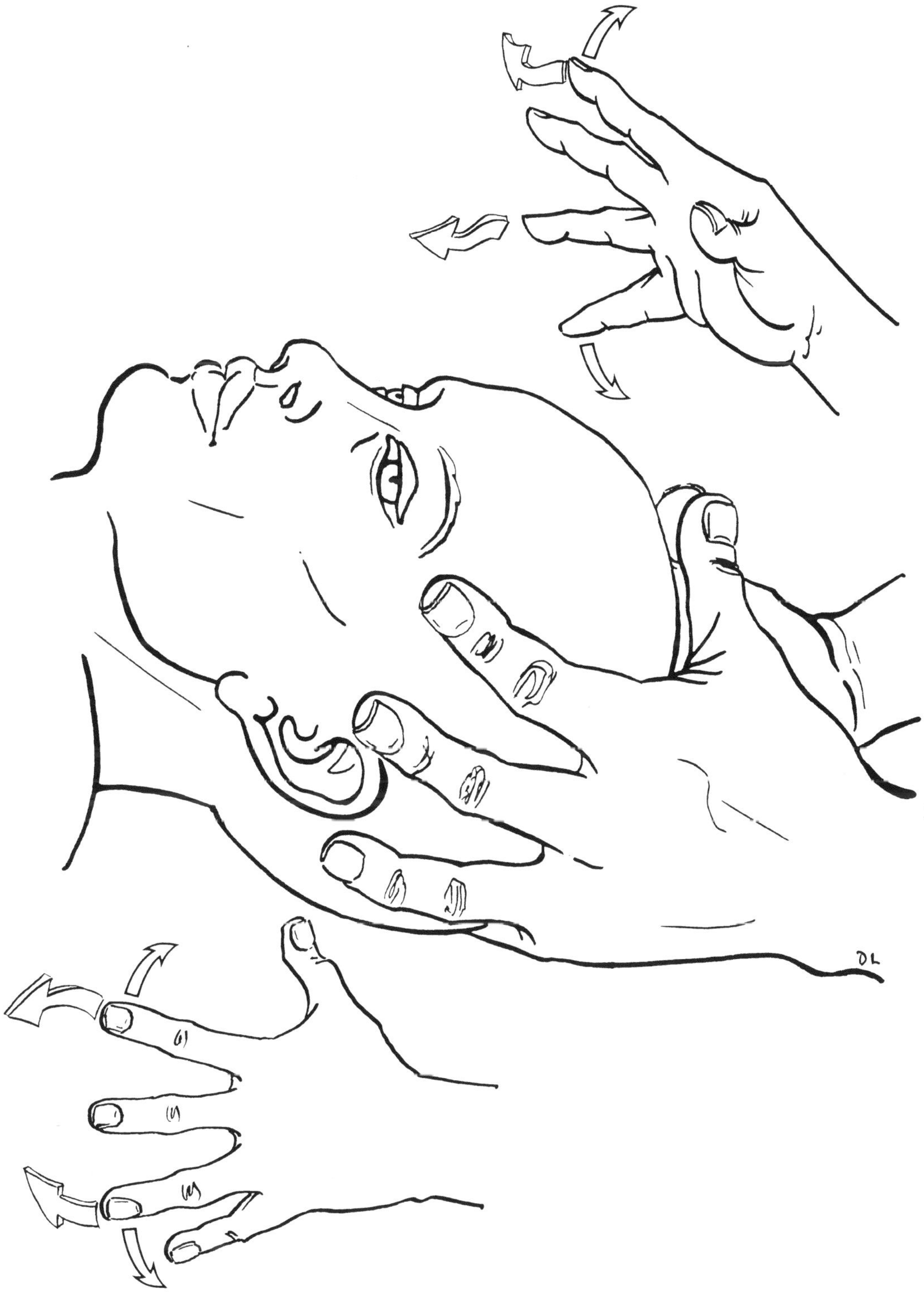

# Dekompression der Schädelbasis

Frontookzipitale Annäherung

## Zielsetzung

Dekompression der kranialen Basis. Die Leichtigkeit, mit der die Dekompression ausgeführt werden kann, ist neben den subjektiven Symptomen wie Vitalitätsverlust oder Depression ein Hinweis auf eine abnormale Kompression.

## Behandlung

Bei Anwendung der frontookzipitalen Annäherung (s. S. 4) geht der Therapeut in folgender Weise vor.

Während der Flexionsphase des kranialen Rhythmus entfernt sich die obere Hand von der unteren. Letzter liegt am Kopfende der Behandlungsliege und wölbt sich um das Os occipitale.

Der Therapeut folgt der Bewegung bis zum Dekompressionsmaximum, bis er eine Entspannung wahrnimmt. Im weiteren Verlauf dieser Technik kommen dann Drehungen und kurzzeitige Bewegungsstillstände hinzu, je nach dem wie sich die verschiedenen *Strain*-Muster der einzelnen Patienten auswirken. Der Therapeut nimmt diese Bewegungsveränderungen wahr, folgt ihnen aber nicht. Es ist entscheidend, dass der Therapeut der Dekompressionsbewegung folgt, bis die volle Entspannung eintritt.

Der Daumen und der Zeige- oder Mittelfinger der oberen Hand sollten sich auf den Alae majores des Os sphenoidale oder hinter den äußeren Procc. orbitales des Os frontale befinden.

## Anmerkung

Dieses Vorgehen ist geeigneter für Erwachsene als für Kinder. Mögliche Schwierigkeiten bei der Anwendung dieser Technik können die Haare des Patienten oder die Form des Os occipitale sein. Deswegen eignet sich evt. die auf S. 40 beschriebene Technik besser.

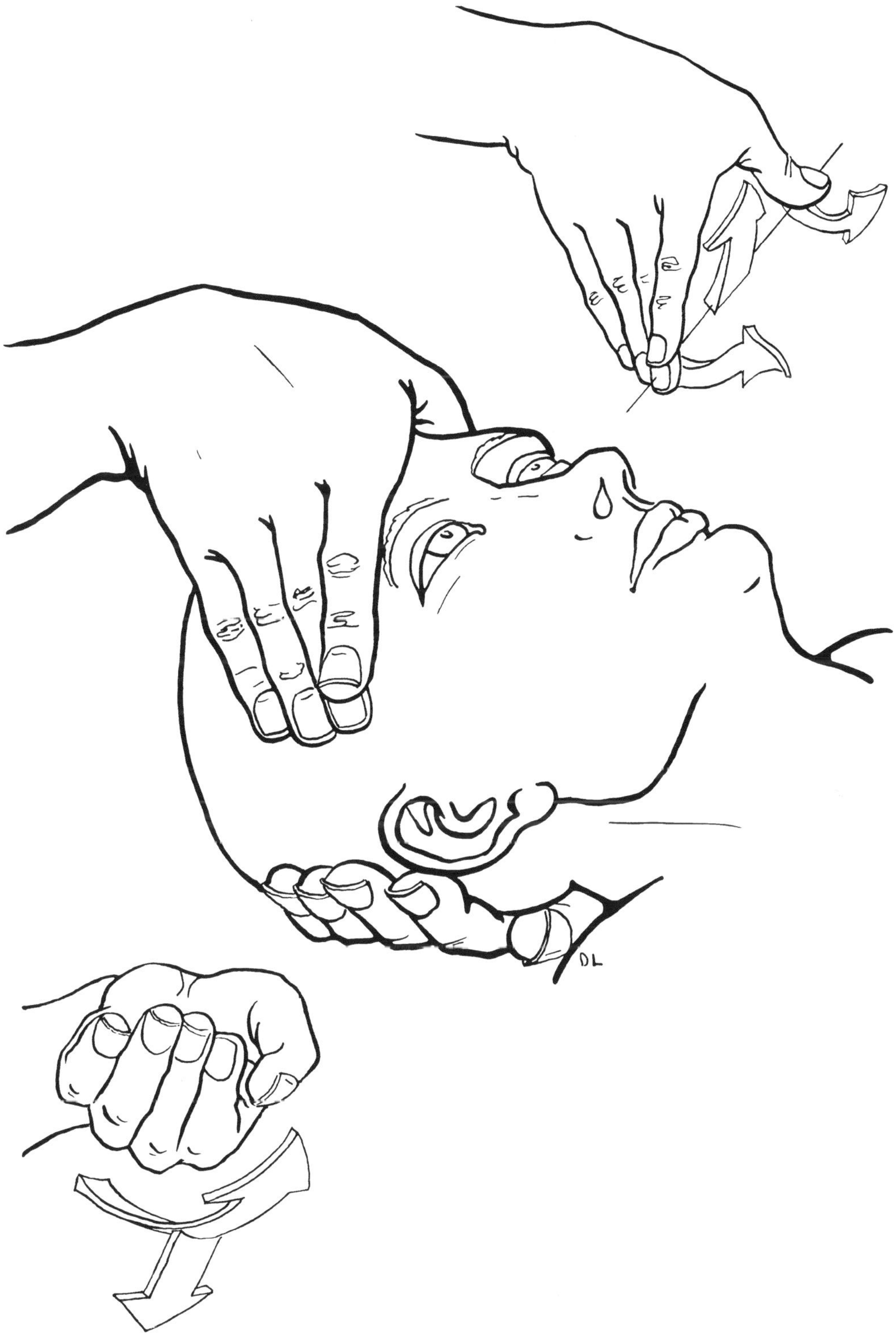
DL

# Dekompression der Schädelbasis

Vierhandtechnik

## Zielsetzung

Dekompression der Schädelbasis, die nicht mit einer der beiden zuvor beschriebenen Techniken erreicht werden kann.

## Position des Patienten

In Rückenlage, bequem und entspannt.

## Positionen der Therapeuten

Diese Technik erfordert zwei Therapeuten, die in folgender Weise simultan zusammenarbeiten:

Therapeut A:

- sitzt am Kopfende des Patienten,
- Unterarme und Hände sind supiniert, die Finger ineinander verschränkt,
- mit dem Thenar berührt der Therapeut die äußeren Ränder der Squama occipitalis und die Daumen liegen auf den Procc. mastoidei der Ossa temporalia.

Therapeut B:

- dieser steuert die Behandlung,
- an einer Seite des Patienten stehend, in Höhe der Schulter des Patienten, den Oberkörper leicht über den Patienten gebeugt,
- Unterarme und Hände sind in Pronation, die Finger ineinander verschränkt,
- mit den beiden Daumenballen berührt der Therapeut den Bereich hinter den äußeren Procc. orbitales des Os frontale und mit den Kleinfingerballen den frontosphenoidalen Bereich, abhängig von der Größe der Therapeutenhände und von der Kopfform des Patienten.

## Behandlung

Das Os occipitale des Patienten liegt in den ineinander verschränkten Händen des Therapeuten A, die vom Kopfende der Behandlungsliege unterstützt werden. Gleichzeitig zieht Therapeut B den anterioren Teil des Kraniums des Patienten zwischen seinen Händen nach anterior.

Die Therapeuten folgen der Bewegung bis zum Dekompressionsmaximum, bis sie eine Entspannung wahrnehmen. Im weiteren Verlauf dieser Technik kommen dann Drehungen und kurzzeitige Bewegungsstillstände hinzu, je nach dem wie sich die verschiedenen *Strain*-Muster der einzelnen Patienten auswirken. Diese sollen wahrgenommen, aber ihnen soll nicht gefolgt werden. Es ist entscheidend, dass die Therapeuten der Dekompressionsbewegung so lange folgen, bis die volle Entspannung eintritt.

## Anmerkung

Abgesehen davon, dass für diese Technik zwei Therapeuten gebraucht werden, stellt eine mangelhafte Koordination zwischen den Therapeuten einen weiteren Nachteil dar. Diese Technik eignet sich am besten für persistierende Kompressionen der Schädelbasis.

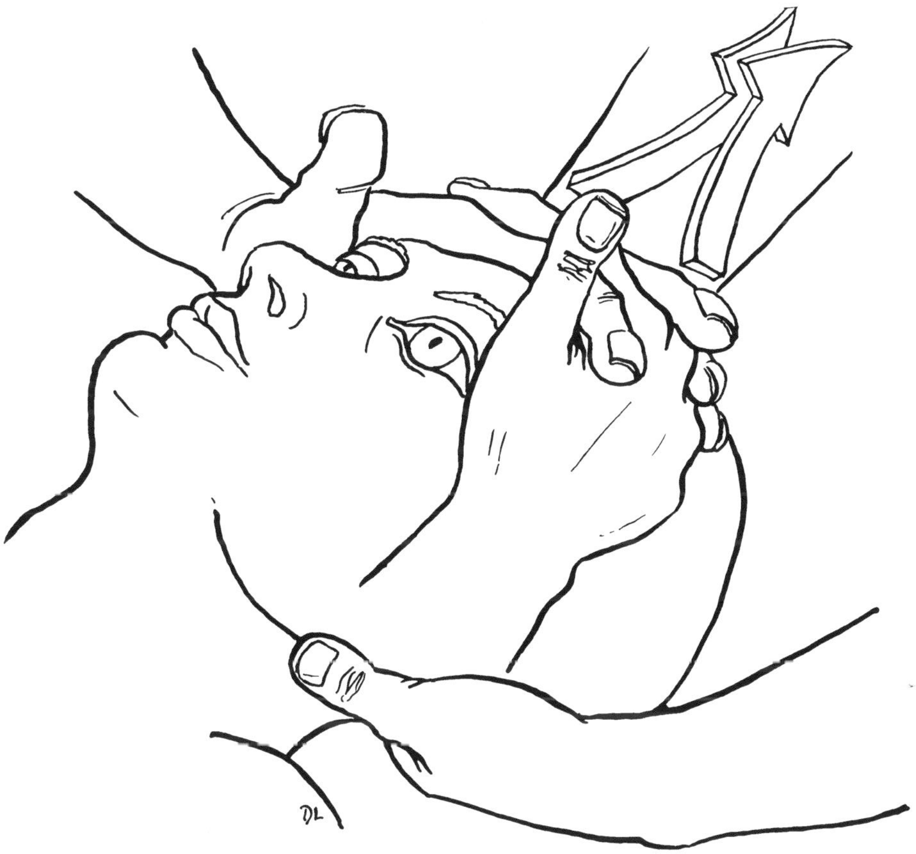
DL

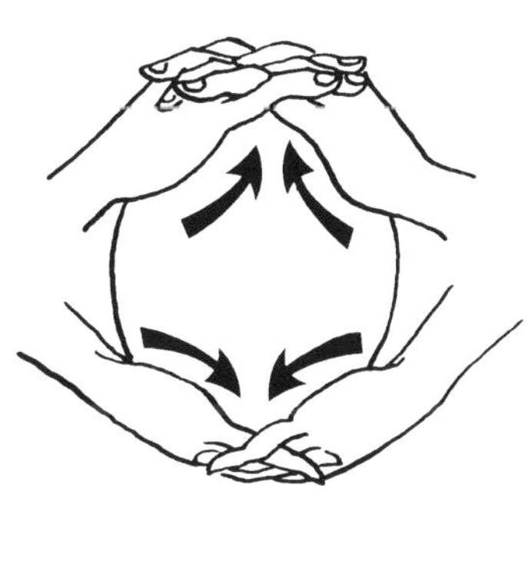

# Technik zur Befreiung der Schädelnähte

## Zielsetzung

- Weitung aller Suturen, vor allem die des Schädeldaches, mit Ausnahme der temporoparietalen und den okzipitomastoidalen Suturen, die während dieser Behandlung komprimiert werden. Die Behandlung erlaubt daher die Wiederanpassung des gesamten Suturen-Systems.
- Für erfahrene kraniale Therapeuten bietet diese Technik die Möglichkeit festzustellen, ob temporale Restriktionen ihren Ursprung an der Schädelbasis oder am Schädeldach haben.

## Position des Patienten

In Rückenlage, bequem und entspannt.

## Position des Therapeuten

Der Therapeut sitzt am Kopfende, die Unterarme ruhen auf der Behandlungsliege, die auf eine passende Höhe eingestellt ist.

## Berührungspunkte

Die Hände sind supiniert, die Finger ineinander verschränkt, die Hände wölben sich um den posterioren Teil des Os occipitale, so dass die beiden Daumenballen auf den mastoidalen Anteil der Os temporale liegen. Die Daumen decken die superioren Anteile der Os temporale, auf Höhe der Sutura temporoparietalis, ab und zeigen zu den äußeren Procc. orbitales des Os frontale.

## Behandlung

Diese Behandlung wird mit ständig zunehmender Intensität in folgender Weise ausgeführt:

- 1. Phase: Der Therapeut folgt dem Kranium in der Extensionsphase.
- 2. Phase: Durch Beibehaltung des gleichen Druckes wird die Flexionsphase verhindert.
- 3. Phase: Der Extensionsphase des Kraniums wird mit sehr leichter Kraft gefolgt.
- 4. Phase: Ein zunehmender Druck wirkt teilweise der nachfolgenden Flexionsphase entgegen.

Diese Phasen werden wiederholt, bis eine allgemeine Entspannung eintritt.

## Anmerkung

Diese Technik sollte nur von erfahrenen Therapeuten angewandt werden, und auch nur, wenn es die Situation erfordert. Wenn sie angewandt wird, müssen danach noch Behandlungen folgen, um die temporoparietalen und die okzipitomastoidalen Bereiche auszubalancieren. Damit diese Technik effektiv ist, muss sie über mehrere Zyklen des kranialen Rhythmus ausgeführt werden.

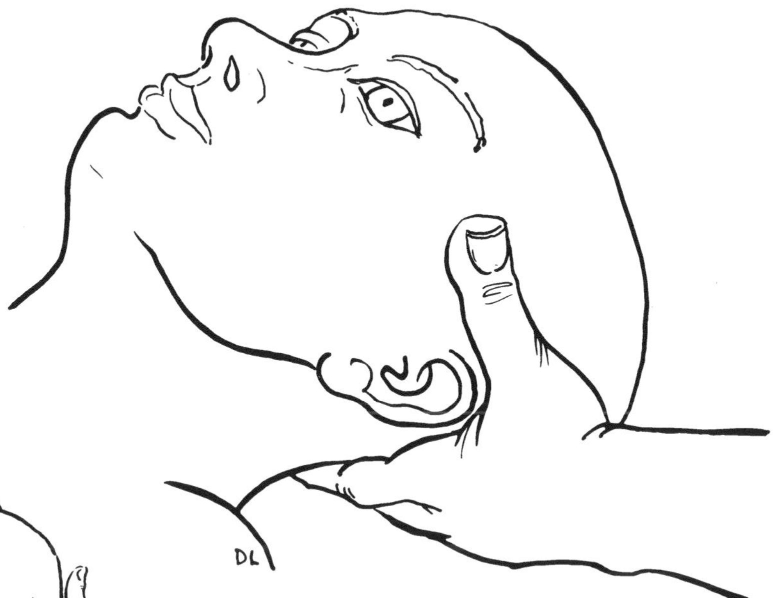
DL

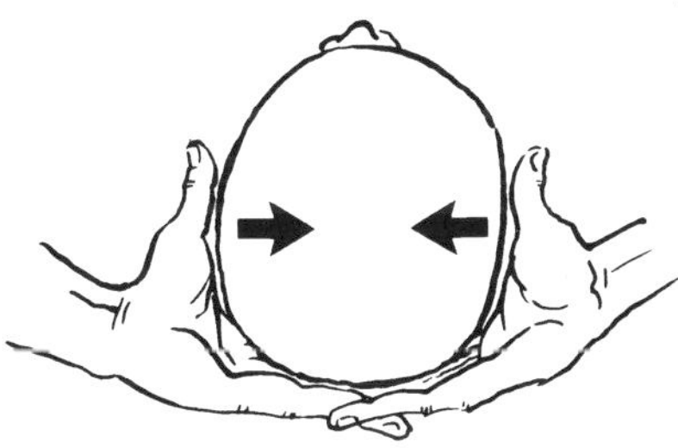

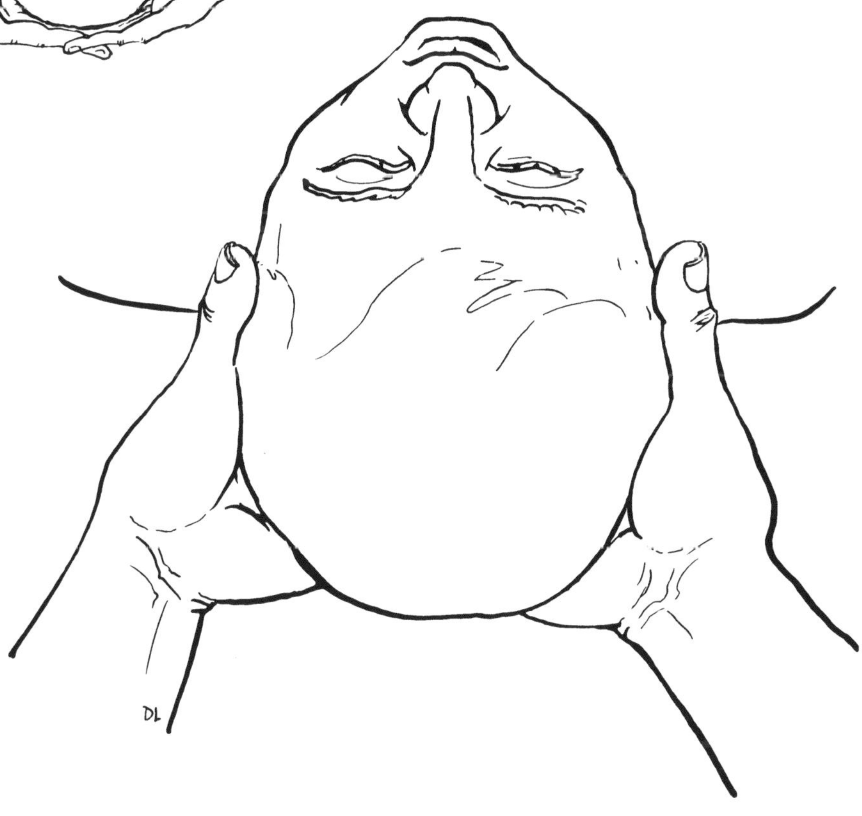
DL

# Kompression des 4. Ventrikels

## Zielsetzung

- Allgemeine Entspannung des Patienten. Aus diesem Grund wird mit dieser Technik oft eine kraniale Behandlung bei Patienten, die sich unwohl fühlen, begonnen.
- Allgemeine Technik, um die Dynamik des kranialen Rhythmus zu erhöhen.

## Position des Patienten

In Rückenlage, bequem und entspannt.

## Position des Therapeuten

Der Therapeut sitzt am Kopfende, die Unterarme ruhen auf der Behandlungsliege, die auf eine passende Höhe eingestellt ist.

## Berührungspunkte

Die Squama occipitalis wird so gehalten, dass der Therapeut seine Hände um das Os occipitale wölbt und die Finger ineinander verschränkt. Die Daumenballen des Therapeuten befinden sich lateral an den äußeren Protuberantiae occipitales und medial am lateralen Rand der Squama occipitalis.

## Behandlung

Während der Extensionsphase übt der Therapeut mit den tiefen Beugemuskeln der Hand einen leichten, zunehmenden und kontinuierlichen Druck nach medial und kranial aus. Dies hat den Effekt, dass die Extension verstärkt wird und die anteriore Konkavität der Squama occipitalis des Patienten leicht zunimmt. Der Druck wird aufrechterhalten, bis eine Entspannung zusammen mit einem Wärmegefühl und einem Nachgeben am Os occipitale wahrgenommen wird. Oft wird dies von einem leichten Schwitzen, einem tiefen Seufzer und/oder ruhiger und tiefer Atmung des Patienten begleitet.
Als Variation kann die Behandlung rhythmisch und in genauer Synchronisation mit der pulmonalen Respiration ausgeführt wird. Der Therapeut unterstützt die Extension während der Ausatmung des Patienten und entspannt seine Hände während der Einatmung. Dieses Verfahren wird fortgesetzt, bis eine Entspannung eintritt.

## Anmerkung

Diese Behandlung darf nicht angewandt werden bei akuten Schädeltraumen, zerebralen Blutungen, anderen akuten zerebrovaskulären Störungen oder malignen Hypertonus.

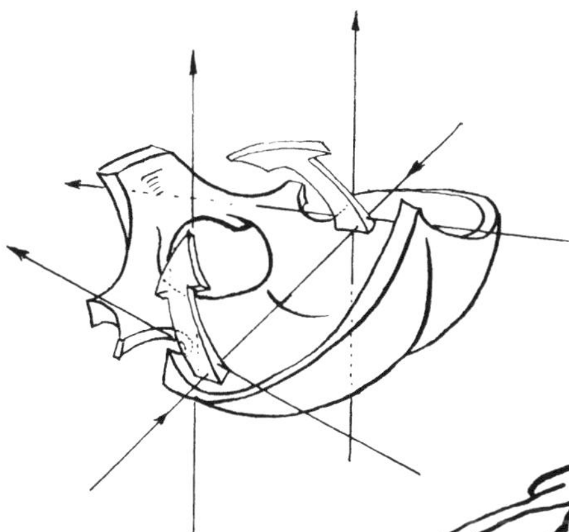

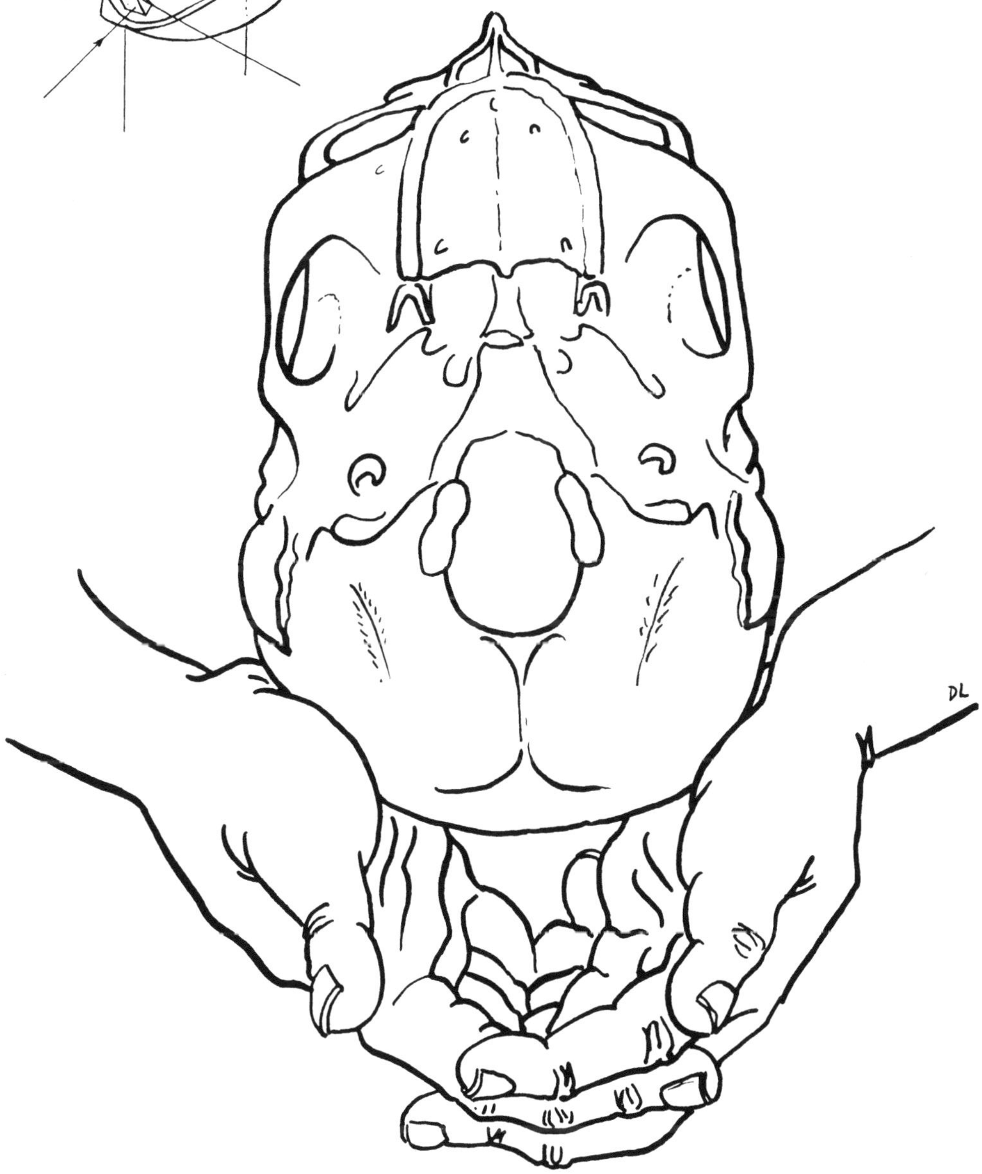

# Rotationstechnik der Ossa temporalia

Alternierende Technik

## Zielsetzung

- Behandlung der lateralen Flexion des Kraniums,
- vorübergehende Reduzierung oder seltener Zunahme der Frequenz des kranialen Rhythmus,
- Wiederherstellung des Gleichgewichts des kranialen Rhythmus einschließlich inadäquater Behandlung, unabhängig davon durch was die Störung verursacht wurde.

Weil diese Technik einen beruhigenden Effekt hat, beenden viele Therapeuten ihre Behandlung damit.

## Position des Patienten

In Rückenlage, bequem und entspannt.

## Position des Therapeuten

Der Therapeut sitzt am Kopfende, die Unterarme ruhen auf der Behandlungsliege, die auf eine passende Höhe eingestellt ist.

## Berührungspunkte

Die Hände des Therapeuten sind supiniert und die Finger ineinander verschränkt. Die Hände wölben sich um die obere zervikale Wirbelsäule und die Squama occipitalis. Die Daumen befinden sich parallel an den anterioren Rändern der Procc. mastoidei. Die Daumenballen berühren die entsprechenden Mastoidanteile der Ossa temporalia.

## Behandlung

Die alternierende Bewegung wird allein von den Zeige- oder Mittelfingern, welche sich auf Höhe der zweiten Metakarpalgelenke kreuzen, induziert. Die anderen Finger folgen einfach der Bewegung.

Der Therapeut rollt abwechselnd einen Zeigefinger, oder aber einen Mittelfinger, über den anderen in Höhe des zweiten Metakarpalgelenks, welches als Pivotpunkt dient. Die passiven Daumen bewegen sich in einem Bogen und nehmen die Ossa temporalia mit.

- Wenn eine Beschleunigung des kranialen Rhythmus das Ziel ist, wird die Frequenz oder die Amplitude der Bewegung nach und nach erhöht.
- Wenn eine Verlangsamung das Ziel ist, wird der Rhythmus jedes einzelnen Zyklus allmählich reduziert, bis die Bewegung beinahe nicht mehr wahrnehmbar ist.

Das wird so lange fortgeführt, bis eine Entspannung eintritt. Dieses Vorgehen wird sehr häufig als Abschluss einer Behandlung des Kraniums angewandt.

## Anmerkung

Diese Technik ist sehr leicht durchzuführen. Trotzdem ist es für den unerfahrenen Therapeuten bei unzureichender Koordination schwierig, das zwischen der rechten und der linken Hand zu halten.

Es ist sehr wichtig, dass das symmetrische Gleichgewicht der Bewegung der Ossa temporalia am Ende dieser Technik wiederhergestellt ist.

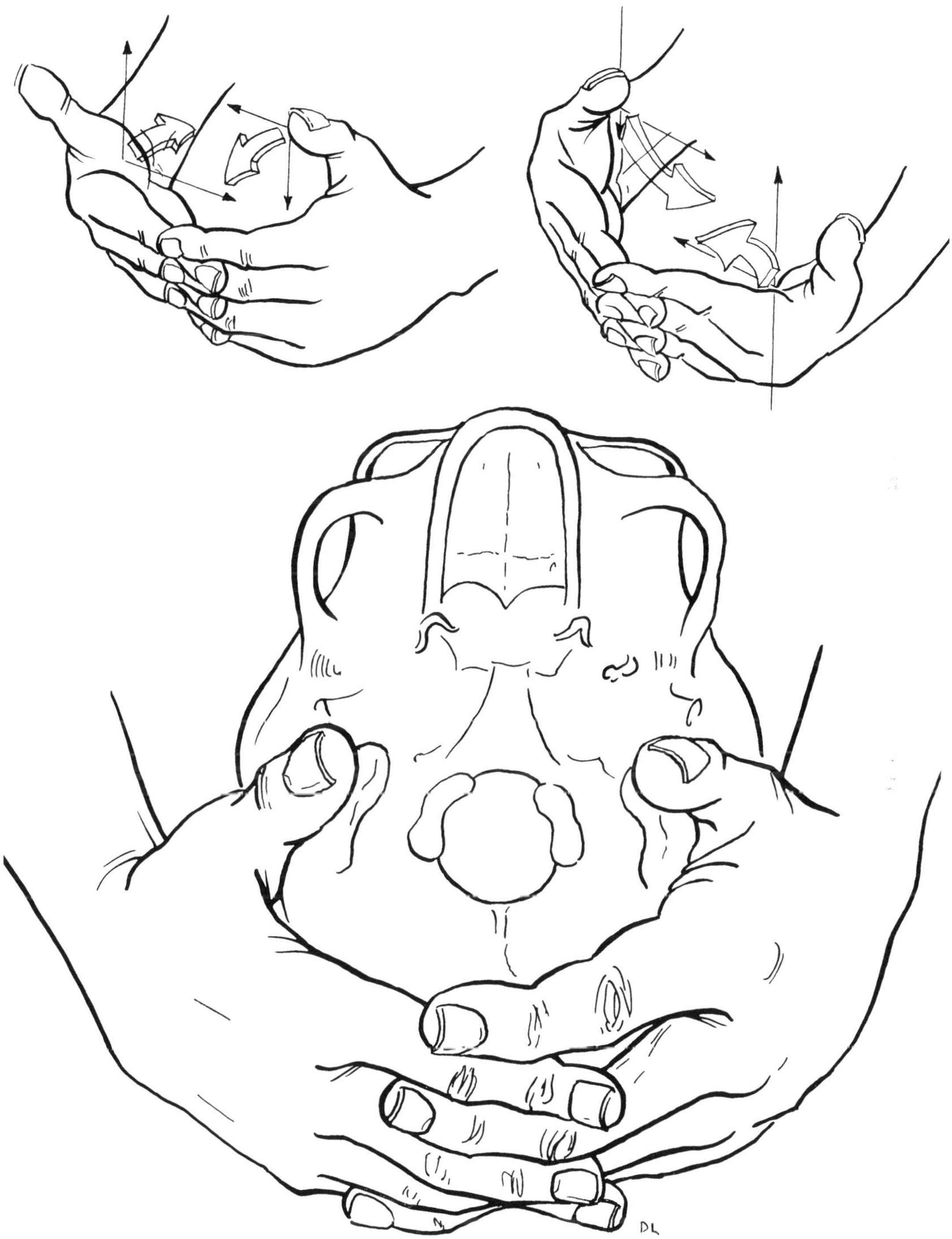

# Rotationstechnik der Ossa temporalia

Synchrone Technik

## Zielsetzung

Erreichen einer physiologischen Beschleunigung des kranialen Rhythmus durch zunehmende Amplitude und Rhythmus.

## Position des Patienten

In Rückenlage, bequem und entspannt.

## Position des Therapeuten

Der Therapeut sitzt am Kopfende, die Unterarme ruhen auf der Behandlungsliege, die auf eine passende Höhe eingestellt ist.

## Berührungspunkte

Die Hände sind supiniert, die Finger ineinander verschränkt, und wölben sich um die Squama occipitalis. Der Therapeut legt seine Daumen parallel zu den anterioren Rändern der Procc. mastoidei, die Daumenballen berühren die entsprechenden Mastoidanteile.

## Behandlung

Die Bewegung wird von den tiefen Beugemuskeln der Finger erzeugt.

- Während der Flexionsphase des kranialen Rhythmus üben die Spitzen der Daumen auf das Ende der Procc. mastoidei einen leichten, zunehmenden und kontinuierlichen Druck nach medial und posterior aus.
- Während der Extensionsphase lässt der Therapeut mit dem Druck langsam nach. Trotzdem kann der Therapeut die Amplitude in dieser Phase durch den mit den Daumenballen ausgeübten Druck auf das Mastoid nach medial und posterior zunehmen lassen. Die Amplitude der Bewegung ist dann für beide Phasen des kranialen Rhythmus zunehmend.

Eine Frequenzzunahme des kranialen Rhythmus kann durch eine geringe allmähliche Erhöhung der Geschwindigkeit dieser Behandlung erreicht werden.

## Anmerkung

Obwohl das Mastoid als Hebel benutzt werden kann, muss der Therapeut darauf achten, die Physiologie der kranialen Gelenkverbindungen zu respektieren. Eine Beschleunigung des kranialen Rhythmus oder eine Zunahme der Amplitude der Bewegung sollte nur sehr vorsichtig angewandt werden.

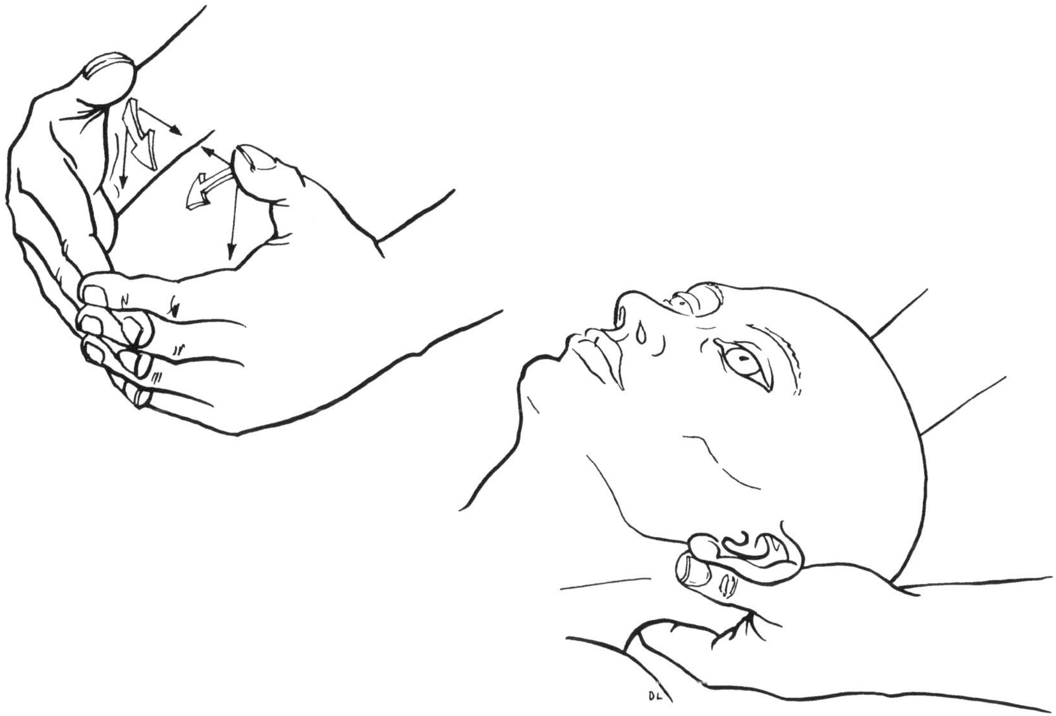

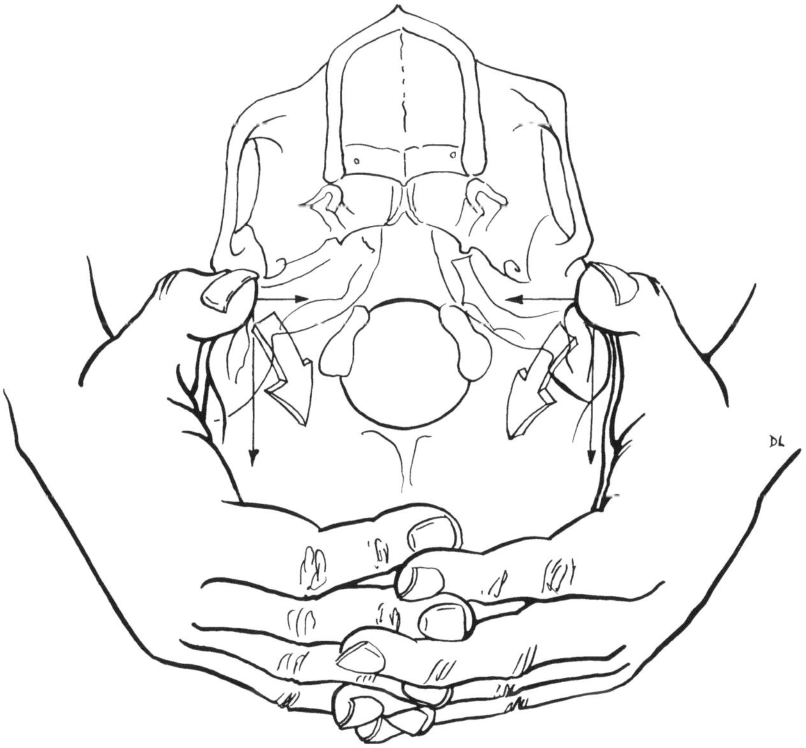

# Allgemeine Behandlung des Kraniums mit intraoralem Zeigefinger

## Zielsetzung

- Wiederherstellung einer ausreichenden Amplitude des kranialen Rhythmus,
- Wiederherstellung eines normalen Rhythmus der Bewegung,
- Reintegration von Eigenbewegungen jedes einzelnen Knochens in eine Gesamtbewegung des Kraniums.

## Position des Patienten

In Rückenlage, bequem und entspannt.

## Position des Therapeuten

Der Therapeut sitzt an einer Seite auf Kopfhöhe des Patienten.

## Berührungspunkte

Die kraniale Hand hält das Os occipitale des Patienten in der gewölbten Handfläche. Die Achse des Unterarms ist auf einer Linie mit der longitudinalen Körperachse des Patienten.

Der Zeigefinger der kaudalen Hand berührt die Sutura cruciatum ohne jeglichen Druck.

## Behandlung

- Während der Flexionsphase stimmt der Therapeut die Bewegung beider Hände aufeinander ab. Die kraniale Hand vergrößert die Flexion des Os occipitale, indem sie den Knochen nach kaudal und anterior begleitet, während der intraorale Finger Druck Richtung Nasenlöcher des Patienten ausübt.
- Während der Extensionsphase vergrößert die kraniale Hand die Extension des Os occipitale, sie zieht den Knochen nach kranial und posterior, während der intraorale Finger leicht nach hinten bewegt wird und Druck auf die Sutura cruciatum in Richtung der Nasenwurzel des Patienten ausübt.

Als Alternative kann diese Technik auch in leicht sitzender Position des Patienten durchgeführt werden. Während der Flexion des Os occipitale, zieht der Therapeut den Kopf des Patienten auf dem passiven Zeigefinger nach vorne.

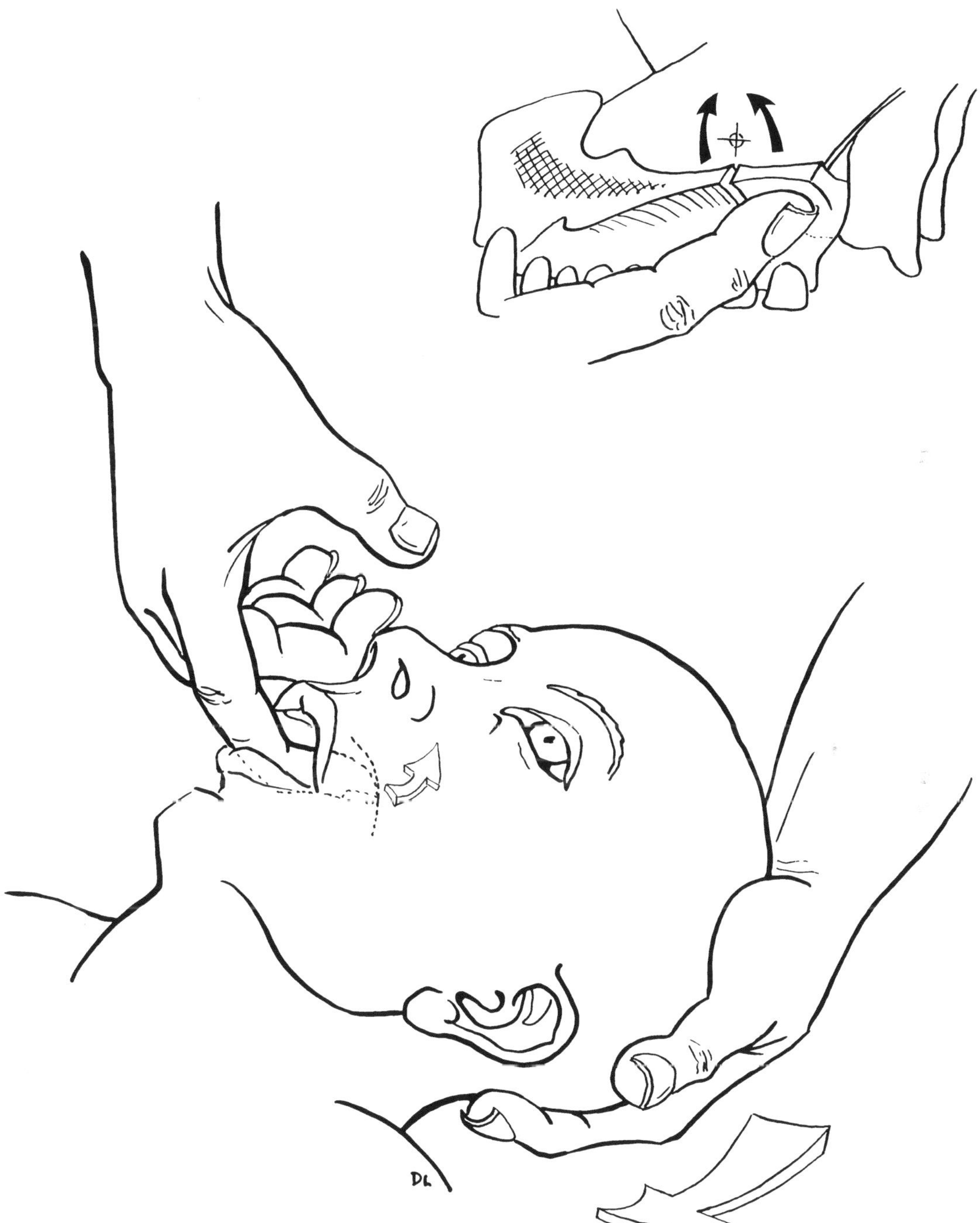

# Okzipitale Pumpe

## Zielsetzung

- Wichtigstes Ziel: Einstellung der reziproken Spannungsmembran in ein Gleichgewicht *(point of balanced tension)*, vor allem im Bereich des Os occipitale und der Ossa temporalia.
- Erreichen einer allgemeinen Entspannung, wie auch bei der Kompression des 4. Ventrikels (s. S. 38).
- Rückkehr zur Ausgangslage nach einer ungeeigneten Behandlungsmethode des Kraniums.

## Position des Patienten

In Rückenlage bequem und entspannt.

## Position des Therapeuten

Der Therapeut sitzt am Kopfende, die Unterarme ruhen auf der Behandlungsliege, die auf eine passende Höhe eingestellt ist.

## Berührungspunkte

Der Therapeut legt die Fingerspitzen seiner Zeige- und Mittelfinger in die Incisura mastoidea, hinter den Procc. mastoidei. Die Handflächen liegen locker um das Kranium gewölbt; nur der Handballen berührt die parietalen Randgebiete.

## Behandlung

Nachdem der Patient aufgefordert wird, langsam und tief zu atmen, geht der Therapeut in folgender Weise vor:

- 1. Phase: Der Therapeut folgt nur den beiden Phasen des kranialen Rhythmus.
- 2. Phase: Die Zeige- und Mittelfinger üben einen Zug aus, sobald die Extensionsphase beginnt.
- 3. Phase: Die Zeige- und Mittelfinger üben während der Extensionsphase einen Zug nach lateral aus.

Während der Flexionsphase wird der leichte Zug nach lateral aufrechterhalten.
Jede dieser Phasen entwickelt sich über mehrere Zyklen.

## Anmerkung

Dieser Behandlung, die Elemente enthält, die im Widerspruch zu den allgemeinen Prinzipien der kranialen Biomechanik stehen, sollte immer eine regulierende Technik folgen, wie die Kompression des 4. Ventrikels (s. S. 38) oder der wechselnden Rotation der Ossa temporalia (s. S. 40).

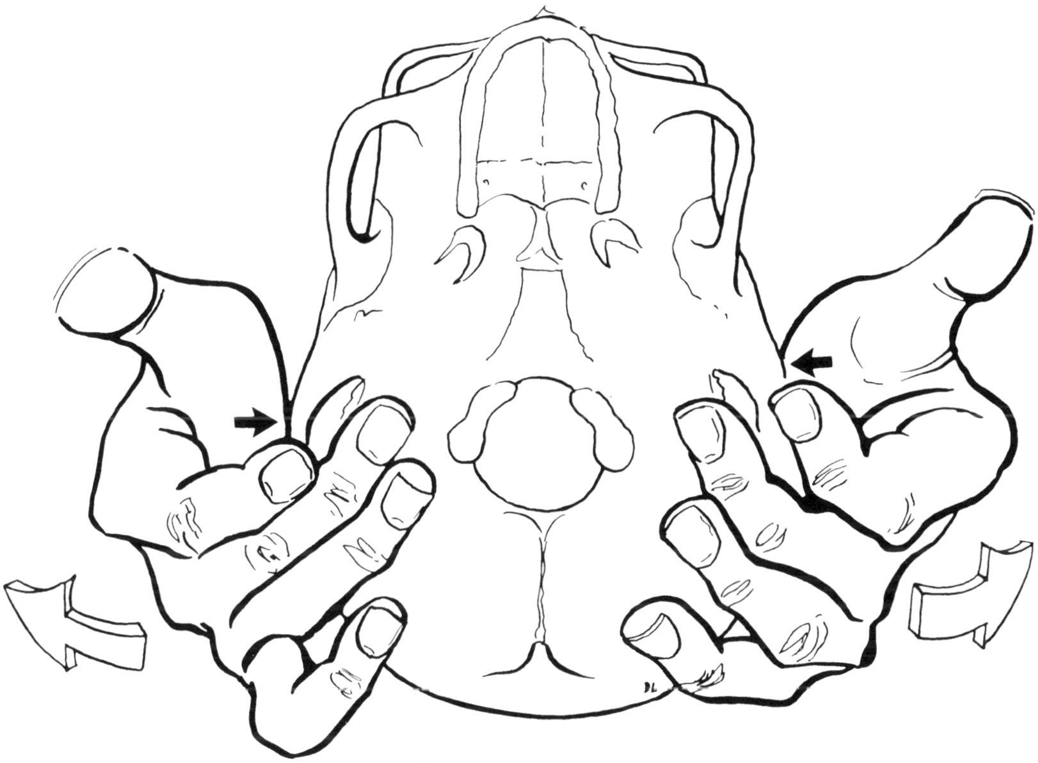

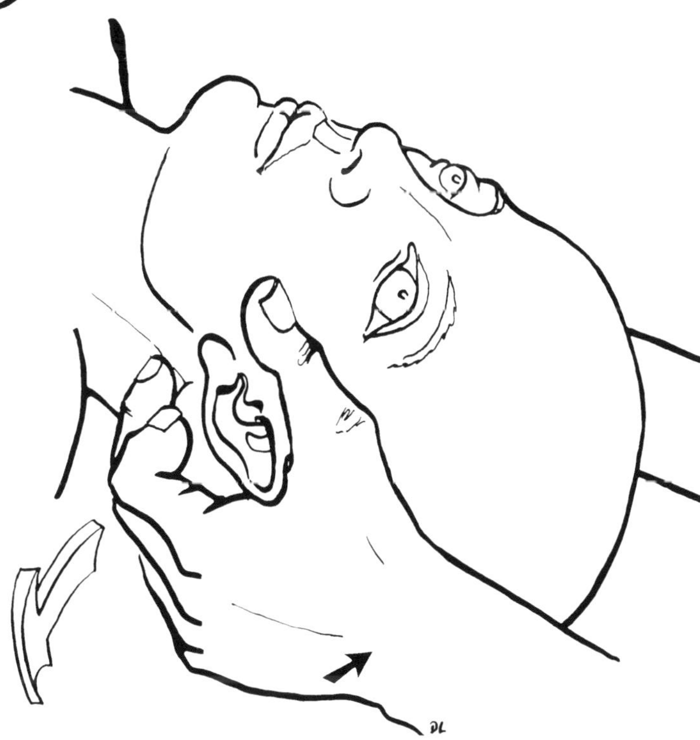

## *Spread* (Spreizung)
### Direkte Technik

Die *Spread*-Technik kann an jede andere kraniale Technik angepasst werden, die die Flexion des Patientenkörpers nutzt.
Bei der direkten Technik folgt der Therapeut mit seinen Händen genau dem der Läsionskraft entgegengerichteten Verlauf.
Wenn zum Beispiel der Therapeut eine Torsion rechts mit einer Kalvariaannäherung korrigieren will, geht er folgendermaßen vor:
(Die Zielsetzung, die Position des Patienten, die Position des Therapeuten und die Berührungspunkte sind identisch mit denen auf S. 2 für die Kalvariaannäherung beschriebenen).

### Behandlung

Während der Flexionsphase zieht der Therapeut mit dem rechten Zeigefinger die Ala major des Os sphenoidale nach posterior und kaudal, während der linke Ringfinger den posteroinferioren Rand des linken Os parietale oder den linken lateralen Rand des Os occipitale nach kranial und kaudal bewegt, wobei dem Spannungsgleichgewicht *(point of balanced tension)* gefolgt wird. Dieses wird ruhig und ohne Anspannung aufrechterhalten, bis der kraniale Rhythmus zum erliegen kommt.
Dann wird der Patient aufgefordert, den linken Fuß dorsal zu flektieren und ihn so zu halten. Daraufhin bemerkt der Therapeut eine Welle auf das Spannungsgleichgewicht *(point of balanced tension)* zukommen. Nach kurzer Zeit, zwischen ein paar Sekunden und ein paar Minuten, wird er eine schwankende Bewegung und/oder Pulsierung bemerken. Es tritt dann eine Entspannung auf, die in einem neuen Spannungsgleichgewicht *(point of balanced tension)* des Kraniums gipfelt und ein Zurückkehren zu den rhythmischen Zyklen des kranialen Mechanismus mit einer Zunahme der Bewegungsfreiheit ermöglicht. Der Patient entspannt seine Dorsalflexion im linken Fuß und der Therapeut überwacht den kranialen Rhythmus für ein paar Zyklen.

### Anmerkung

Es wird immer der längste diagonale Weg benutzt, z. B. bei Problemen an der rechten Seite des Kopfes wird der linke Fuß dorsal flektiert. Bei Problemen auf der Mittellinie werden beide Füße dorsal flektiert.

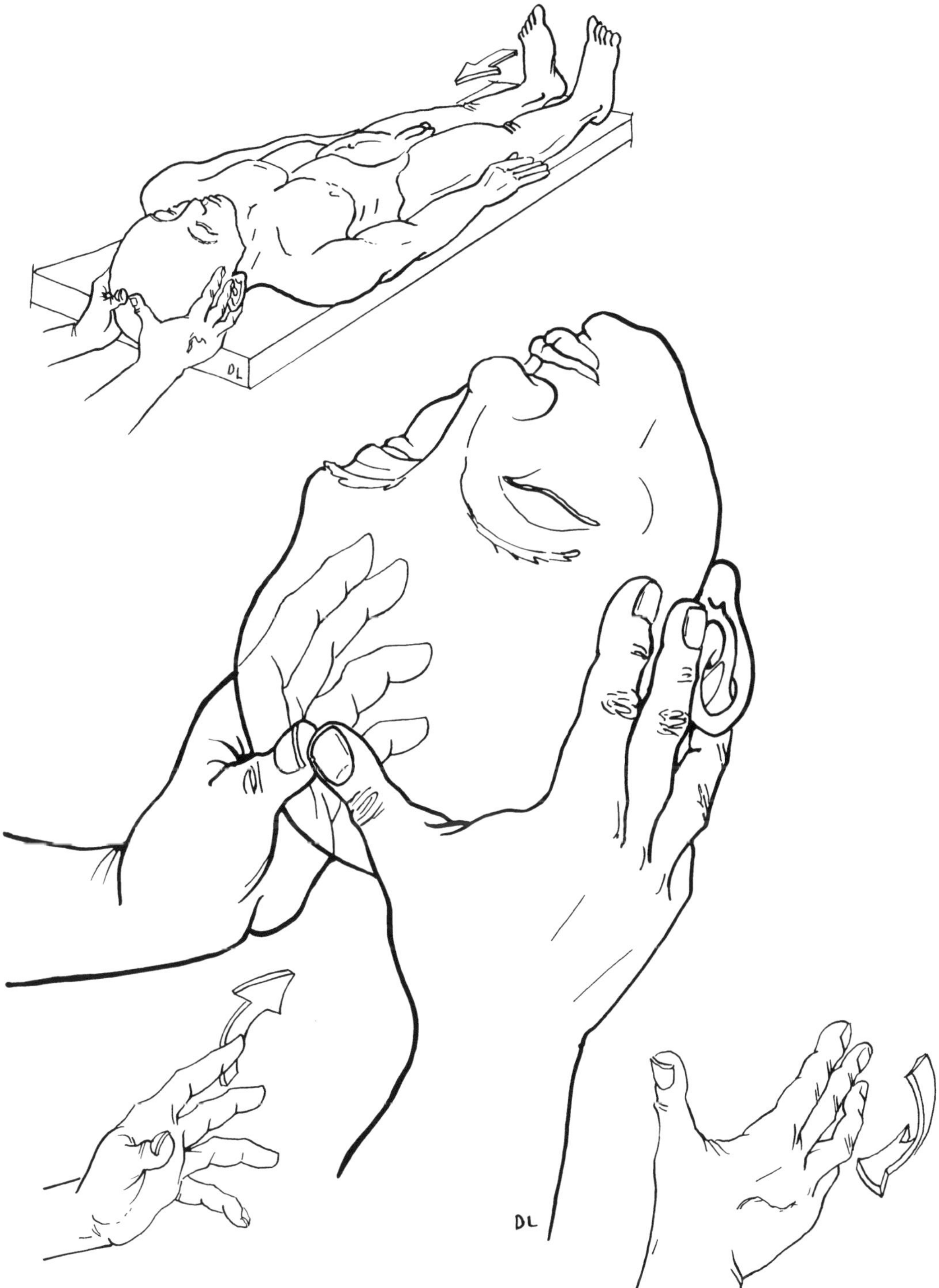
DL
DL

## *Spread* (Spreizung)

### Indirekte Technik

Die *Spread*-Technik kann an jede andere kraniale Technik angepasst werden, die die Flexion des Patientenkörpers nutzt.
Bei der indirekten Technik folgt der Therapeut dem Läsionsmuster soweit es geht. Dies führt zu einer Ausbalancierung der reziproken Spannungsmembran und erlaubt es dem kranialen Rhythmus, zum Ende zu kommen.
Wenn zum Beispiel der Therapeut eine Torsion rechts mit einer Kalvariaannäherung korrigieren will, geht er folgendermaßen vor:
(Die Zielsetzung, die Position des Patienten, die Position des Therapeuten und die Berührungspunkte sind identisch mit denen auf S. 2 für die Kalvariaannäherung beschriebenen).

### Behandlung

Während der Flexionsphase zieht der Therapeut mit dem rechten Zeigefinger die Ala major des Os sphenoidale nach anterior und kranial, während der linke Ringfinger den posteroinferioren Rand des linken Os parietale oder den linken lateralen Rand des Os occipitale nach kranial und kaudal bewegt, wobei dem Spannungsgleichgewicht *(point of balanced tension)* in das rechte Torsionsmuster gefolgt wird. Das Spannungsgleichgewicht wird ruhig und ohne Anspannung aufrechterhalten, bis der kraniale Rhythmus zum erliegen kommt.
Dann wird der Patient aufgefordert, den linken Fuß dorsal zu flektieren und ihn so zu halten. Daraufhin bemerkt der Therapeut eine Welle auf das Spannungsgleichgewicht *(point of balanced tension)* zukommen. Nach kurzer Zeit, zwischen ein paar Sekunden und ein paar Minuten, wird er eine schwankende Bewegung und/oder Pulsierung bemerken. Es tritt dann eine Entspannung auf, die in einem neuen Spannungsgleichgewicht *(point of balanced tension)* des Kraniums gipfelt und ein Zurückkehren zu den rhythmischen Zyklen des kranialen Mechanismus mit einer Zunahme der Bewegungsfreiheit ermöglicht. Der Patient entspannt seine Dorsalflexion im linken Fuß und der Therapeut überwacht den kranialen Rhythmus für ein paar Zyklen.

### Anmerkung

Es wird immer der längste diagonale Weg benutzt, z. B. bei Problemen an der rechten Seite des Kopfes wird der linke Fuß dorsal flektiert. Bei Problemen auf der Mittellinie werden beide Füße dorsal flektiert.

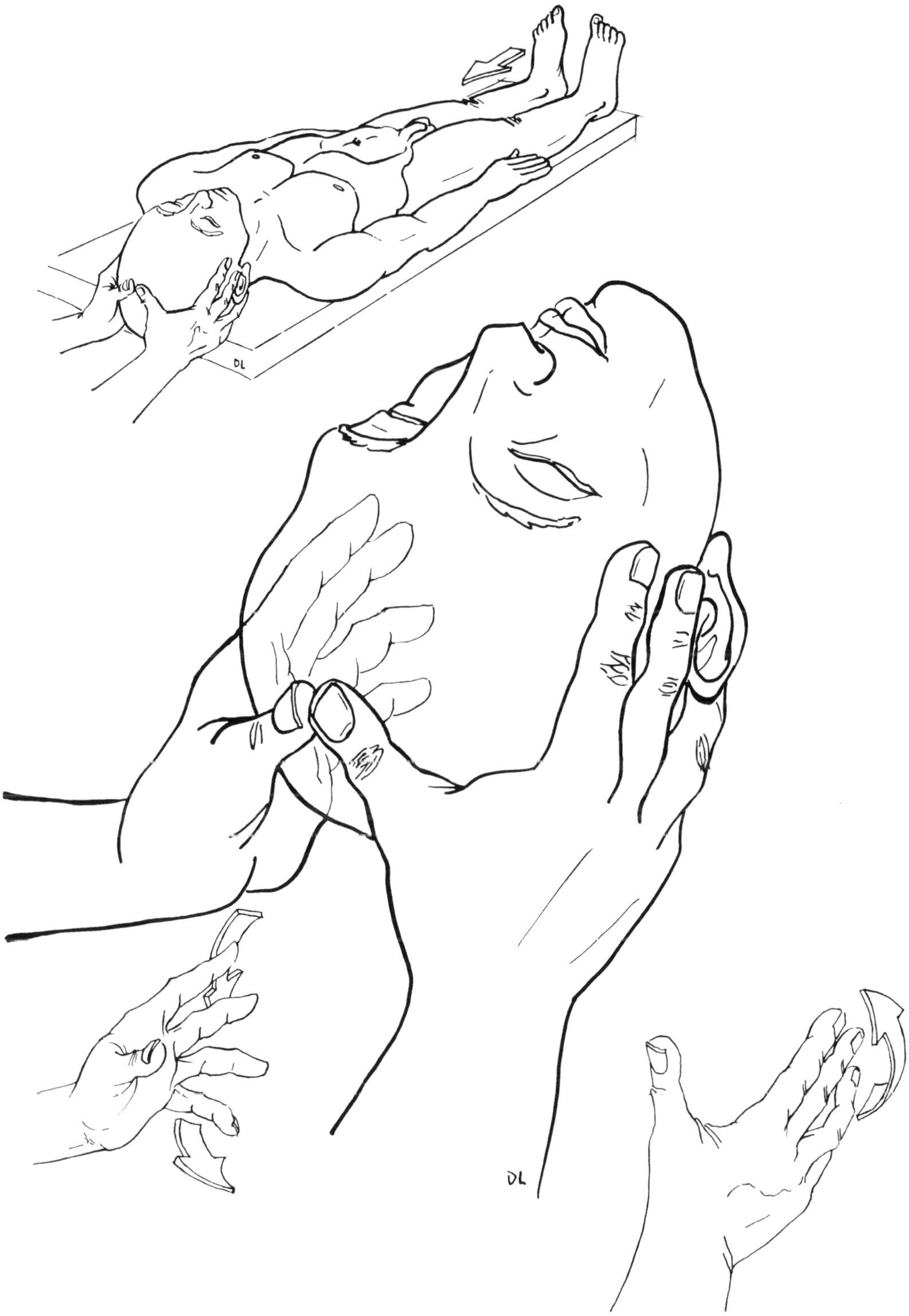

# Suturaler *Spread* (Spreizung der Suturen)

## Weitung der Schädelnähte

### Zielsetzung

Weitung der Schädelnähte mit Hilfe der *Spread*-Technik.

### Position des Patienten

In Rückenlage, bequem und entspannt.

### Position des Therapeuten

Sie ist abhängig von der Sutur, die gelockert werden soll. Der Therapeut stellt die Behandlungsliege dabei so ein, dass der Kopf des Patienten auf Höhe der Therapeutenhände ist.

### Berührungspunkte

Zwei Finger einer Hand, normalerweise der Zeige- und der Mittelfinger, werden auf die beiden Rändern der betroffenen Schädelnaht gelegt. Diese Berührungspunkte werden von den Fingerkuppen sanft gehalten.

Ein Finger der anderen Hand berührt den gegenüberliegenden Punkt des Kraniums und bildet die längste Diagonale zu den zwei Fingern der anderen Hand.

### Behandlung

Während der Flexionsphase bewegen sich beide Finger, die an den Rändern der Schädelnaht liegen, langsam auseinander und halten ihre Entfernung zueinander aufrecht. Der andere Finger, der in Richtung ihre zeigt, übt einen leichten Druck auf die kraniale Oberfläche aus. Dieser Druck wird erst nachgelassen, wenn die zwei gegenüberliegenden Finger eine Entspannung im lokalen Gewebe wahrnehmen.

### Anmerkung

Diese Technik ist auch als *V-Spread* bekannt, als Richtung der Fluktuationstechnik und der energetischen Technik.

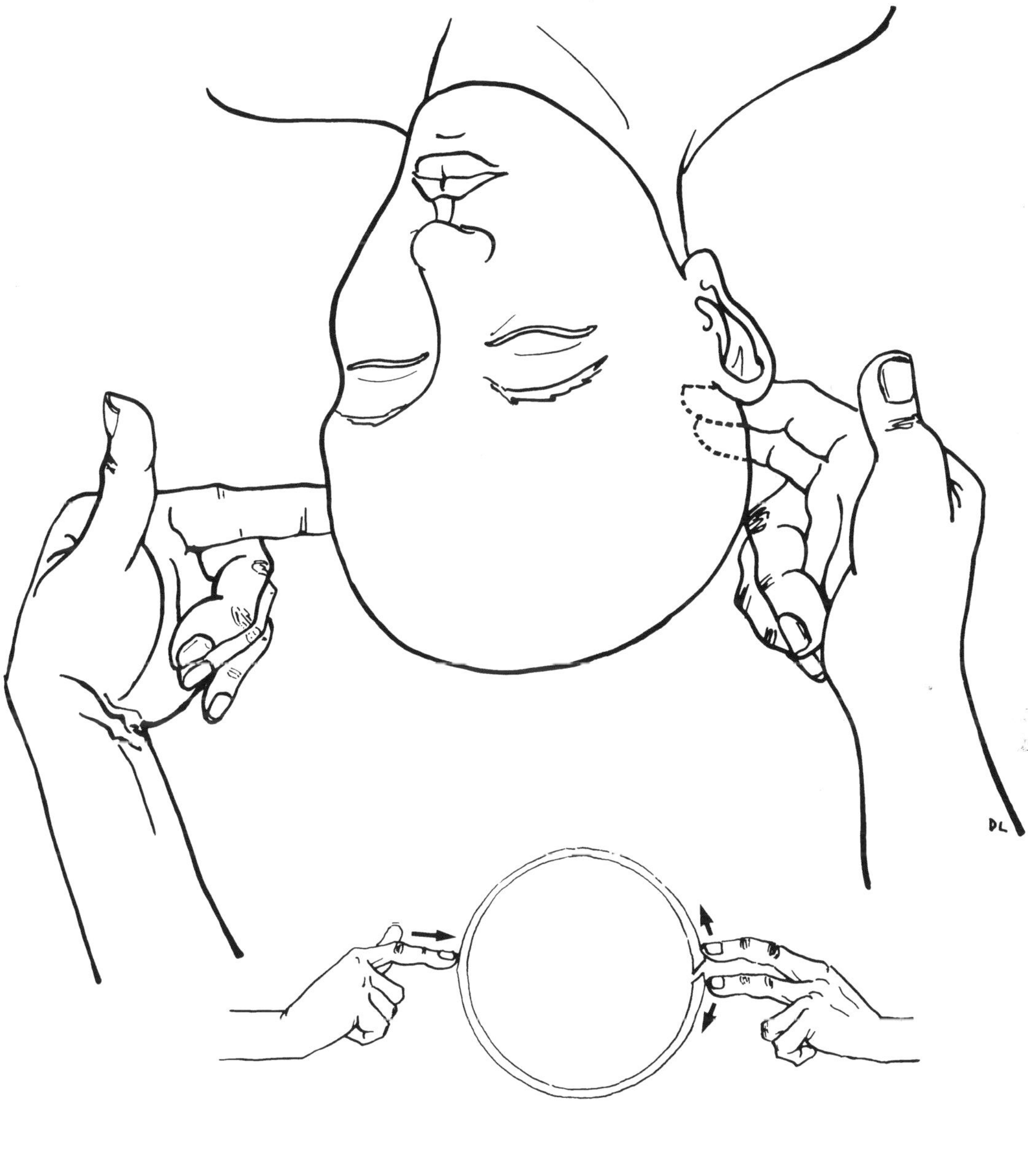

# II. Okzipitale Techniken

# Atlantookzipitaler Test

## Zielsetzung

- Beurteilung der Bewegungsfreiheit des kraniovertebralen Übergangs, einseitig oder beidseitig,
- Entspannung des periartikulären atlantookzipitalen Weichteilgewebes.

## Position des Patienten

In Rückenlage, bequem und entspannt.

## Position des Therapeuten

Der Therapeut sitzt auf einer Seite des Patienten in Kopfhöhe des Patienten, die Behandlungsliege befindet sich in passender Höhe.

## Berührungspunkte

Die kaudale Hand des Therapeuten liegt senkrecht zur Behandlungsliege und berührt diesen mit der ulnaren Seite. Die radiale Seite des Zeigefingers berührt die Muskulatur oberhalb des Arcus posterior des Atlas, die in Extension des atlantookzipitalen Gelenks entspannt ist. Die Palmarseite der kranialen Hand hält die Stirn des Patienten zwischen Daumen und Zeigefinger.

## Behandlung

Nur die kraniale Hand ist aktiv. Die kaudale Hand wird nur als Unterstützung gebraucht und kontrolliert die Geschwindigkeit und die Bewegungsfreiheit im atlantookzipitalen Gelenk.

- 1. Phase: Die kraniale Hand übt einen ausschließlich vertikalen Druck entlang der Handfläche der unterstützenden Hand aus. Dieser sehr leichte Druck wird verringert, sobald der Widerstand nachlässt. Diese Behandlung wird einige Male wiederholt.
- 2. Phase: Nun führt der Therapeut den Druck weiter entlang der Handfläche der unterstützenden Hand schräg von rechts nach links, d.h. vom rechten Os frontale zum linken Mastoid. Dieses Vorgehen testet die Beweglichkeit des linken atlantookzipitalen Gelenks.
- 3. Phase: Der Therapeut übt einen vergleichbaren Druck von links nach rechts aus, um die rechte Seite des atlantookzipitalen Gelenks zu testen.

## Anmerkung

Wird der Druck so lange ausgeübt, bis eine Entspannung wahrgenommen werden kann, wird aus diesem Test eine Behandlungsform.

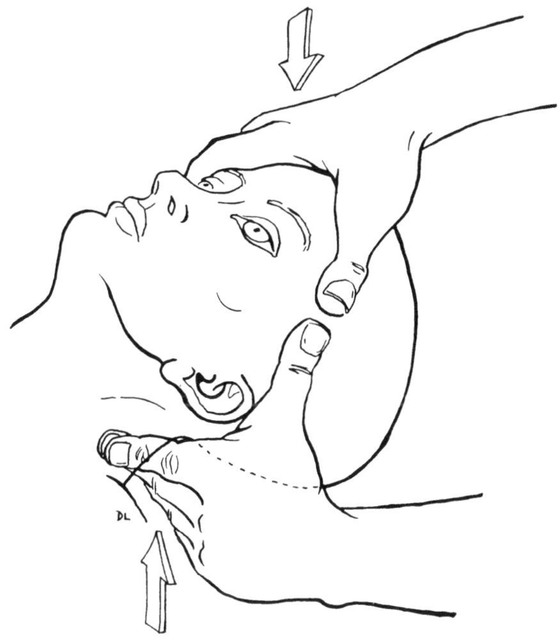

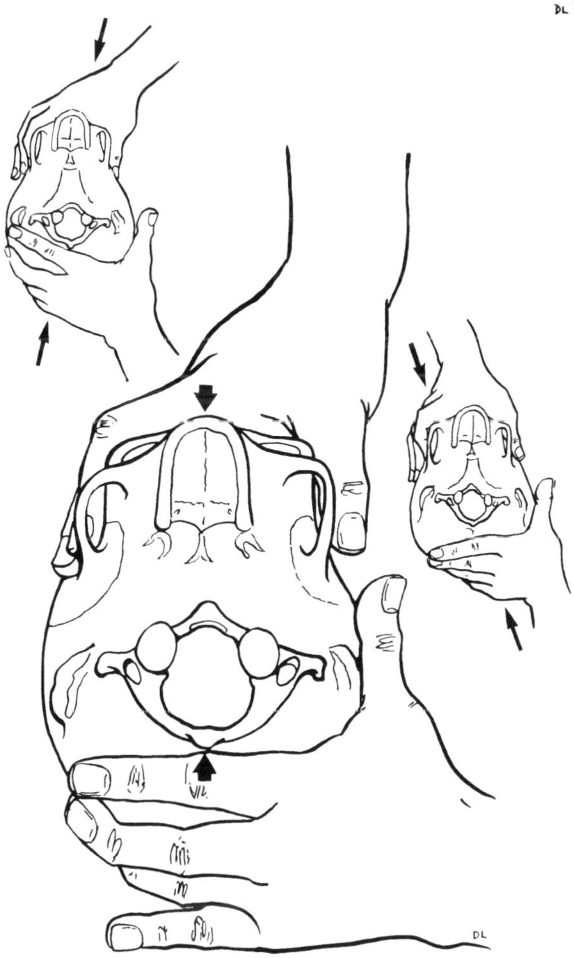

# Ausgleichsbehandlung des Foramen magnum

## Zielsetzung

- Befreiung des subokzipitalen Bereichs von chronischen Spannungen,
- Spannungsausgleich im Bereich des Foramen magnum und der oberen Halswirbelsäule als Abschluss einer Kranialbehandlung oder im Anschluss an die Anwendung von okzipitalen Techniken.

## Position des Patienten

In Rückenlage, bequem und entspannt.

## Position des Therapeuten

Der Therapeut sitzt am Kopfende, die Unterarme ruhen auf der Behandlungsliege, die auf eine passende Höhe eingestellt ist.

## Berührungspunkte

Der Therapeut hat seine beiden Hände in Supination und seine Finger weisen auf das Ohr der gegenüberliegenden Kopfseite. Er gleitet mit den Fingern unter das Os occipitale, so dass sie medial des Mastoids liegen. Die Daumen befinden sich auf den Ossa temporalia und werden nur zur Beurteilung des kranialen Gleichgewichts eingesetzt.

## Behandlung

Die folgenden vier Phasen müssen übergangslos durchgeführt werden.

- 1. Phase: Der Patient wird aufgefordert, seinen Kopf leicht zu heben. Der Kopf wird von den Zeige- und Ringfingern des Therapeuten gehalten.
- 2. Phase: Der freie Mittelfinger palpiert den unteren Rand der äußeren okzipitalen Protuberantia auf der inferolateralen Seite und achtet auf Bereiche erhöhter Gewebespannung.
- 3. Phase: Wenn der Therapeut einen empfindlichen Bereich entdeckt hat, lässt er seinen Mittelfinger dort liegen. Der andere Mittelfinger wird auf dem entsprechenden Punkt der Gegenseite gelegt. Der Kopf des Patienten wird vom Therapeuten vorsichtig zur empfindlichen Seite geneigt. Abschließend rotiert der Therapeut den Kopf des Patienten zur gegenüberliegenden Seite der Läsion.
- 4. Phase: Der Therapeut hält diese Position aufrecht, bis er unter den Fingerspitzen des Mittelfingers eine Entspannung des Gewebes wahrnimmt. Danach wird der Kopf des Patienten wieder in seine Ausgangsstellung zurückgebracht.

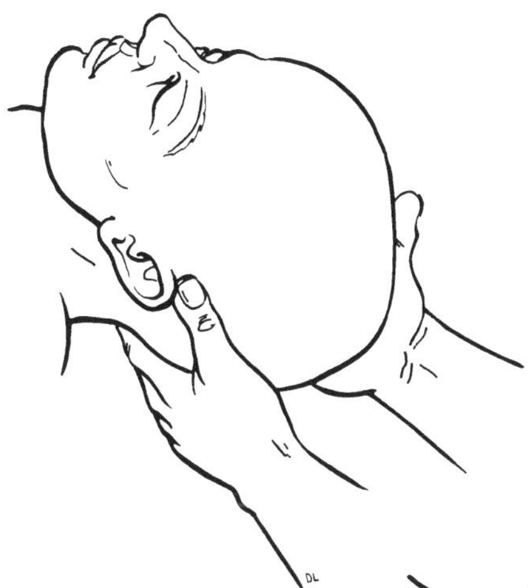

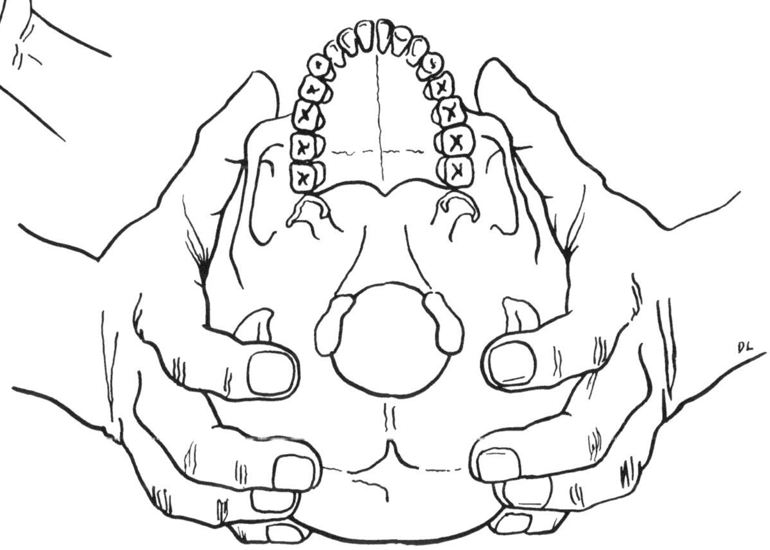

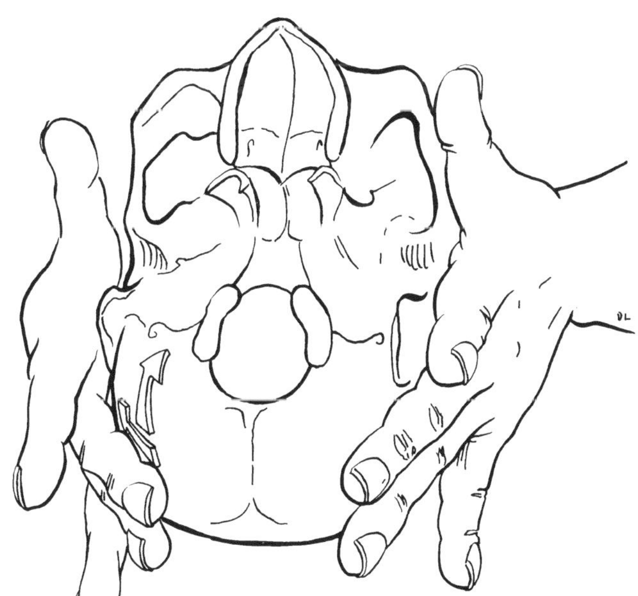

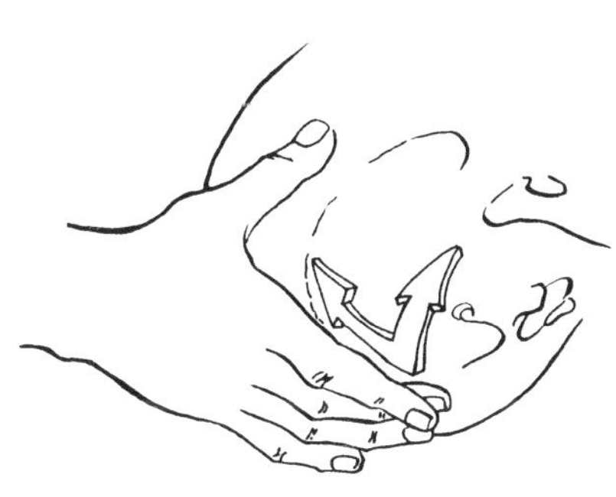

# Erweiterung des Foramen magnum

## Zielsetzung

- Bei Erwachsenen: soweit möglich Entspannung der Spannung rund um das Foramen magnum,
- bei Kindern: indirektes Auseinanderziehen der Kondylen des Os occipitale soweit es die Flexibilität des Knochens zulässt. Dieses Vorgehen darf nur durchgeführt werden, solange die Verschmelzung der beiden Kondylen mit der Squama occipitalis im Alter von ca. 7–8 Jahren noch nicht stattgefunden hat.

## Position des Patienten

In Rückenlage, bequem und entspannt.

## Position des Therapeuten

Der Therapeut sitzt am Kopfende, die Unterarme ruhen auf der Behandlungsliege, die auf eine passende Höhe eingestellt ist.

## Berührungspunkte

Wie bei der vorherigen Technik versucht der Therapeut, möglichst nahe am Foramen magnum einen Berührungspunkt zu finden. Die Fingerspitzen der Zeigefinger auf beiden Seiten liegen in der flachen Grube, die zwischen den posterioren und den lateralen Muskeln am Nacken lokalisiert ist. Die Unterarme des Therapeuten sind supiniert und mit den restlichen Fingerkuppen umschließt der Therapeut den Kopf des Patienten sanft und mit gleichmäßiger Kraft.

## Behandlung

- Während der Flexionsphase zieht der Therapeut, ohne den Kontakt zu verlieren, seine Zeigefinger einzeln nach posterior, lateral und kaudal. Die Handfläche folgt der Flexionsbewegung.
- Während der Extensionsphase wird dieser Zug allmählich abgeschwächt. Erst in der nächsten Flexionsphase wird die Zugkraft wieder aufgenommen.

Dieses Vorgehen wird fortgeführt, bis eine Entspannung eintritt.

## Anmerkung

Dies ist eine sehr wirksame Behandlung bis zu einem Alter von 7–8 Jahren, danach ist sie eher unwirksam. Die Technik kann nicht angewandt werden bei Patienten mit „Stiernacken“ oder extrem hochgezogenen Schultern.

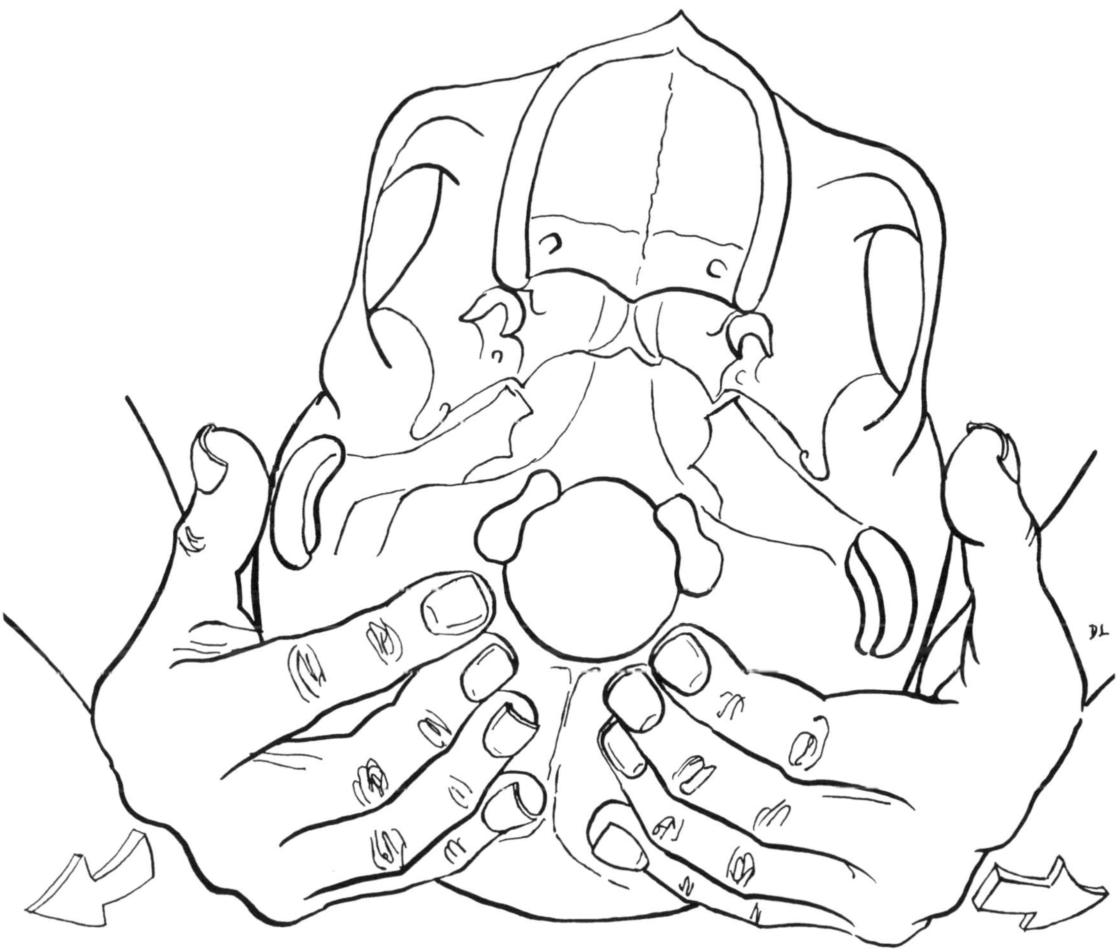

# Befreiung der Sutura occipitomastoidea

## Zielsetzung

Befreiung der Sutura occipitomastoidea nach einer traumatischen Läsion ohne eine tatsächliche *Impaction*.

## Position des Patienten

In Rückenlage, bequem und entspannt.

## Position des Therapeuten

Der Therapeut sitzt am Kopfende, die Unterarme ruhen auf der Behandlungsliege, die auf eine passende Höhe eingestellt ist.

## Berührungspunkte bei einer rechtsseitigen okzipitomastoidalen Läsion

Die linke Hand des Therapeuten ist supiniert und liegt senkrecht zur longitudinalen Körperachse des Patienten. Sie hält das Os occipitale in der Handfläche. Die Fingerspitzen berühren den rechten Rand der Squama occipitalis, der Daumen liegt auf dem linken Rand.

Der Therapeut legt seinen rechten Daumen entlang des anterioren Randes der rechten Proc. mastoideus, der Daumenballen liegt auf dem Mastoid.

## Behandlung

- Während der Flexionsphase vergrößert die linke Hand des Therapeuten die Flexion des Os occipitale durch einen Zug nach kaudal und anterior um die transversale Achse. Danach wird das Os occipitale um die vertikale Achse zur linken Seite rotiert, um die rechte Sutura occipitomastoidea zu weiten. Gleichzeitig übt die Daumenspitze der rechten Hand einen leichten, aber kontinuierlich zunnehmenden Druck auf die Spitze des Mastoids nach medial und posterior aus.
- Während der folgenden Phase verringert der Therapeut den Druck der rechten Hand. Um diese Technik zu verstärken, kann zusätzlich der Daumenballen einen Druck auf den temporalen Mastoidanteil nach kaudal und medial ausüben.

Diese Technik wird fortgeführt, bis eine Entspannung in der Sutura occipitomastoidea eintritt.

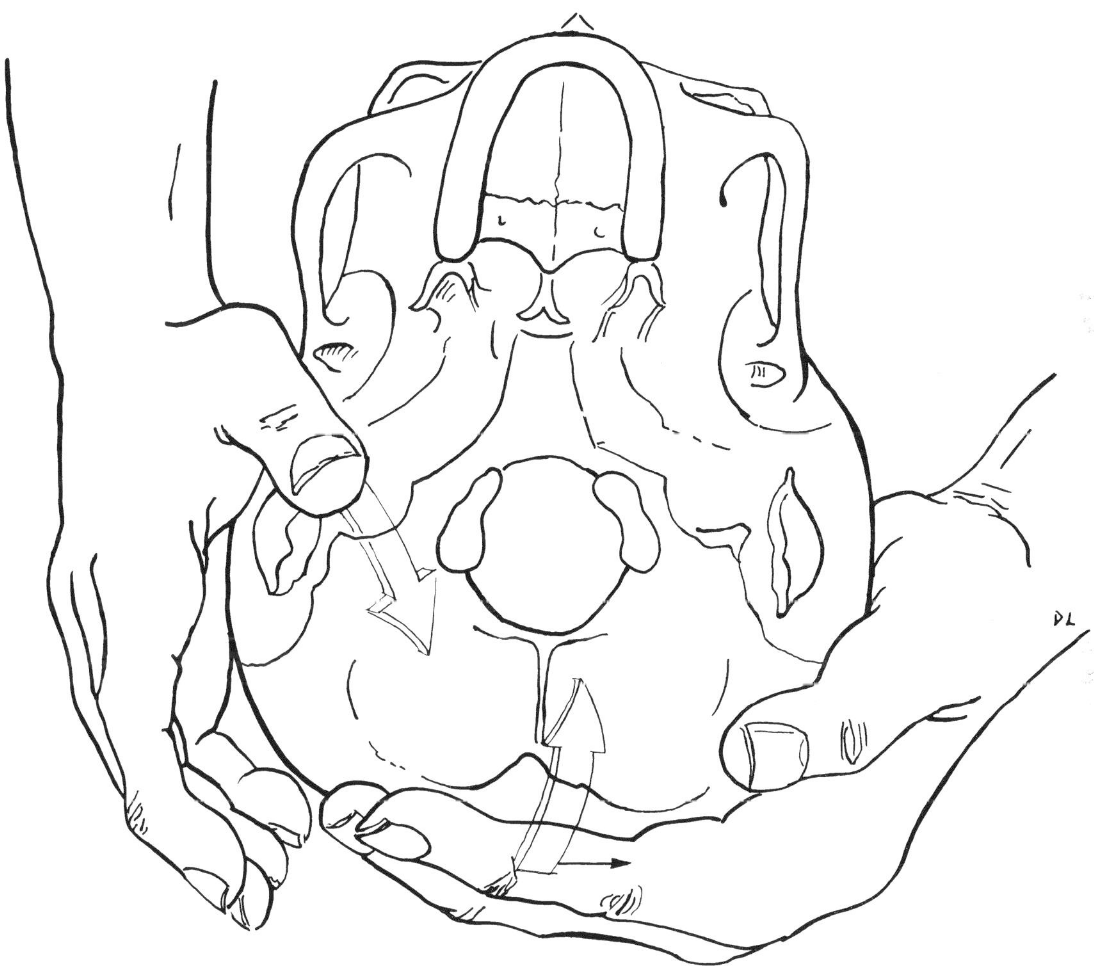
DL

# Okzipitomastoidale *Disimpaction*

## Zielsetzung

Befreiung der Sutura occipitomastoidea bei einer Kompressionsläsion, die normalerweise durch ein Trauma entstanden ist.

## Position des Patienten

In Rückenlage, bequem und entspannt.

## Position des Therapeuten

Der Therapeut sitzt am Kopfende, die Unterarme ruhen auf der Behandlungsliege, die auf eine passende Höhe eingestellt ist.

## Berührungspunkte

Der Therapeut umfasst das Os occipitale, die Finger sind ineinander verschränkt. Die Daumen liegen entlang der Procc. mastoidei der Ossa temporalia, so dass die Daumenballen die lateralen Ränder der Squama occipitalis berühren.

## Behandlung einer rechtsseitigen okzipitomastoidalen *disimpaction*

Die folgenden fünf Phasen müssen fließend ineinander übergehen:

- 1. Phase: Während der Extensionsphase erhöht der Therapeut den Druck am lateralen Rand der Squama occipitalis mit dem Daumenballen, wie es in der Technik für die Kompression des 4.Ventrikels beschrieben wird (s. S. 38).
- 2. Phase: Der Therapeut zieht das Os occipitale nach posterior und löst es soweit wie möglich von den benachbarten Knochen.
- 3. Phase: Der Therapeut weitet die rechte Sutura occipitomastoidea durch eine leichte Rotation des Os occipitale nach links um die vertikale Achse.
- 4. Phase: Während die Sutura occipitomastoidea geweitet wird, übt der Therapeut in der Flexionsphase mit seinem Daumen einen Druck nach posterior und medial auf das rechte Mastoid aus.
- 5. Phase: Der Therapeut verringert den Druck des rechten Daumens während der folgenden kranialen Phase. Dieser Zyklus wird fortgeführt, bis eine *Disimpaction* erreicht wird.

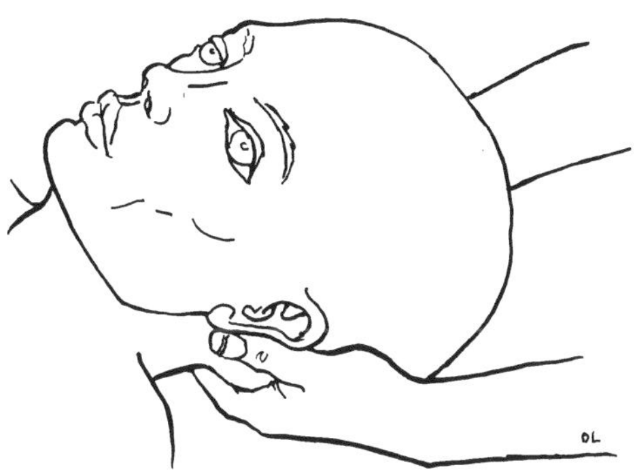
DL

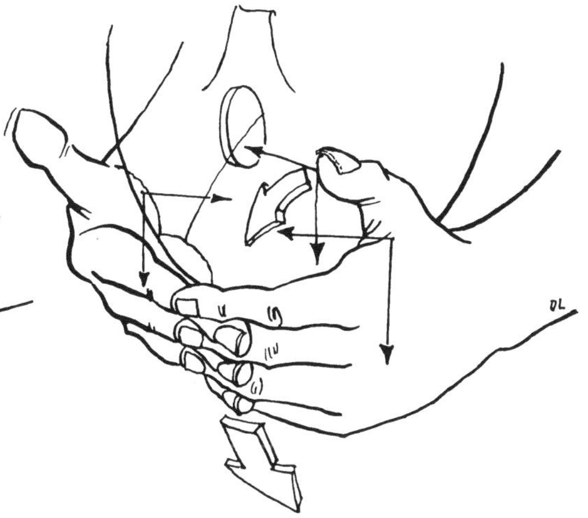
DL

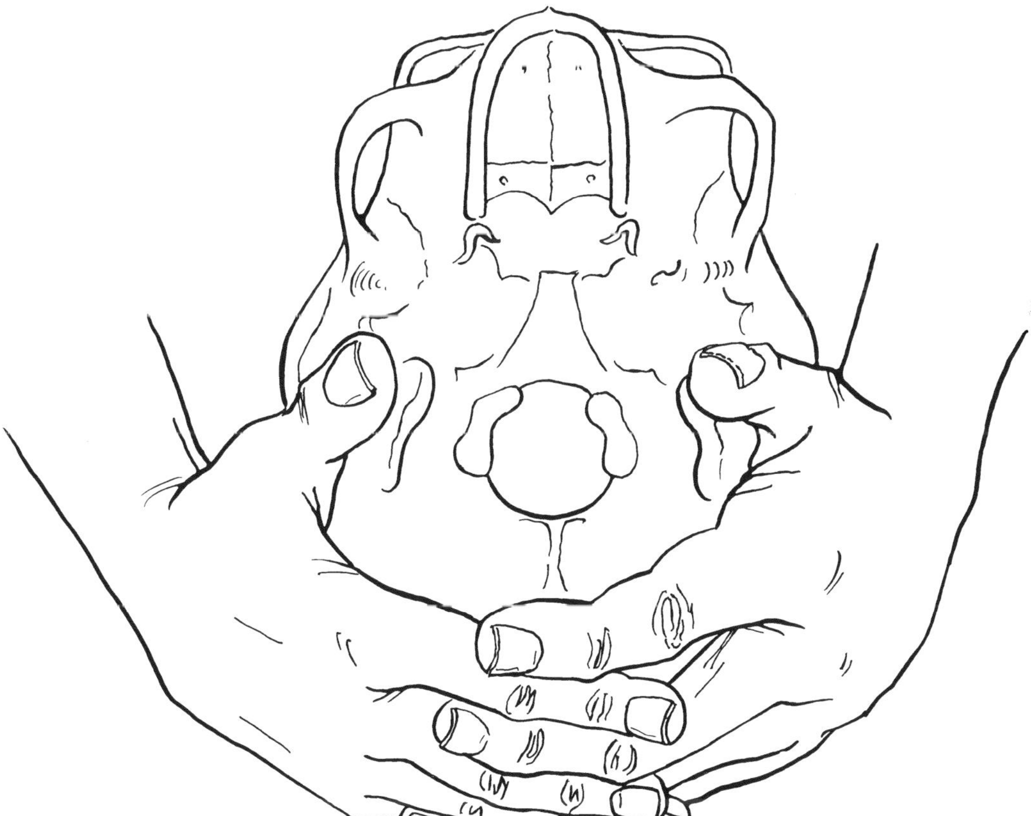
DL

# Behandlung des Os occipitale anterior oder posterior

## Zielsetzung
Abschwächung einer unilateralen, anterioren oder posterioren Läsion des Os occipitale um seine vertikale Achse.

## Position des Patienten
In Rückenlage, bequem und entspannt.

## Position des Therapeuten
Der Therapeut sitzt am Kopfende, die Unterarme ruhen auf der Behandlungsliege, die auf eine passende Höhe eingestellt ist.

## Berührungspunkte
Der Therapeut hält seine Hände so ineinander verschränkt, dass die mittleren Phalangen sich berühren. Der obere Zeigefinger liegt auf der Seite der Läsion. Die Finger sind supiniert und üben keinen Druck aus. Die Daumen sind horizontal und die Daumenballen umfassen die lateralen Ränder der Squama occipitalis des Patienten. Dies sind die einzigen Berührungspunkte zwischen dem Therapeuten und dem Patienten.

## Behandlung einer rechtsseitigen Läsion
Rechtes Os occipitale anterior:
- Während der Flexionsphase proniert der Therapeut seine Hände, so dass der rechte Zeigefinger auf dem linken Zeigefinger in Höhe des zweiten Gelenks rollt.
- Der Therapeut widersteht der Supinationsbestrebung des Zeigefingers während der Extensionsphase.
- Diese beiden Phasen wechseln sich bei der Anwendung dieser Technik ab, bis eine Entspannung eintritt.

Rechtes Os occipitale posterior:
- Die Reihenfolge von aktiven und ruhenden Phasen ist entgegengesetzt. Der Therapeut supiniert die rechte Hand während der Flexionsphase, indem er den rechten Zeigefinger nach lateral gegen den linken rollt.

## Anmerkung
Diese Technik muss einige Male wiederholt werden, um wirksam zu sein. Es ist wichtig, dass vorher eine Entspannungstechnik für die betreffende Sutur durchgeführt wurde. Bei dieser Behandlungstechnik ist nur der Zeigefinger aktiv.

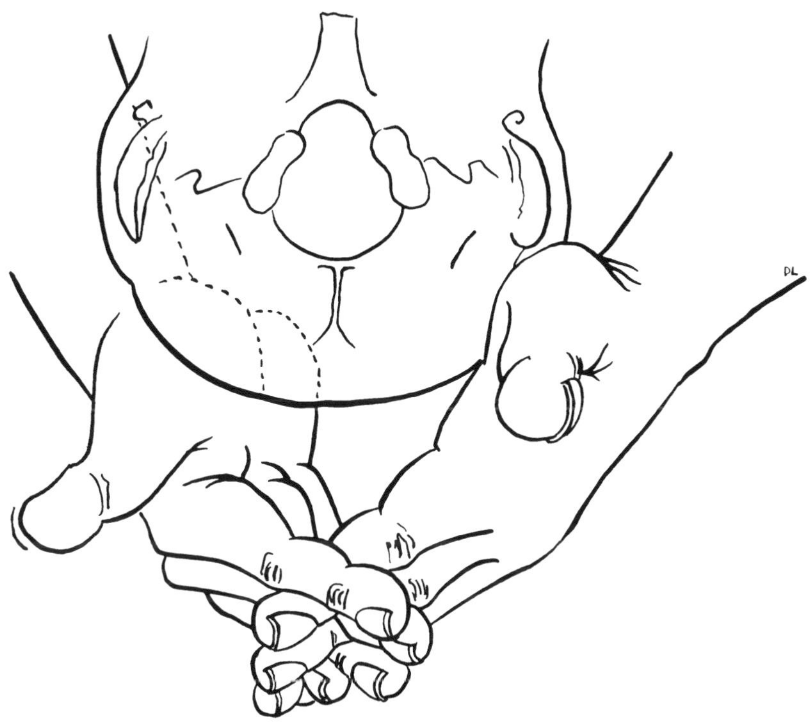

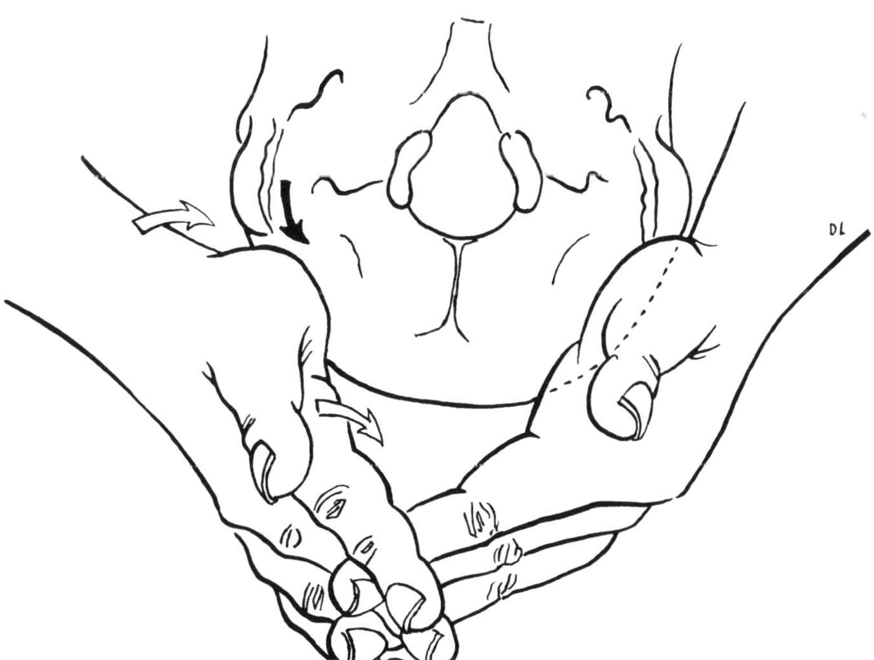

# Reposition des Os occipitale

## Zielsetzung
Vollständige Reposition des Os occipitale, wenn dieses die primäre Stelle der Läsion ist. Die anderen Knochen wie das Os sphenoidale, die Ossa temporalia und die Ossa parietalia werden sich dann ohne Schwierigkeit selbst korrigieren.

## Position des Patienten
In Rückenlage, bequem und entspannt.

## Position des Therapeuten
Der Therapeut sitzt seitlich in Kopfhöhe des Patienten.

## Berührungspunkte
Die kraniale Hand schmiegt sich mit der Handfläche an die Konkavität des Os occipitale, in Verlängerung der longitudinalen Körperachse des Patienten.
Der Daumen und der Zeigefinger der kaudalen Hand kontrollieren das Os sphenoidale an den Alae majores und umgeben das Os frontale, während die Fingerspitze des kleinen Fingers intrabukkal den Proc. ptyerigoideus der gegenüberliegenden Seite überwacht.

## Behandlung
Der anteriore Teil des Kraniums wird durch die kaudale Hand kontrolliert.

- Während der Flexionsphase bringt der Therapeut das Os occipitale in ein Spannungsgleichgewicht *(point of balanced tension)* um die transversale und vertikale Achse.
- Während der Extensionsphase leistet der Therapeut leichten Widerstand gegen eine Rückkehr zur neutralen Position.

Der Therapeut setzt dieses Verfahren für einige Zyklen fort, bis eine Entspannung eintritt. Diese ist ein Zeichen für die Integration der okzipitalen Bewegung in die allgemeine Bewegung des kranialen Rhythmus.

## Anmerkung
Die Kalvariaannäherung (s. S. 2) oder die frontookzipitalen Annäherung (s. S. 4) ermöglichen es dem Therapeuten die Qualität der Integration mit dem kranialen Rhythmus zu beurteilen.

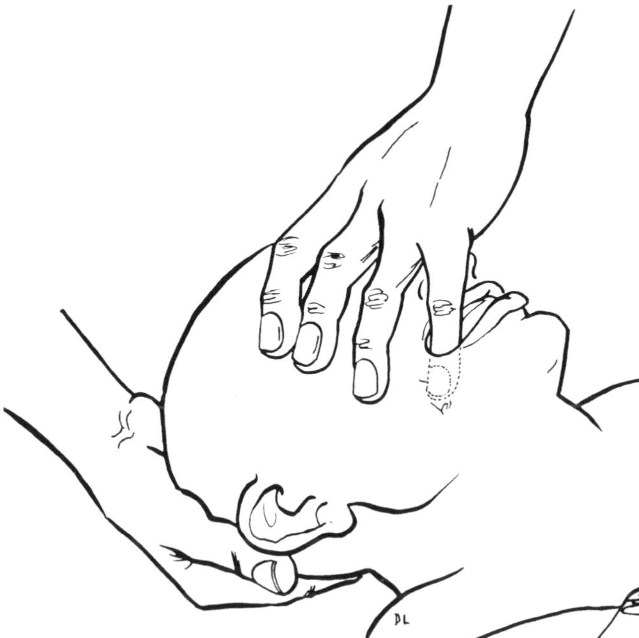

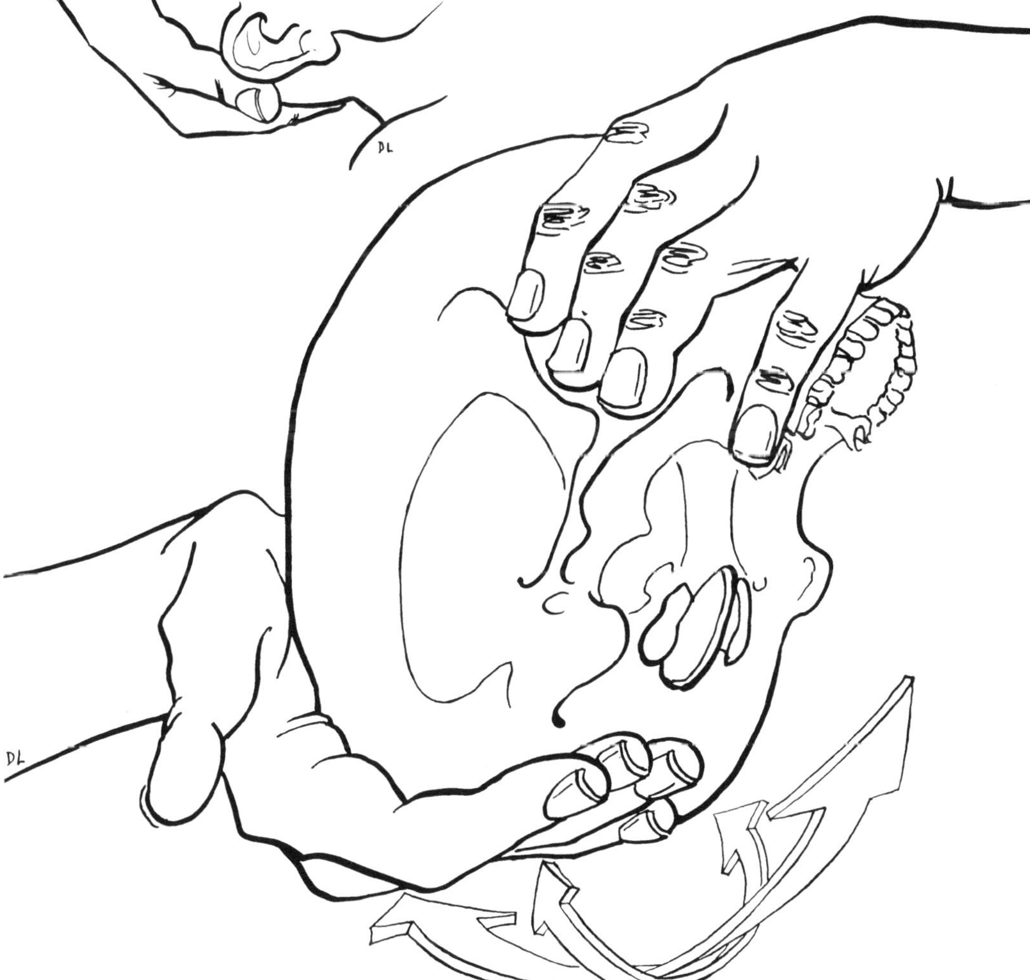

# III. Temporale Techniken

# Mobilisation des Os temporale

## Zielsetzung

Korrektur des Os temporale, das vollständig fixiert oder hypomobil innerhalb des kranialen Rhythmus ist. Dies ermöglicht eine Entspannung der Suturen und folglich die Anwendung von speziellen Behandlungsmethoden.

## Position des Patienten

In Rückenlage, bequem und entspannt.

## Position des Therapeuten

Der Therapeut sitzt am Kopfende, die Unterarme ruhen auf der Behandlungsliege, die auf eine passende Höhe eingestellt ist.

## Berührungspunkte

Mit den Unterarmen, die auf die Behandlungsliege gestützt sind, folgt der Therapeut dem Os temporale in dessen *Strain*-Muster oder in die Läsion, indem er das Mastoid zwischen Ring- und kleinem Finger hält, den Mittelfinger im äußeren Gehörgang hat und der Zeigefinger auf dem Proc. zygomaticus des Os temporale liegt.

Mit der anderen Hand wirkt der Therapeut schrittweise auf das Os occipitale (die Squama liegt transversal in der Handfläche), das Os parietale (der Daumen liegt entlang der Sutura temporoparietale) und auf das Os sphenoidale (der Daumen liegt auf dem äußeren Rand der Ala major) ein.

## Behandlung einer rechtsseitigen Läsion

Die rechte Hand folgt dem rechten Os temporale zu einer Position, in der die Spannung am niedrigsten ist. Die linke Hand fixiert nacheinander jeden der folgenden Knochen in der Position mit der maximalen physiologischen Amplitude:

- Das Os occipitale, indem der Therapeut der Flexion in der Flexionsphase und der Extension in der Extensionsphase bis zum Entspannungspunkt folgt.
- Das Os parietale, indem er die Oberfläche des Os parietale in der Flexionsphase mit dem Daumen freigibt.
- Das Os sphenoidale, indem er die Oberfläche der Ala major nach anterior zum Entspannungspunkt schiebt, in der Flexionsphase mit dem linken Daumen oberhalb des Pivotpunktes und in der Extensionsphase unterhalb des Pivotpunktes.

Jede Position wird gehalten, bis eine Entspannung eintritt. Danach wird die symmetrische Bewegung der beiden Ossa temporalia vorsichtig geprüft. Sollte diese Bewegung nicht symmetrisch sein, wird die entsprechende Technik, die in diesem Kapitel beschrieben ist, angewendet.

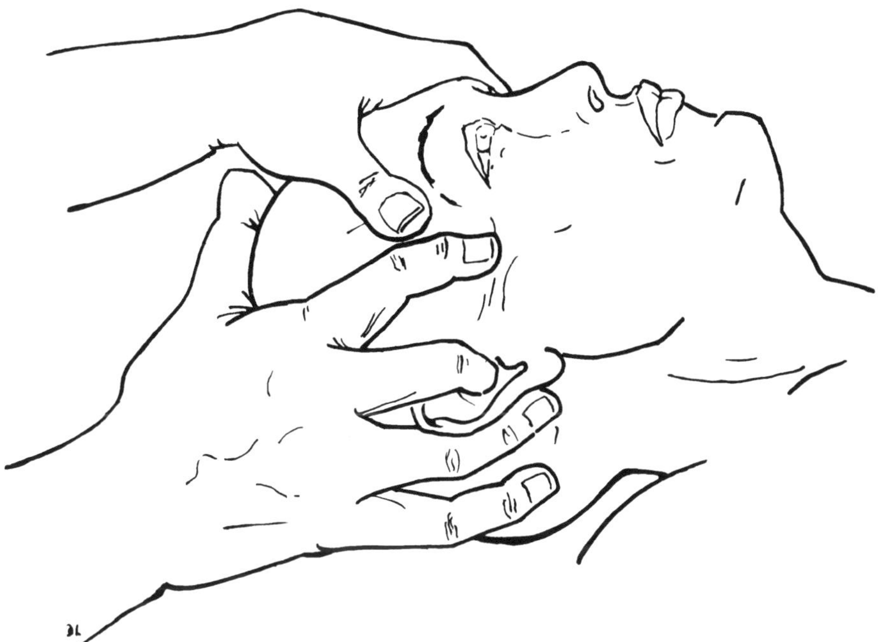

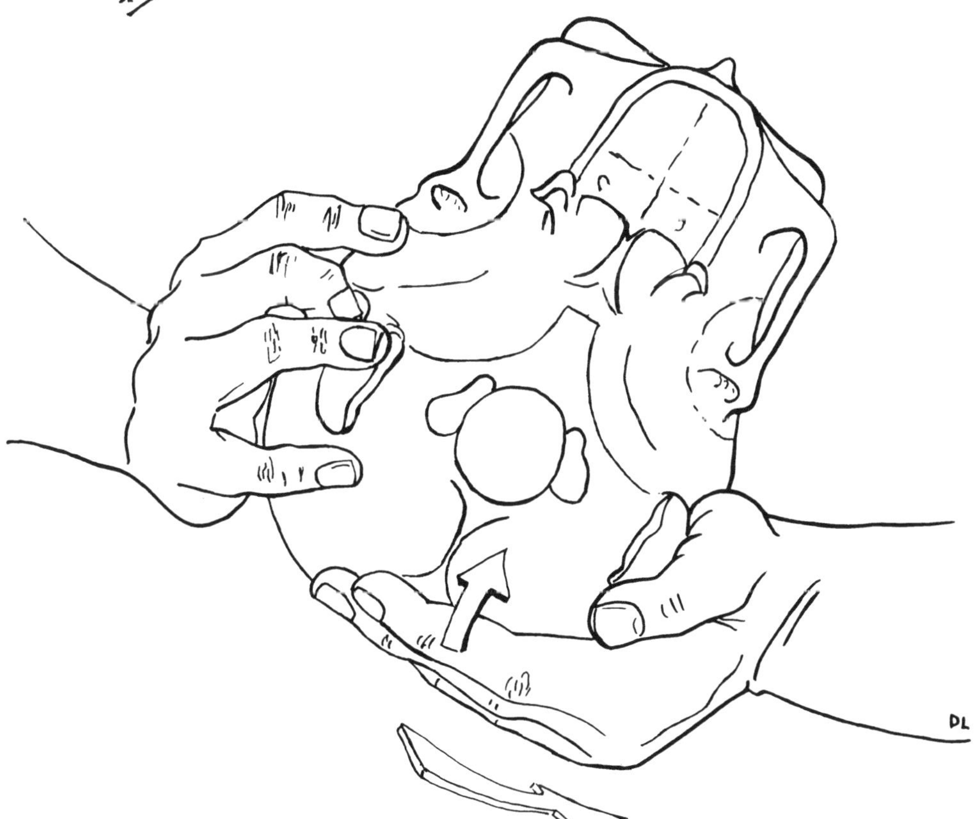

# Unilaterale externe Rotation

## Zielsetzung

- Direkte Abschwächung einer unilateralen temporalen Läsion in interner Rotation,
- indirekte Abschwächung einer unilateralen temporalen Läsion in externer Rotation.

## Position des Patienten

In Rückenlage, bequem und entspannt.

## Position des Therapeuten

Der Therapeut sitzt am Kopfende, die Unterarme ruhen auf der Behandlungsliege, die auf eine passende Höhe eingestellt ist.

## Berührungspunkte

Die Hand, die auf der Seite der Läsion liegt, kontrolliert das Os temporale folgenderweise:

- Der Daumen oben und der Zeigefinger unten halten den Proc. zygomaticus des Os temporale.
- Der Ringfinger anterior und der kleine Finger posterior umschließen den Proc. mastoideus.

Die Squama occipitalis liegt in der konkaven Handfläche der anderen Hand transversal zum Os occipitale.

## Behandlung einer rechtsseitigen Läsion

Während der Flexionsphase bringt die linke Hand des Therapeuten das Os occipitale in eine Flexion. Außerdem wird durch eine sehr geringe Rotation des Os occipitale um die vertikale Achse nach links die Sutur der rechten Seite geweitet.

Gleichzeitig zieht der Therapeut das rechte Os temporale in eine externe Rotation, indem der Daumen und der Zeigefinger den Proc. zygomaticus nach kaudal und lateral bewegen, während der kleine und der Mittelfinger den Proc. mastoideus nach posterior und medial ziehen.

Gleichzeitig fordert der Therapeut den Patienten auf, den Kopf langsam und vorsichtig zur gegenüberliegenden, in diesem Falle zur linken Seite, zu drehen. Mit der Hand des Therapeuten, die am Os occipitale liegt, übt der Therapeut einen Widerstand gegen diese Rotation aus.

## Anmerkung

Diese Technik muss entschlossen durchgeführt werden. Läsionen, die diese Technik erforderlich machen, sind normalerweise durch ein Trauma verursacht.

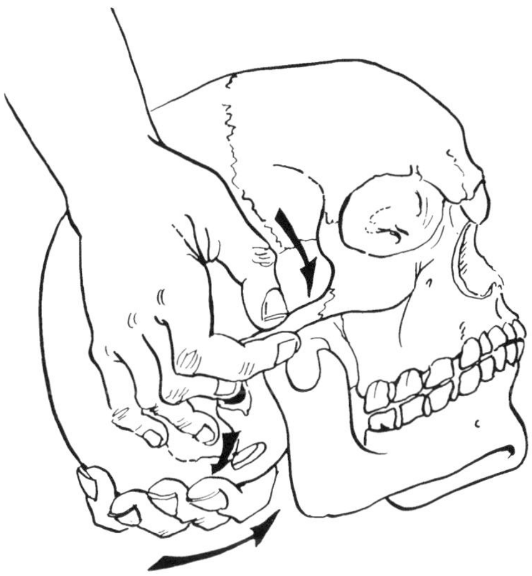

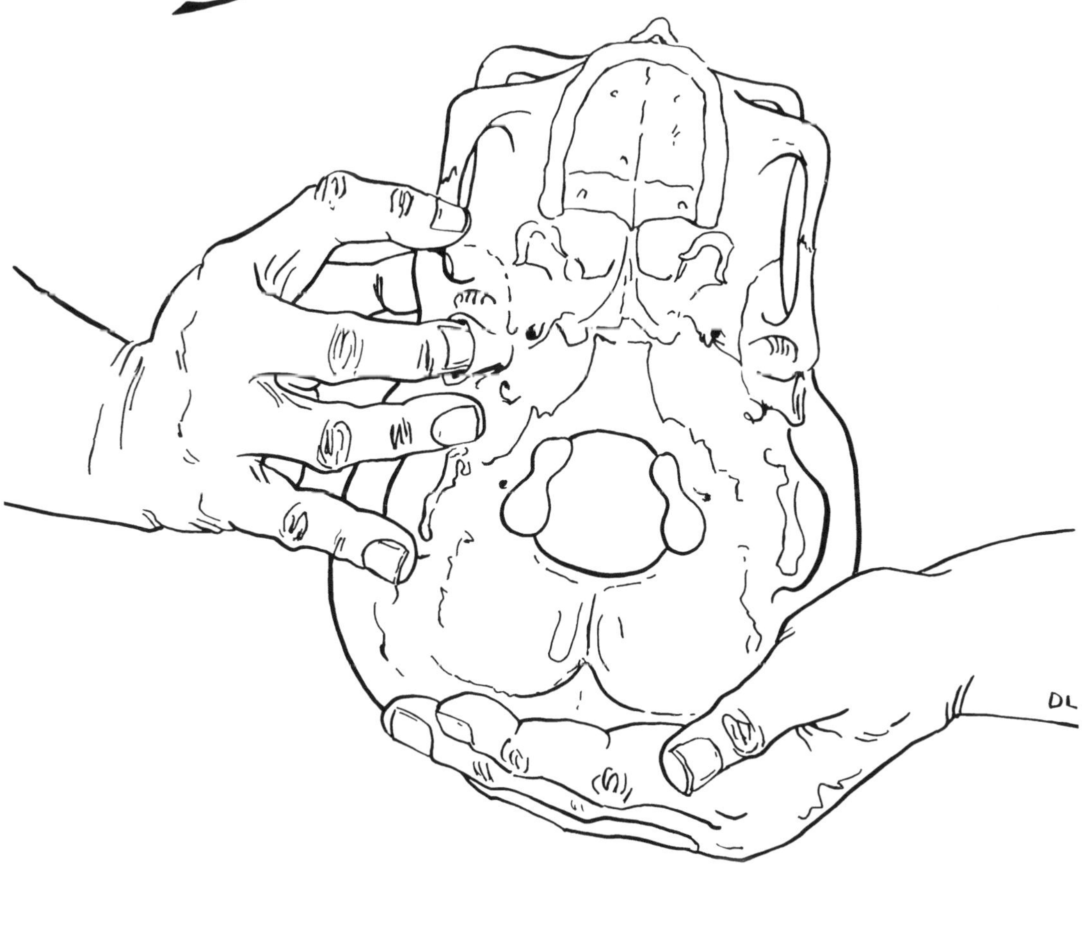

# Unilaterale interne Rotation

## Zielsetzung
- Direkt Reduzierung einer unilateralen temporalen Läsion in externer Rotation,
- indirekte Reduzierung einer unilateralen temporalen Läsion in interner Rotation.

## Position des Patienten
In Rückenlage, bequem und entspannt.

## Position des Therapeuten
Der Therapeut sitzt am Kopfende, die Unterarme ruhen auf der Behandlungsliege, die auf eine passende Höhe eingestellt ist.

## Berührungspunkte
Die Hand des Therapeuten, die auf der Seite der Läsion liegt, kontrolliert das Os temporale folgendermaßen:
- Der Daumen oben und der Zeigefinger unten halten den Proc. zygomaticus des Os temporale.
- Der Ringfinger anterior und der kleine Finger posterior sichern den Proc. mastoideus.
- Die Squama occipitalis liegt in der konkaven Handfläche der anderen Hand, die transversal zum Os occipitale liegt.

## Behandlung einer rechtsseitigen Läsion
Während der Extensionsphase zieht die linke Hand des Therapeuten das Os occipitale in Extension. Außerdem wird durch eine sehr vorsichtige Rotation des Os occipitale um die vertikale Achse nach rechts die Sutur der rechten Seite geschlossen.
Gleichzeitig zieht der Therapeut das rechte Os temporale in eine interne Rotation, indem der Daumen und der Zeigefinger den Proc. zygomaticus nach kranial und medial heben, während der kleine und der Ringfinger den Proc. mastoideus nach anterior und lateral ziehen. Die Bewegung des kleinen und des Ringfingers wird von einem posterioren und medialen Druck des rechten Daumenballens auf das Mastoid verstärkt.
Gleichzeitig fordert der Therapeut den Patienten auf, seinen Kopf langsam und vorsichtig nach rechts zu drehen. Mit der Hand des Therapeuten, die am Os occipitale liegt, übt der Therapeut einen Widerstand gegen diese Rotation aus.

## Anmerkung
Diese Technik muss entschlossen durchgeführt werden. Läsionen, die diese Technik erforderlich machen, sind normalerweise durch ein Trauma verursacht.

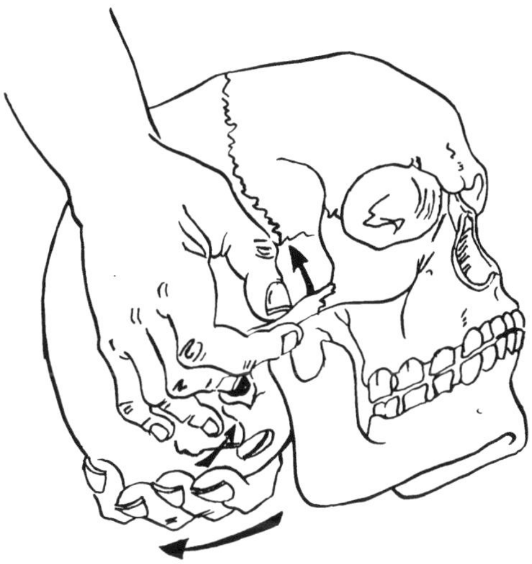

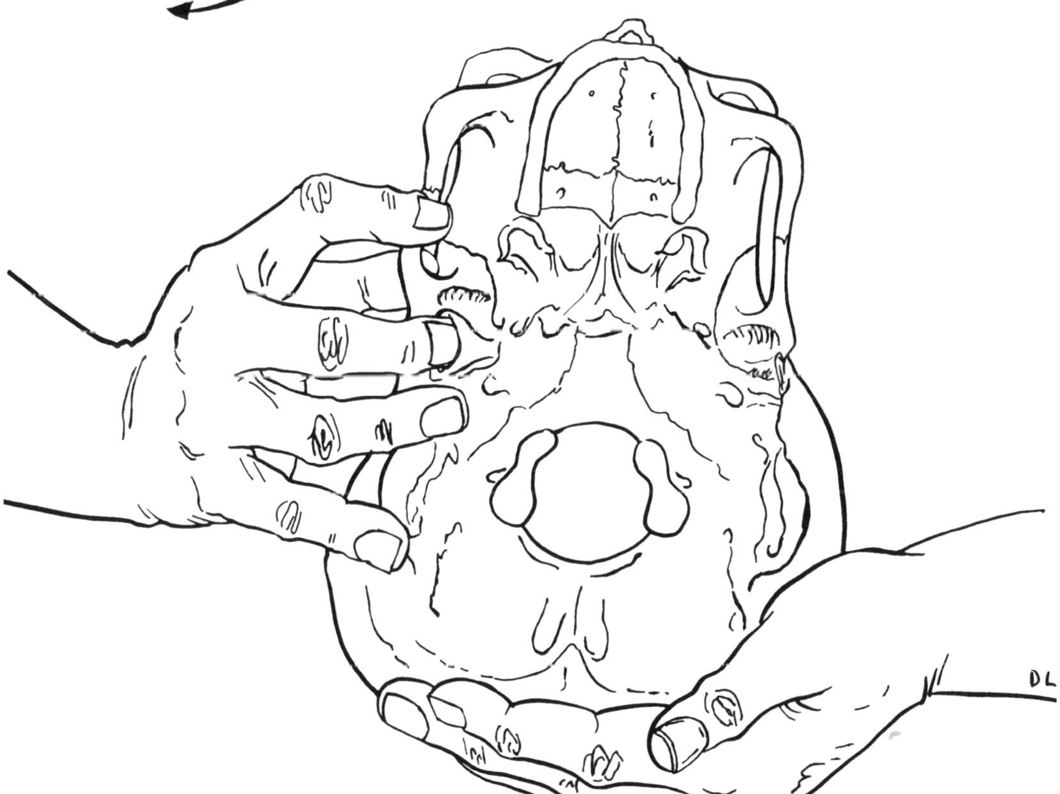
DL

# Tuba-eustachii-Technik

## Zielsetzung
Wiederherstellung einer geeigneten funktionellen Position der Tuba eustachii, um eine bessere Sauerstoffversorgung und eine bessere Drainage der Sekretion zu erreichen. Dies setzt eine normale Länge des faserknorpeligen Anteils, einen angemessenen Winkel mit dem Nasopharynx und vor allem eine deutliche Öffnung des Isthmus voraus. Diese Technik besteht aus einer Gegendrehung zu der sehr geringen physiologischen Windung der Tuba eustachii.

## Position des Patienten
In Rückenlage, bequem und entspannt.

## Position des Therapeuten
Der Therapeut sitzt am Kopfende, die Unterarme ruhen auf der Behandlungsliege, die auf eine passende Höhe eingestellt ist.

## Berührungspunkte
Die Hände sind unterhalb des Os occipitale verschränkt, die Daumen des Therapeuten liegen entlang der Procc. mastoidei.

## Behandlung mit bilateraler Manipulation
- 1. Phase: Der Therapeut übt einen gleichbleibenden Druck auf beide Mastoidknochen nach kaudal und medial aus, was eine externe Rotation der Ossa temporalia einleitet und gleichzeitig die Ossa temporalia nach posterior ausdehnt.
- 2. Phase: Der Therapeut hält diese Position, während der Patient langsam einatmet. Gleichzeitig legt der Therapeut eine Schulter gegen die Glabella des Patienten und übt einen leichten Druck nach posterior aus.
- 3. Phase: Während der Patient ausatmet, entspannt der Therapeut seinen Druck auf die Glabella.
- 4. Phase: Die 2. und 3.Phase werden wiederholt, bis eine allgemeine Gewebsentspannung eintritt.

## Anmerkung
Nach dieser Technik sollte die normale Beziehung zwischen den Ossa temporalia wiederhergestellt werden.

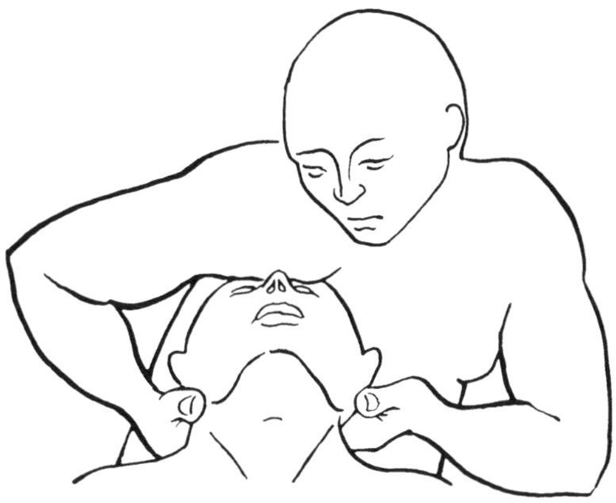

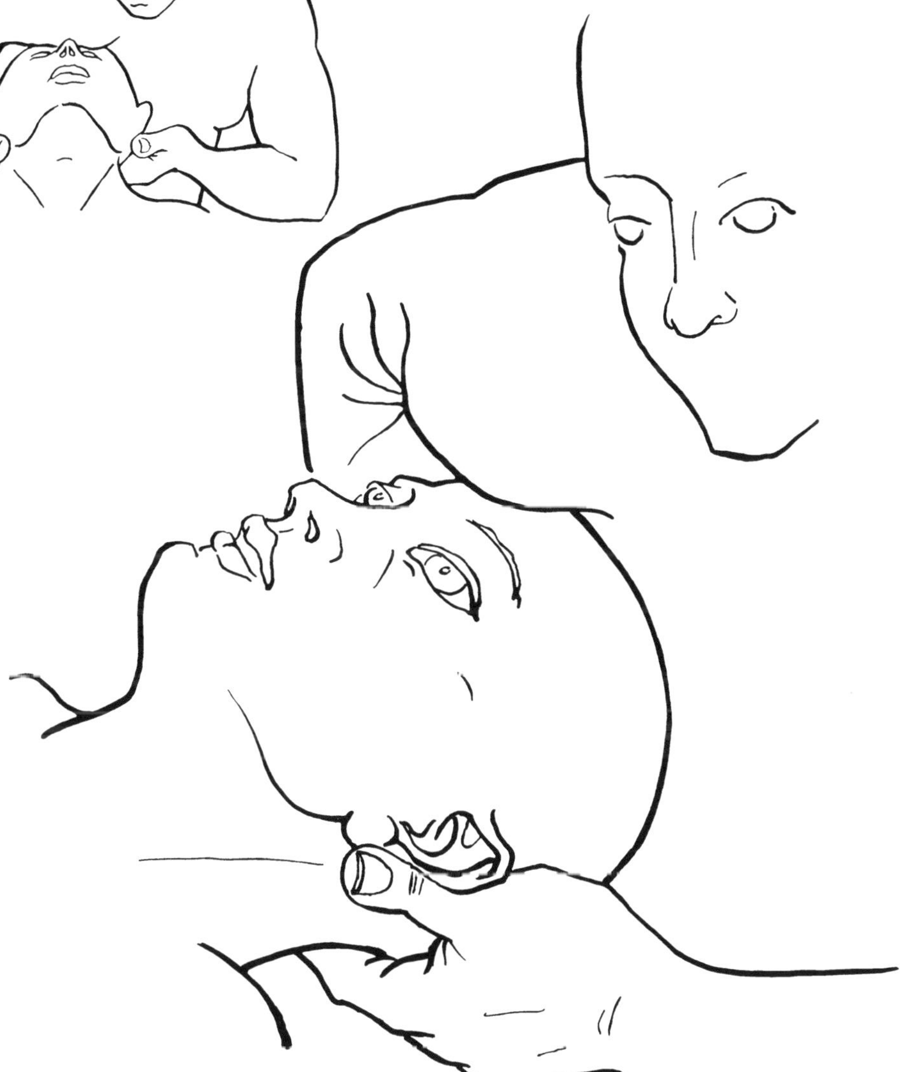

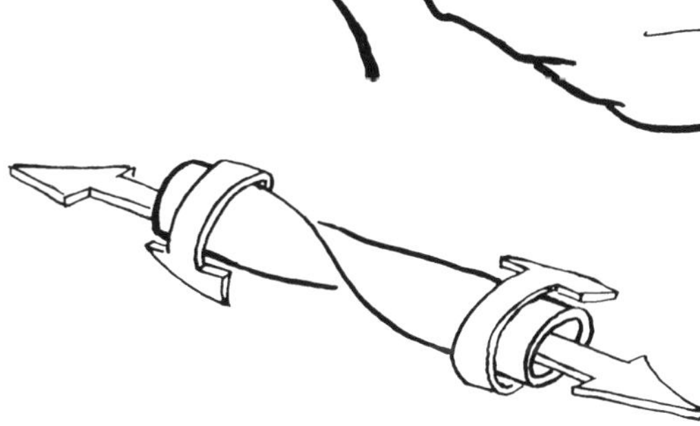

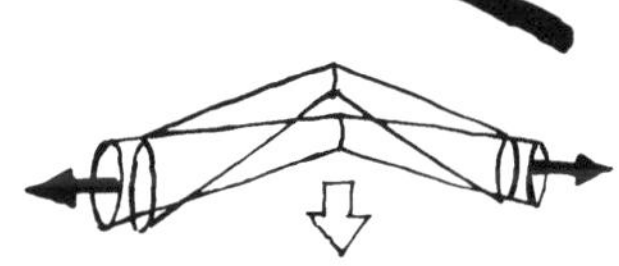

# Technik der Sutura petrobasilaris

## Zielsetzung
Harmonisierung der artikulären Verbindung zwischen Felsenbein und Os occipitale, wobei sich das Os occipitale im betreffenden Felsenbeinanteil wie in einem Scharnier bewegt.

## Position des Patienten
In Rückenlage, bequem und entspannt.

## Position des Therapeuten
Der Therapeut sitzt am Kopfende, die Unterarme ruhen auf der Behandlungsliege, die auf eine passende Höhe eingestellt ist.

## Berührungspunkte
Eine Hand hält das Os temporale folgendermaßen:
- Der kleine Finger liegt posterior und der Ringfinger anterior des Mastoids,
- der Mittelfinger liegt im äußeren Gehörgang,
- der Zeigefinger liegt auf dem Proc. zygomaticus des Os temporale.

Die Squama occipitalis befindet sich in der konkaven Handfläche der anderen Hand.

## Behandlung einer rechtsseitigen Läsion
Die Hand, die am Os occipitale liegt, zieht es in eine Extension und hält es in dieser Position.

Während der Flexionsphase des kranialen Rhythmus bringt die rechte Hand das rechte Os temporale in eine externe Rotation, indem der Proc. zygomaticus nach kaudal und lateral gezogen wird, während der Proc. mastoideus nach posterior und medial geleitet wird.

Diese Position wird gehalten, bis eine Entspannung eintritt.

## Anmerkung
Dieser Technik, welche nach einer spezifischen Manipulation des Felsenteils des Os temporale angewendet werden muss, sollte eine Normalisierung des kranialen Rhythmus folgen.

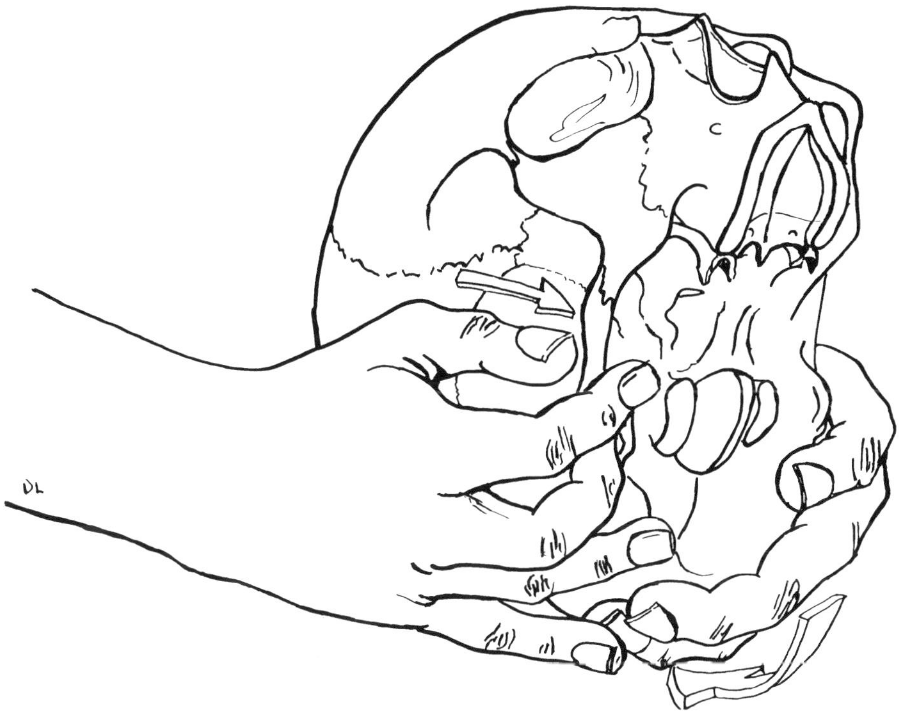

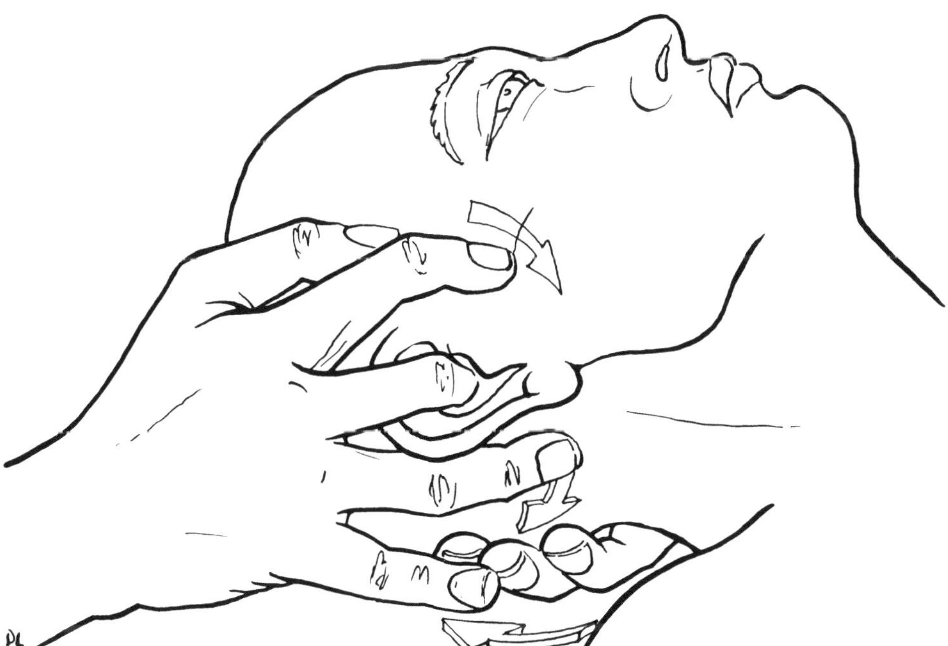

# Technik der Sutura petrojugulare

## Zielsetzung
- Wiederherstellung der physiologischen Bewegung zwischen dem Proc. jugularis des Os occipitale und der Pars petrosa des Os temporale,
- Stimulation der Pumpfunktion am Ursprung der Vena jugularis zur besseren Drainage.

## Position des Patienten
In Rückenlage, bequem und entspannt.

## Position des Therapeuten
Der Therapeut sitzt am Kopfende, die Unterarme ruhen auf der Behandlungsliege, die auf eine passende Höhe eingestellt ist.

## Berührungspunkte
Eine Hand, deren Unterarm senkrecht zur longitudinalen Achse des Kraniums liegt, kontrolliert das Os temporale folgendermaßen:
- Der Daumen liegt auf dem Proc. zygomaticus, der Zeigefinger weiter unterhalb,
- die Fingerspitze des Mittelfingers befindet sich im äußeren Gehörgang,
- der Ringfinger liegt auf dem anterioren Anteil der Incisura digastrica,
- der kleine Finger liegt hinter dem Proc. mastoideus.

Die andere Hand wölbt sich transversal um die Squama occipitalis.

## Behandlung einer rechtsseitigen Läsion
Der Therapeut bringt das Os temporale in eine externe Rotation und hebt und zieht es dabei gleichzeitig vom Os occipitale weg:
- Der Daumen und der Zeigefinger werden wie eine Zwinge gehalten und betonen den lateralen Anteil an dieser Bewegung.
- Das Os temporale wird nach lateral, entlang der Achse des Unterarms des Therapeuten gezogen und gleichzeitig zieht der Ringfinger den Proc. mastoideus seitwärts.

Die linke Hand führt während der Flexionsphase des kranialen Rhythmus das Os occipitale weiter nach anterior und kaudal in Flexion.
Diese Technik stimuliert die venöse Drainage, wenn sie während aufeinander folgenden Flexionsphasen des kranialen Rhythmus angewandt wird und mit einer passiven Haltung während der Extensionsphase rhythmisch abwechselt.

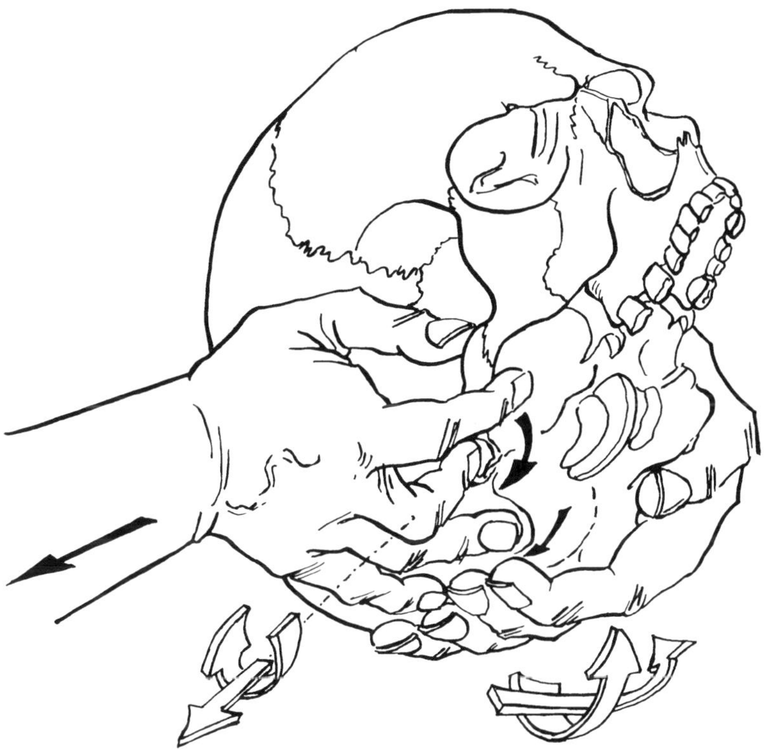

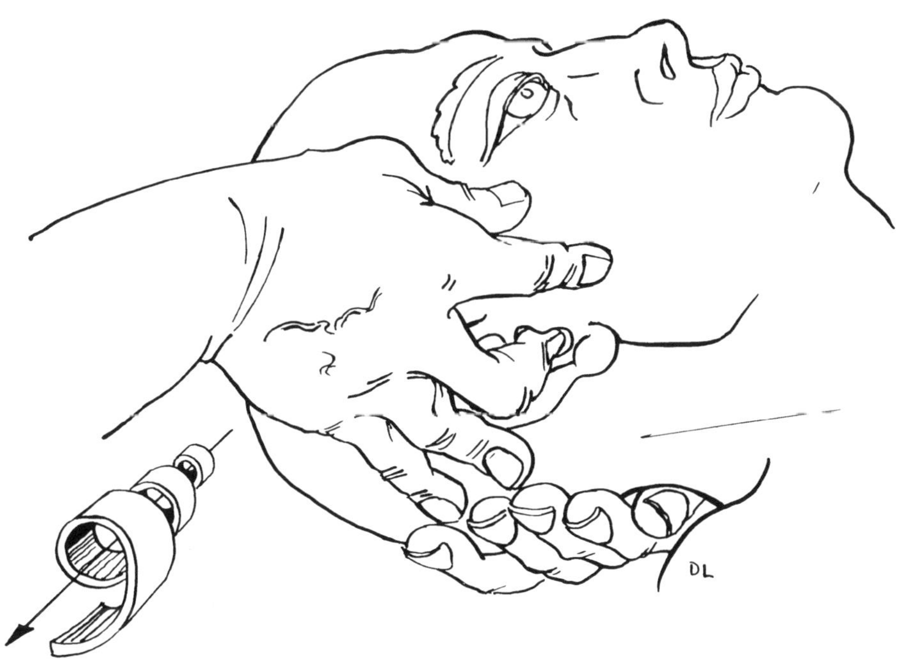
DL

# Technik der Sutura parietomastoidea

## Zielsetzung
Wiederherstellung der funktionellen Verhältnisse der Sutura parietomastoidea.

## Position des Patienten
In Rückenlage, bequem und entspannt.

## Position des Therapeuten
Der Therapeut sitzt am Kopfende, die Unterarme ruhen auf der Behandlungsliege, die auf eine passende Höhe eingestellt ist.

## Berührungspunkte
- Ein Daumen befindet sich auf der betroffenen Seite auf dem Proc. mastoideus und liegt mit dem Daumenballen nahe der zu behandelnden Sutur.
- Der Daumen der anderen Hand liegt auf dem posteroinferioren Rand des Os parietale, mit der distalen Phalanx in Richtung des Daumenballens des anderen Daumens.
- Der Rest der Hand liegt gespreizt auf dem Os parietale.

## Behandlung einer rechtsseitigen Läsion
Während der Flexionsphase des kranialen Rhythmus drückt der Daumen vorsichtig auf den Proc. mastoideus, während er sich nach lateral entlang seiner longitudinalen Achse dreht und nach posterior gleitet.
Gleichzeitig rollt der linke Daumen nach medial um seine longitudinale Achse, während er nach anterior und leicht nach kranial gleitet. Dies wird durch leichten Zug entlang der Achse der Nägel und der Daumenbasis in Richtung des Daumenballens verstärkt. Diese Position wird gehalten, bis eine Entspannung eintritt.

## Anmerkung
Wenn diese Technik nicht wirksam ist, kann auch die Technik auf. S. 86 angewandt werden.

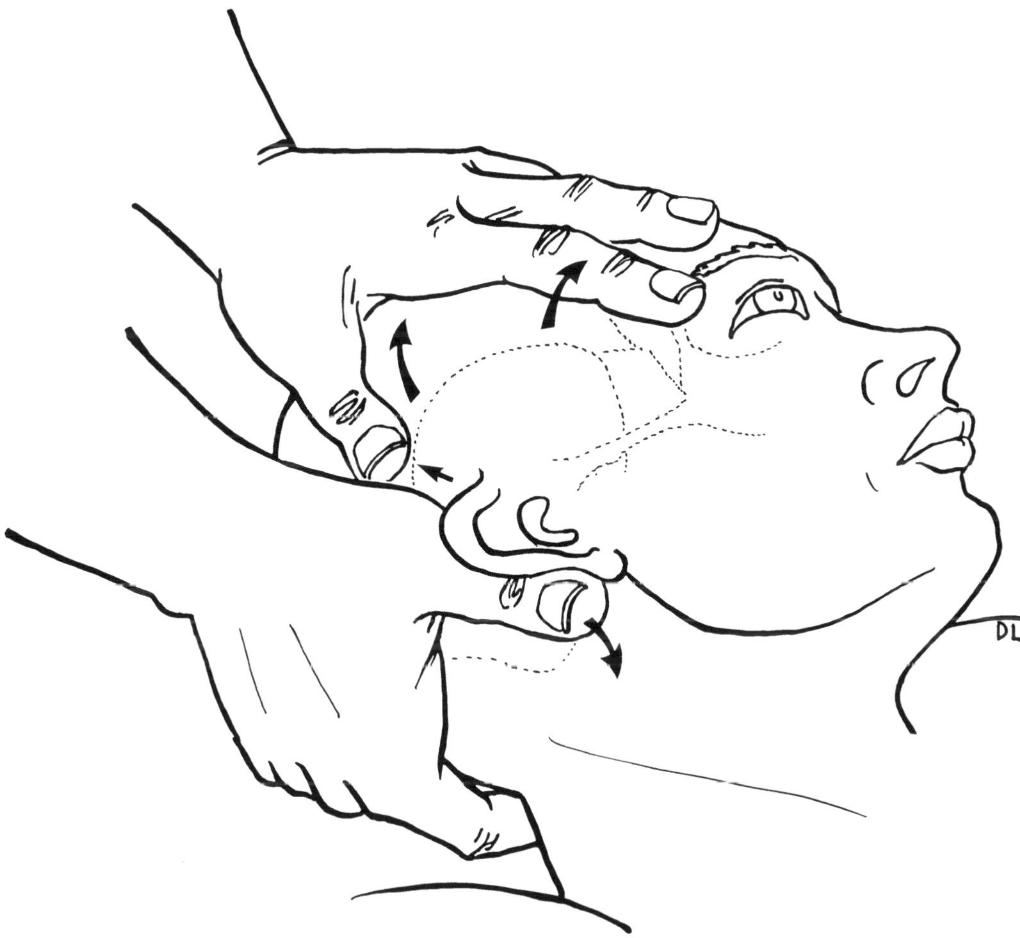
DL

# Pivot-Technik der Sutura parietomastoidea

## Zielsetzung
Wiederherstellung der freien funktionellen Beweglichkeit der Sutura parietomastoidea, wenn das Os temporale nach intern rotiert und der Bereich posterior des Ohres vertieft ist.

## Position des Patienten
In Rückenlage, bequem und entspannt.

## Position des Therapeuten
Der Therapeut sitzt am Kopfende, die Unterarme ruhen auf der Behandlungsliege, die auf eine passende Höhe eingestellt ist.

## Berührungspunkte
- Die Hand, die sich auf der Läsionsseite befindet, hält den posterioren Anteil des Kraniums in ihrer Handfläche, während der Daumen am anterioren Rand des Proc. mastoideus liegt.
- Die andere Hand umschließt das Os parietale und der Daumen liegt auf dem posteroinferioren Rand der Läsionsseite.

## Behandlung einer rechtsseitigen Läsion
Die Behandlung besteht aus zwei aufeinander folgenden, exakt aufeinander abgestimmten Phasen:
- 1. Phase: Während der Extensionsphase des kranialen Rhythmus folgt die Hand, die auf dem Os temporale liegt, diesem Knochen in sein Läsionsmuster. Das Os temporale wird in eine interne Rotation gebracht, während der Proc. mastoideus nach kranial bewegt und die Squama occipitalis medial gehalten wird. Die andere Hand betont die abgeflachte Position des Os parietale, indem der Daumen auf den posteroinferioren Rand nach kaudal und nach medial drückt.
- 2. Phase: Die Läsion wird während der Flexionsphase des kranialen Rhythmus verringert. Der linke Daumen zieht dazu den posteroinferioren Rand des rechten Os parietale nach anterior und kranial, die anderen Finger drehen das Os parietale nach außen. Zur gleichen Zeit unterstützt die rechte Hand eine externe Rotation des rechten Os temporale, indem sie den Proc. mastoideus nach posterior und kaudal bewegt.

Gleichzeitig wird der Patient aufgefordert, eine Seitwärtsneigung nach links mit dem Kopf zu machen. Diese Position wird gehalten, bis eine Entspannung eintritt.

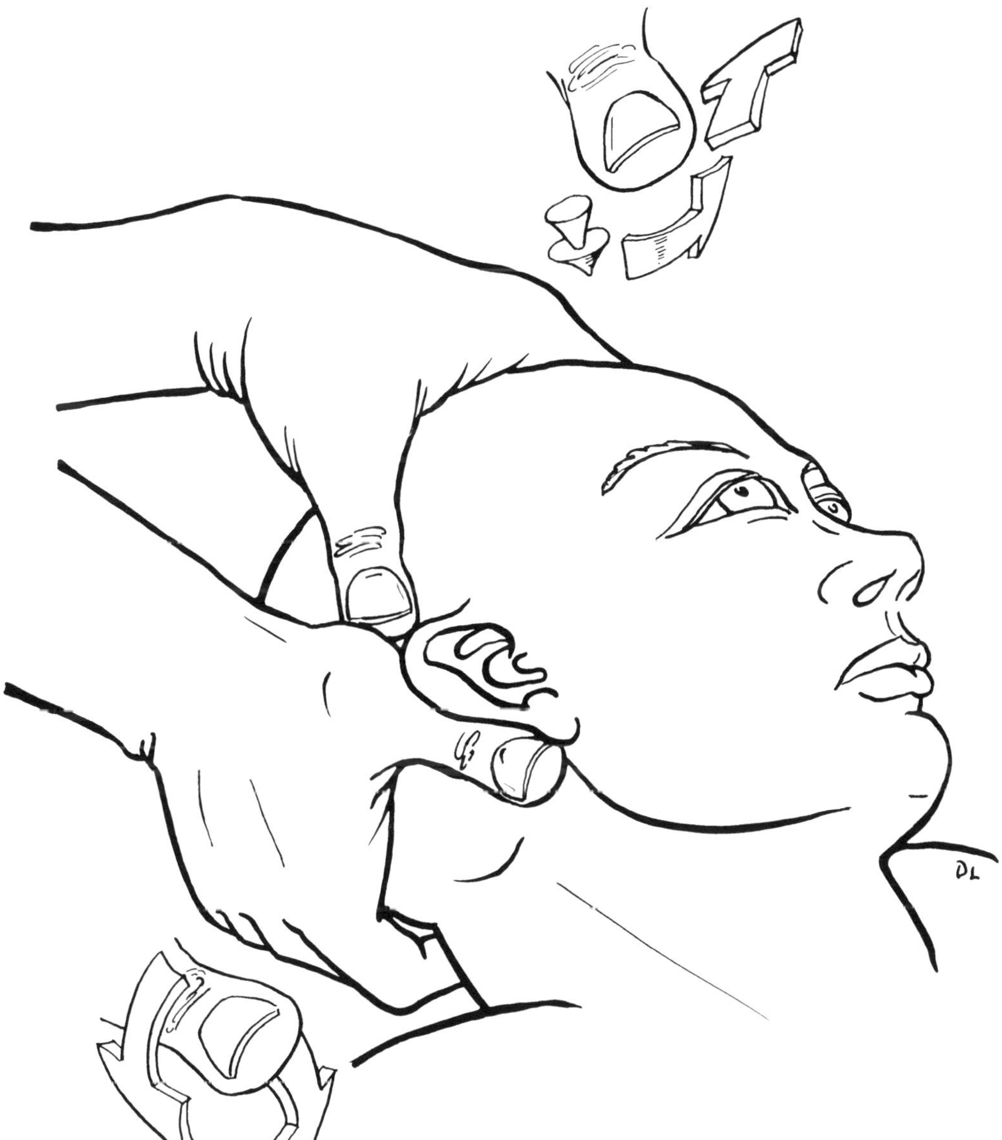

# Befreiung der Sutura squamosa

## Zielsetzung
Wiederherstellung der normalen Beweglichkeit der Sutura squamosa und damit eine Harmonisierung des kranialen Rhythmus, um vor allem eine ausreichende laterale Expansion zu gewährleisten.

## Position des Patienten
In Rückenlage, bequem und entspannt.

## Position des Therapeuten
Der Therapeut sitzt am Kopfende der Behandlungsliege, die auf eine passende Höhe eingestellt ist. Die Unterarme ruhen auf der Liege.

## Berührungspunkte
Die Daumen liegen parallel zueinander und sind durch die Sutura squamosa voneinander getrennt. Der Daumen der kranialen Hand liegt auf dem Os parietale und der Daumen der kaudalen Hand auf der Squama des Os temporale auf der beeinträchtigten Seite und berührt dort mit der palmaren Fläche des Daumenballens und dem ersten Phalangen des Zeigefingers den Proc. mastoideus.

## Behandlung der rechten Seite
- 1. Phase: Während der Extensionsphase des kranialen Rhythmus löst sich der linke Daumen von der äußeren Abschrägung des Os parietale durch eine Druckausübung nach medial.
- 2. Phase: Wenn die Flexionsphase beginnt, verlegt dieser Daumen seinen Berührungspunkt nach kranial und anterior, während die andere Hand die externe Rotation des Os temporale unterstützt. Der Therapeut zieht den Proc. mastoideus durch Druck mit dem Endglied des Zeigefingers nach kaudal und posterior. Gleichzeitig versucht der Daumen dieser Hand den Abstand zwischen sich und dem anderen Daumen zu vergrößern. Diese Position wird gehalten, bis eine Entspannung eintritt.

## Anmerkung
Schwerere Restriktionen können die Beibehaltung der externen Rotation des Os temporale für einige Zeit oder aber eine Kombination dieser Technik mit der Mobilisationstechnik des Os temporale, die auf (s. S. 72) beschrieben ist, erfordern.

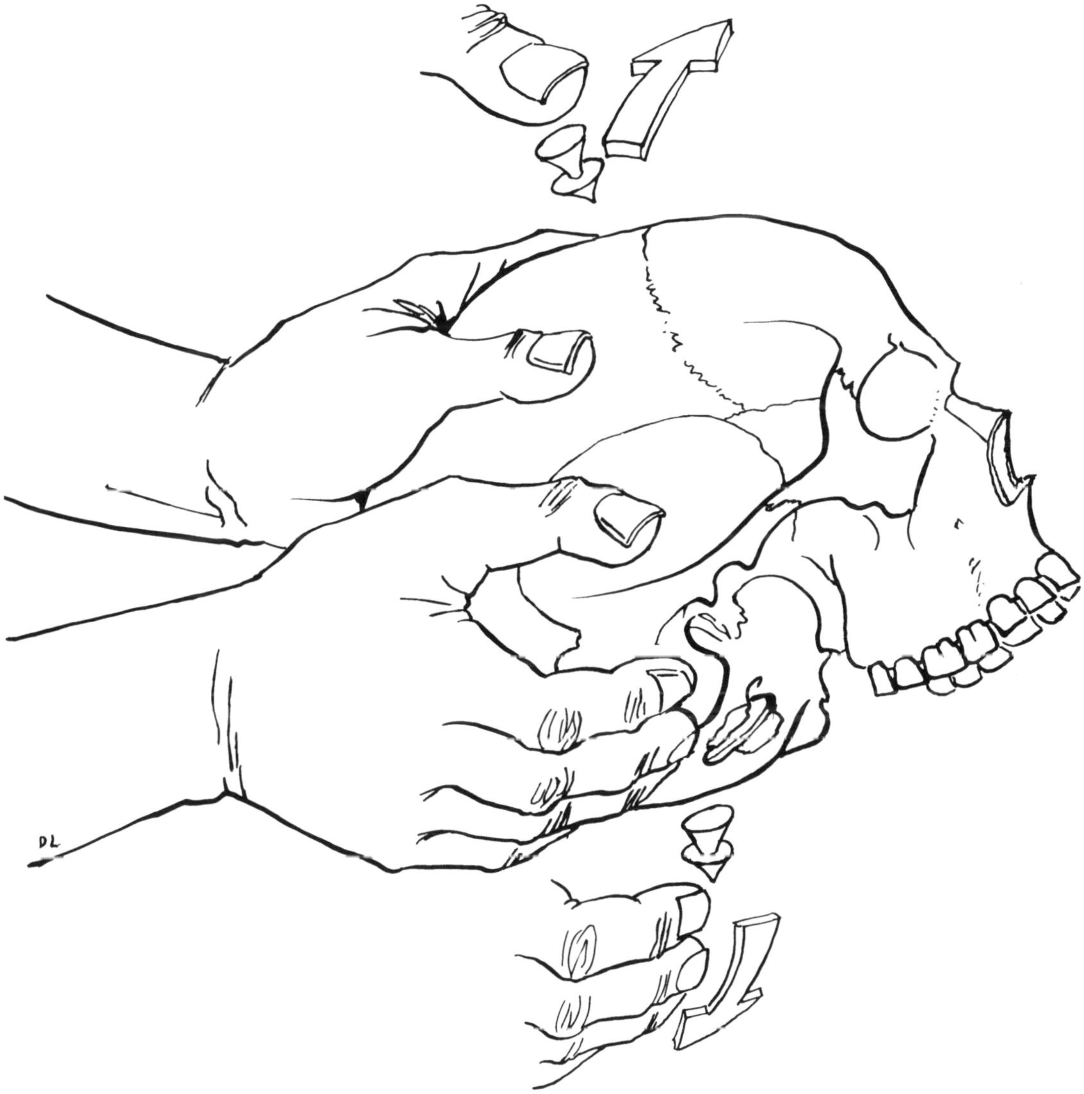
DL

# Pivot-Technik der Sutura sphenosquamosa

Superiore Abschrägung

## Zielsetzung

Befreiung der äußeren Abschrägung der Sutura sphenosquamosa, also in dem Bereich, in dem die äußere Fläche der Ala major des Os sphenoidale mit der inneren Fläche des Os temporale in Verbindung tritt.

## Position des Patienten

In Rückenlage, bequem und entspannt.

## Position des Therapeuten

Der Therapeut sitzt am Kopfende der Behandlungsliege auf der Seite der Läsion. Der Unterarm ruht auf der Seite der Läsion auf der Behandlungsliege, die auf eine passende Höhe eingestellt ist.

## Berührungspunkte

- Die Hand auf der Seite der Läsion ist supiniert und umschließt die obere Halswirbelsäule. Der Daumen liegt entlang des Proc. mastoideus, der Daumenballen berührt den mastoidalen Anteil des Os temporale.
- Die Handfläche der anderen Hand liegt um das Os frontale. Der Daumen befindet sich auf der Seite der Läsion auf der Ala major des Os sphenoidale. Die anderen Finger zeigen schräg zum gegenüberliegenden äußeren Proc. orbitalis.

## Behandlung der rechten Seite

Bei jeder der folgenden Behandlungsphasen muss ein fließender Übergang erfolgen, so dass die eine Behandlungsphase einsetzt, während die andere ausklingt.

- 1. Phase: Während der Flexionsphase zieht der Therapeut durch einen leichten und konstanten Druck das Os temporale in externe Rotation.
- 2. Phase: Während der Extensionsphase löst die linke Hand die Ala major, indem er sie in eine leichte posteriore und in erster Linie mediale Richtung zieht. Dies kann verstärkt werden, indem der Patient seinen Kopf leicht nach rechts rotiert.
- 3. Phase: Während der Flexionsphase übt der Therapeut einen leichten und konstanten Druck auf die Ala major aus. Der Druck wird aufeinander folgend direkt nach anterior entlang der anteroposterioren Achse, nach anterior um die transversale Achse und nach medial um die vertikale Achse ausgeübt. Gleichzeitig muss der Patient seinen Kopf ein wenig nach links drehen.

Diese Technik sollte mehrere Male angewandt werden, bis eine Entspannung eintritt, der Therapeut achtet dabei auf verschiedenen Phasen des kranialen Rhythmus.

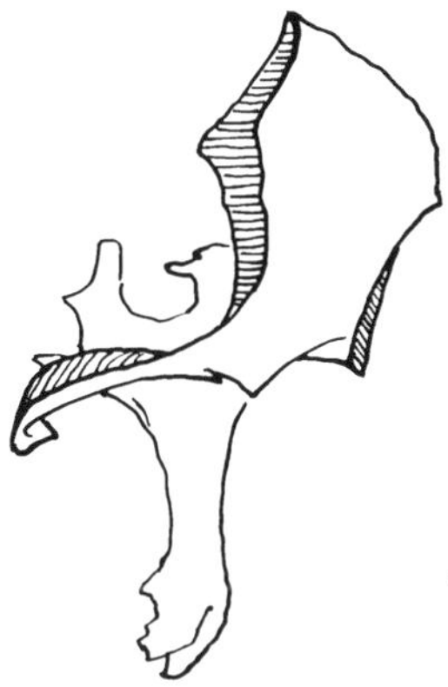

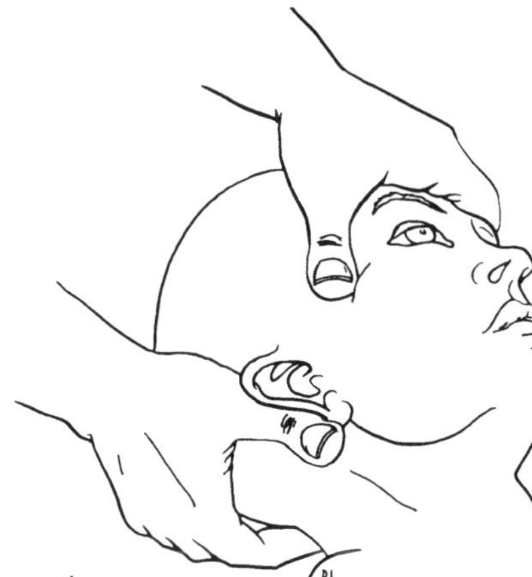

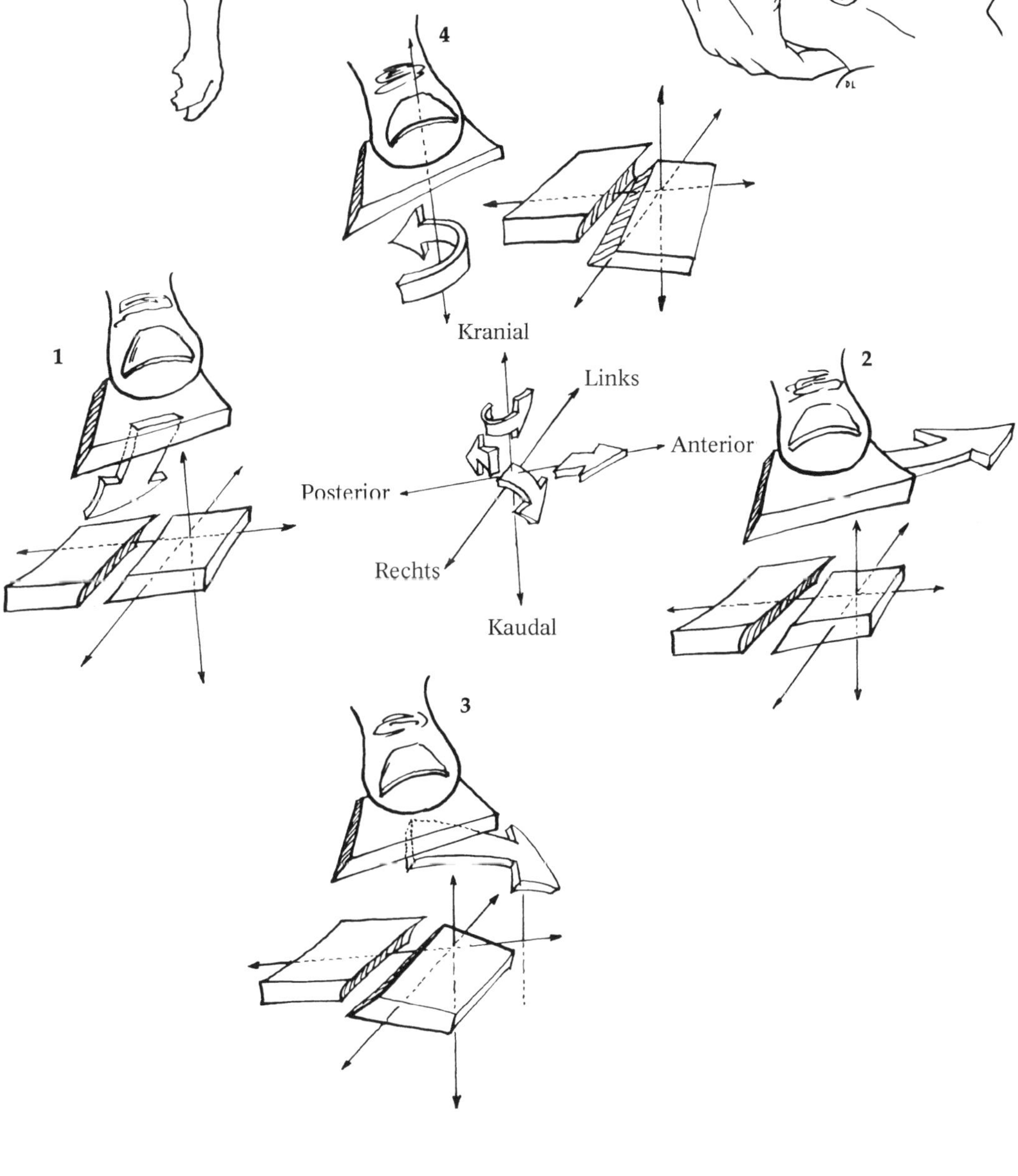
4
Kranial
1
Links
2
Anterior
Posterior
Rechts
Kaudal
3

# Pivot-Technik der Sutura sphenosquamosa

Inferiore Abschrägung

## Zielsetzung

Befreiung der inferioren Abschrägung der Sutura sphenosquamosa, also in dem Bereich, in dem die Innenfläche der Ala major des Os sphenoidale mit der äußeren Fläche des Os temporale in Verbindung tritt.

## Position des Patienten

In Rückenlage, bequem und entspannt.

## Position des Therapeuten

Der Therapeut sitzt am Kopfende der Behandlungsliege auf der Seite der Läsion. Der Unterarm ruht auf der Seite der Läsion auf der Behandlungsliege, die auf eine passende Höhe eingestellt ist.

## Berührungspunkte

- Die Hand auf der Seite der Läsion ist supiniert und umschließt die obere Halswirbelsäule. Der Daumen liegt entlang des Proc. mastoideus, der Daumenballen berührt den mastoidalen Anteil des Os temporale.
- Die Handfläche der anderen Hand liegt um das Os frontale. Der Daumen liegt auf der Seite der Läsion auf der Ala major des Os sphenoidale. Die anderen Finger zeigen schräg zum gegenüberliegenden äußeren Proc. orbitalis.

## Behandlung der rechten Seite

Wie bei der vorherigen Technik muss auch hier ein fließender Übergang der Behandlungsphasen erfolgen.

- 1. Phase: Während der Flexionsphase des kranialen Rhythmus drückt der Therapeut leicht mit einer konstanten Kraft auf den Proc. mastoideus, um eine externe Rotation des Os temporale einzuleiten.
- 2. Phase: Während der Extensionsphase zieht die linke Hand die Ala major in eine kaudale und leicht laterale Richtung, um die inferiore Abschrägung zu befreien. Dies wird durch eine leichte Rotation des Patientenkopfes zur gegenüberliegenden Seite verstärkt.
- 3. Phase: Während der Flexionsphase bewegt der Therapeut die Ala major aufeinander folgend nach anterior um eine transversale Achse, nach kranial um eine anteroposteriore Achse und nach medial um eine vertikale Achse, während der Patient seinen Kopf nach links dreht.

Diese Technik muss mehrere Male angewandt werden, bis eine Entspannung eintritt, der Therapeut achtet dabei auf die verschiedenen Phasen des kranialen Rhythmus.

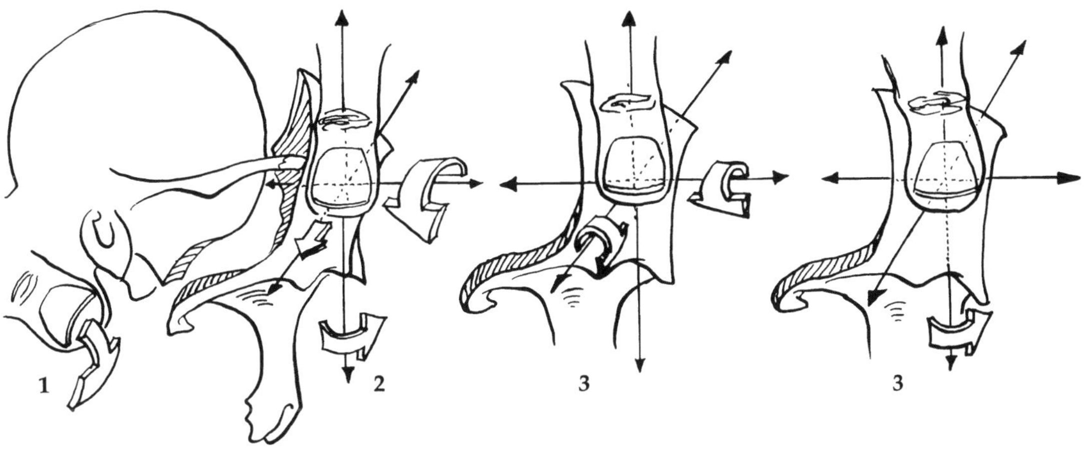
1
2
3
3

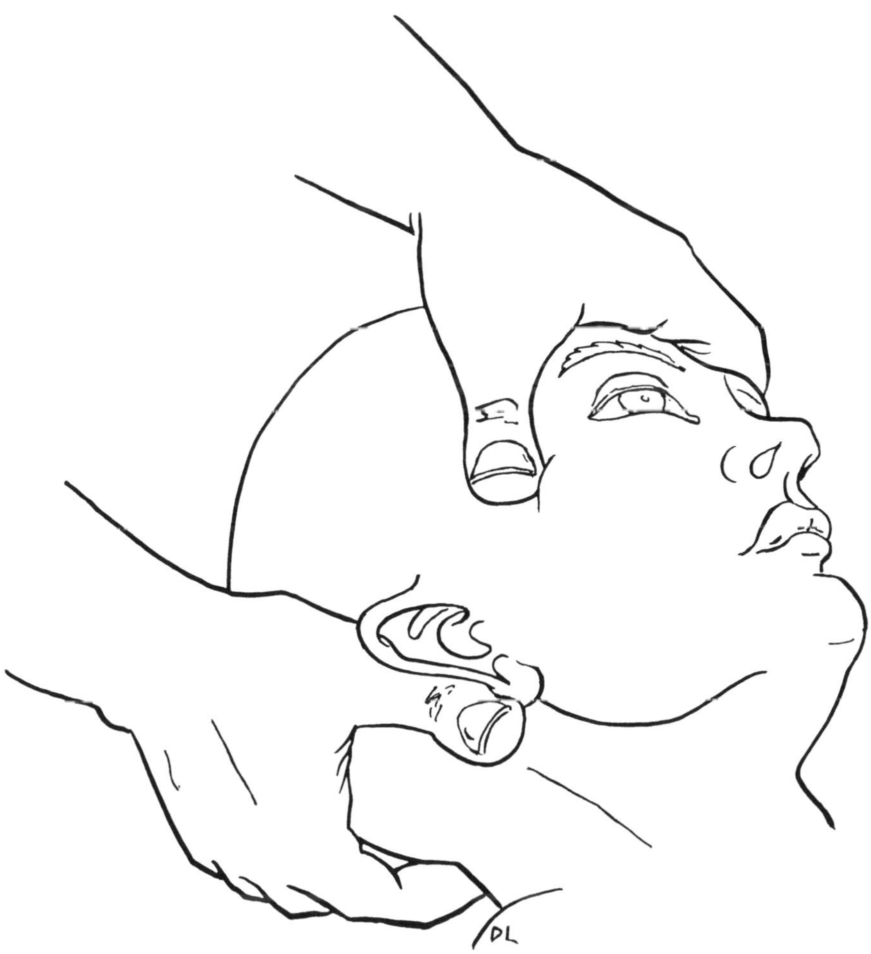
DL

# Dekompression der Sutura sphenosquamosa

Methode I

## Zielsetzung

Aufhebung einer Kompression, die die gesamte Sutura sphenosquamosa beeinflusst.

## Position des Patienten

In Rückenlage, bequem und entspannt.

## Position des Therapeuten

Der Therapeut sitzt am Kopfende der Behandlungsliege auf der Seite der Läsion. Der Unterarm ruht auf der Seite der Läsion auf der Behandlungsliege, die auf eine passende Höhe eingestellt ist.

## Berührungspunkte

- Die Hand auf der Seite der Läsion ist supiniert und umschließt die obere Halswirbelsäule. Der Daumen liegt entlang des Proc. mastoideus, der Daumenballen berührt den mastoidalen Anteil des Os temporale.
- Die Handfläche der anderen Hand liegt um das Os frontale. Der Daumen befindet sich auf der Seite der Läsion auf der Ala major des Os sphenoidale. Die anderen Finger zeigen schräg zum gegenüberliegenden äußeren Proc. orbitalis.

## Behandlung einer rechtseitigen Läsion

- 1. Phase: Während der Flexionsphase drückt der Therapeut mit einem leichten und konstanten Druck auf den rechten Proc. mastoideus, um dadurch das rechte Os temporale in eine externe Rotation zu bringen.
- 2. Phase: Während der Extensionsphase befreit die linke Hand des Therapeuten die äußere Abschrägung der Ala major, indem sie sie in eine mediale und leicht posteriore Richtung zieht, und die innere Abschrägung unterhalb des Pivotpunktes, indem sie sie nach kaudal um die anteroposteriore Achse bewegt.
- 3. Phase: Während der Flexionsphase zieht die linke Hand das Os sphenoidale nach anterior, um den Abstand zum Os temporale zu vergrößern. Diese Aktion der linken Hand kann noch durch eine Rotation des Patientenkopfes um seine vertikale Achse nach links am Ende der Behandlung verstärkt werden.

Diese Position wird gehalten, bis ein neuer Gleichgewichtszustand *(point of balance)* entstanden ist.

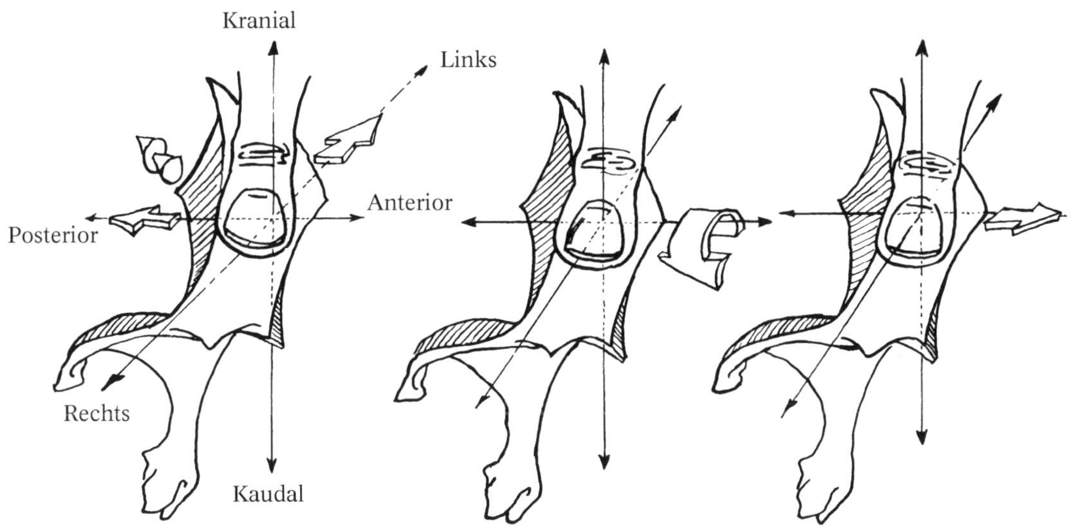
Kranial
Links
Anterior
Posterior
Rechts
Kaudal

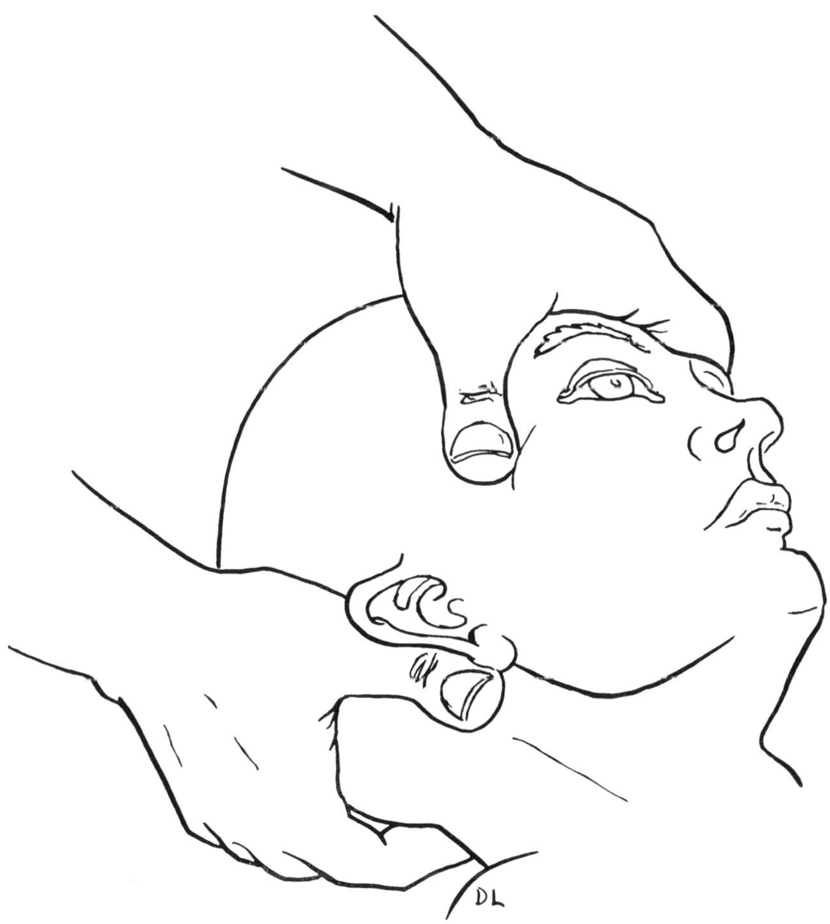
DL

# Dekompression der Sutura sphenosquamosa
Methode II

## Zielsetzung
Aufhebung einer Kompression, die die gesamte Sutura sphenosquamosa beeinflusst.

## Position des Patienten
In Rückenlage, bequem und entspannt.

## Position des Therapeuten
Der Therapeut sitzt am Kopfende der Behandlungsliege auf der Seite der Läsion. Der Unterarm ruht auf der Seite der Läsion auf der Behandlungsliege, die auf eine passende Höhe eingestellt ist.

## Berührungspunkte
Die Hand des Therapeuten auf der Seite der Läsion berührt das Os temporale folgendermaßen:
- Der Zeigefinger ist im äußeren Gehörgang,
- der Mittelfinger, der von posterior vom Ringfinger verstärkt wird liegt in der Incisura gastrica.

Die andere Hand kontrolliert den anterioren Anteil des Kraniums auf der Seite der Läsion mit den folgenden Berührungspunkten:
- Der kleine Finger befindet sich intrabukkal auf der äußeren Oberfläche des Proc. pterygoideus,
- der Mittelfinger liegt auf der Ala major des Os sphenoidale,
- der Zeigefinger auf der angrenzenden Stirnwulst.

## Behandlung einer rechtsseitigen Läsion
- 1. Phase: Während der Flexionsphase zieht der Therapeut das Os temporale in eine externe Rotation.
- 2. Phase: Während der Extensionsphase bewegt der Mittelfinger der linken Hand die Ala major in eine kaudale und in erster Linie mediale Richtung, so werden beide Abschrägungen der Sutura sphenosquamosa befreit.
- 3. Phase: Während der Flexionsphase zieht der Mittelfinger die Ala major nach anterior, während der kleine Finger die Flexion des Os sphenoidale am Proc. pterygoideus kontrolliert. Diese Bewegung wird von dem Zeigefinger auf der Stirnwulst unterstützt, wodurch eine Rotation des Os sphenoidale um die vertikale Achse eingeleitet wird.

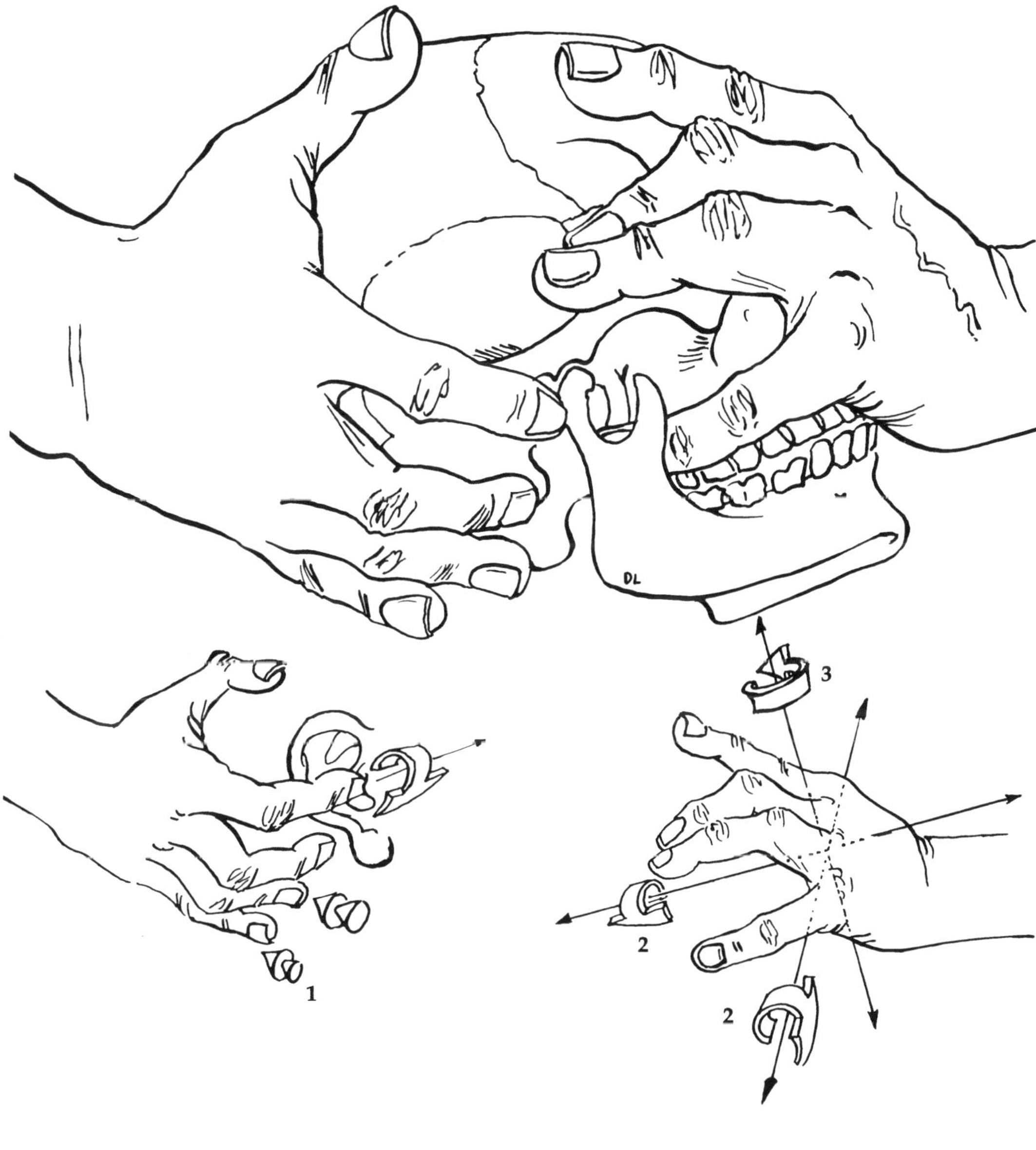
DL
3
1
2
2

# Reposition der Sutura sphenopetrosa

## Zielsetzung
Wiederherstellung der funktionellen und anatomischen Verbindungen aller an der Sutura sphenopetrosa beteiligten Elemente in allen räumlichen Ebenen.

## Position des Patienten
In Rückenlage, bequem und entspannt.

## Position des Therapeuten
Der Therapeut sitzt am Kopfende der Behandlungsliege auf der der Läsion gegenüberliegenden Seite. Der entsprechende Unterarm ruht auf der Behandlungsliege, die auf eine passende Höhe eingestellt ist.

## Berührungspunkte
- Die Hand des Therapeuten, die sich auf der der Läsion gegenüberliegenden Seite befindet, ist supiniert und umfasst die obere Halswirbelsäule. Der Daumen liegt entlang dem Proc. mastoideus, wobei der Daumenballen den mastoidalen Anteil des Os temporale auf der Läsionsseite berührt.
- Die andere Hand umfasst das Os frontale und steuert die Reposition des Os sphenoidale. Der Daumen befindet sich auf der Ala major auf der der Läsion gegenüberliegenden Seite. Der Zeigefinger und/oder Mittelfinger liegt auf der Ala major der anderen Seite. Der kleine Finger befindet sich auf der äußeren Oberfläche des Proc. pterygoideus.

## Behandlung einer rechtsseitigen Läsion
Die rechte Hand des Therapeuten bringt das entsprechende Os temporale in externe Rotation. Die linke Hand führt das Os sphenoidale und repositioniert es um seine transversale, anteroposteriore und vertikale Achse. Diese Spannungsgleichgewicht *(point of balanced tension)* wird gehalten, bis eine Entspannung eintritt.
Alternativ kann die Hand auf dem rechten Os temporale die Reposition wie auf S. 96 beschrieben steuern.

## Anmerkung
Es ist notwendig, dass ein adäquater Test und die Reposition unter Beachtung des kranialen Rhythmus durchgeführt wird, weil diese Verbindung verhältnismäßig beweglich und das Lig. petrosphenoidale (Lig. von Gruber) von großer Bedeutung ist.

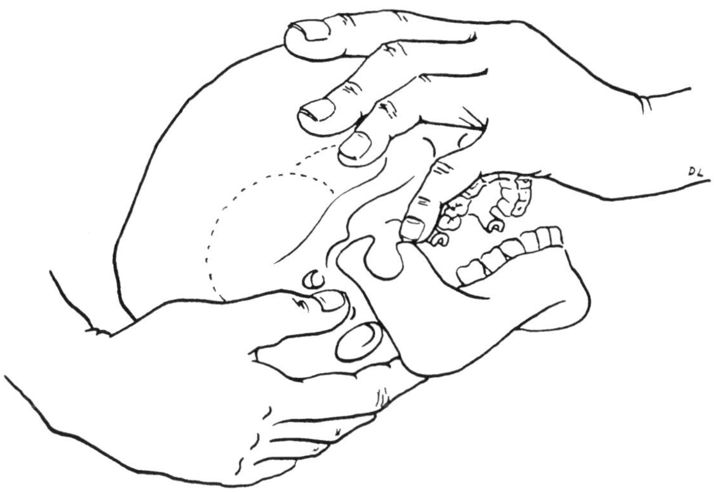

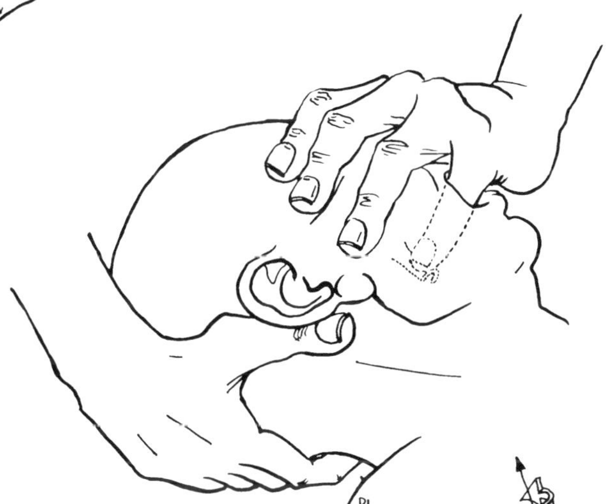

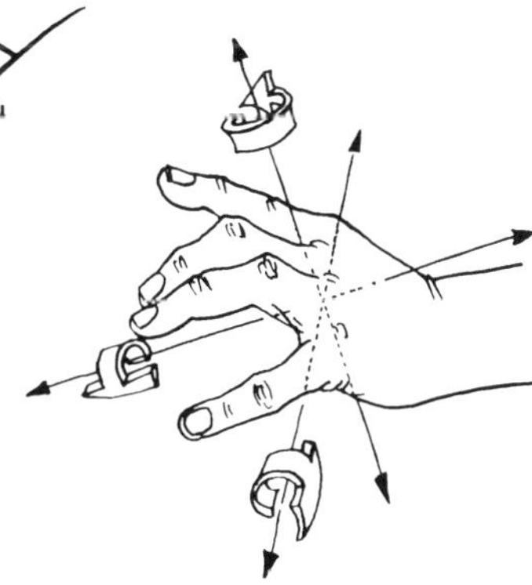

Variation

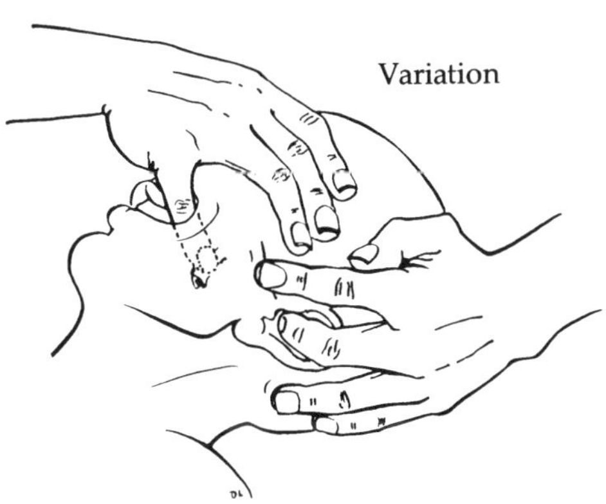

## Sutura temporozygomatica-Technik

### Zielsetzung
Befreiung der Sutura temporozygomatica in den drei räumlichen Ebenen.

### Position des Patienten
In Rückenlage, bequem und entspannt.

### Position des Therapeuten
Der Therapeut sitzt am Kopf des Patienten auf der gegenüberliegenden Seite der Läsion. Der kaudale Unterarm liegt über der Brust des Patienten, ohne diese zu berühren. Die Behandlungsliege ist auf eine passende Höhe eingestellt.

### Berührungspunkte
Die kraniale Hand mobilisiert das Os temporale folgendermaßen:

- Der Ringfinger umfasst den Proc. mastoideus von anterior und der kleine Finger von posterior,
- der Mittelfinger ist im äußeren Gehörgang,
- der Daumen führt den Proc. zygomaticus des Os temporale von oberhalb und der Zeigefinger von unterhalb.

Die kaudale Hand hält das Os zygomaticus vorsichtig mit dem Daumen von außen und dem Zeigefinger von intrabukkal.

### Behandlung
Die beiden Hände bewegen die Sutura temporozygomatica durch gegenläufige Drehungen entlang der Achse der Sutura temporozygomatica.
Wenn eine Entspannung eintritt, wird das Os zygomaticum entlang der posteroanterioren und transversalen Achsen ins Spannungsgleichgewicht *(point of balanced tension)* gebracht.
Aufgrund des geringen Bewegungsausmaßes der Sutura temporozygomatica, muss diese Technik sehr behutsam und mit großer Sorgfalt durchgeführt werden.

### Anmerkung
Da der Hebel des Os zygomaticum sehr kurz ist, sollte der Therapeut vermeiden, den Knochen nur in Relation zum Os temporale zu bewegen. Da das Os temporale in externer Rotation mehr oder weniger immobilisiert ist, würde man sonst riskieren, dass sich die Beziehung zwischen dem Os zygomaticum und der Maxilla, wenn der kraniale Rhythmus fortgesetzt wird, verändert.

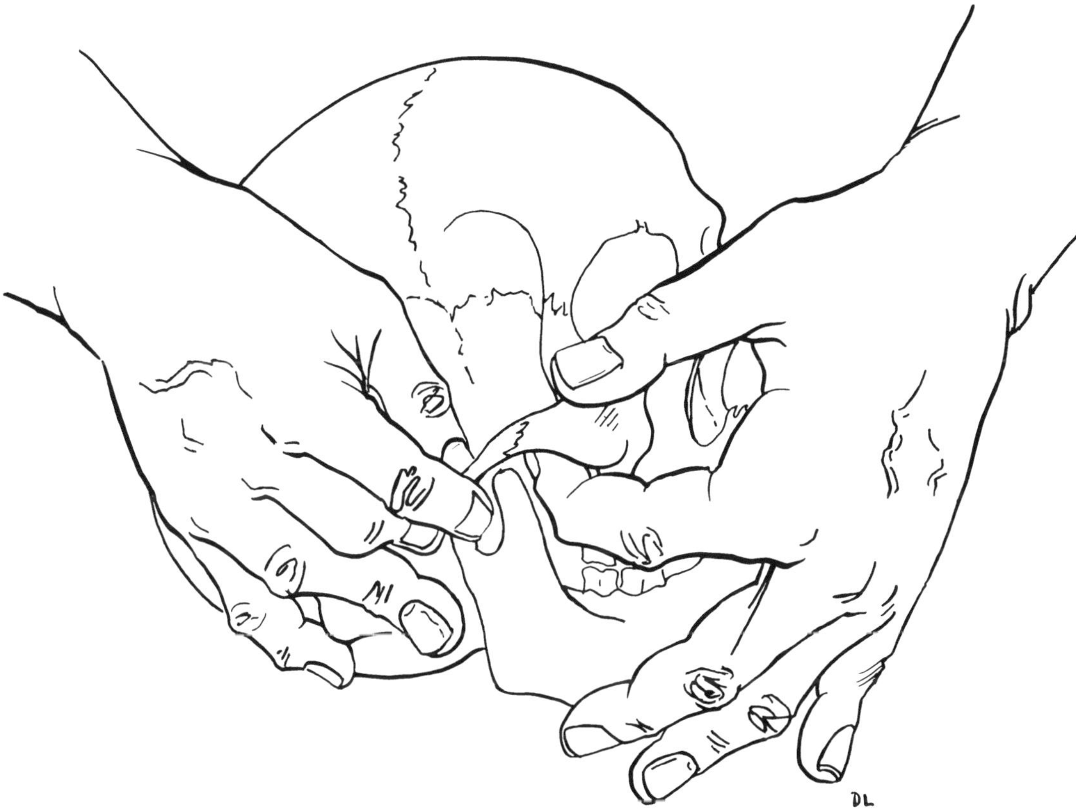

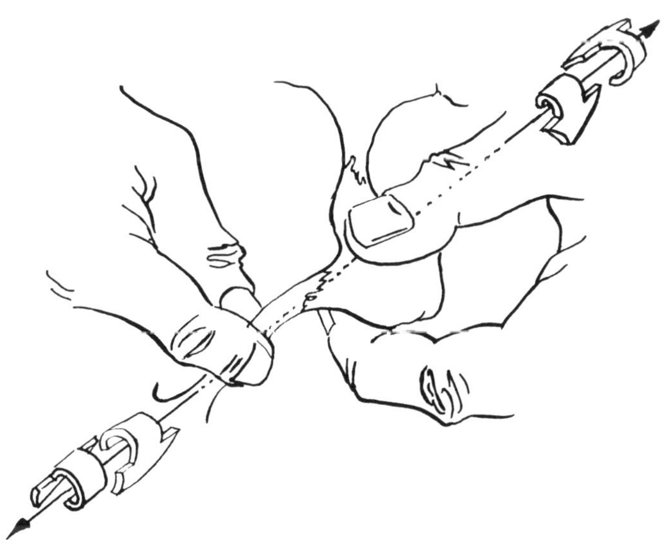

# IV. Frontale Techniken

# Frontale *Spread*-Technik

## Zielsetzung

- Aufrechterhaltung der physiologischen Beweglichkeit des Os frontale während der Flexionsphase des kranialen Rhythmus,
- Erweiterung der posterioren ethmoidalen Furche des Os frontale, die eine Prädilektionsstelle für Restriktionen ist.

## Position des Patienten

In Rückenlage, bequem und entspannt.

## Position des Therapeuten

Der Therapeut sitzt am Kopf des Patienten, die Behandlungsliege ist auf eine passende Höhe eingestellt.

## Berührungspunkte

Die Hände des Therapeuten führen das Os frontale folgendermaßen:

- Die Daumen überkreuzen sich beide auf der Sutura frontalis oder liegen parallel zu ihr, sie dienen als Widerlager für den muskulären Anteil dieser Technik,
- die radialen Seiten der Zeigefinger werden hinter den äußeren Procc. orbitales gelegt.

## Behandlung

Während der Flexionsphase des kranialen Rhythmus stimmt der Therapeut sein Vorgehen an den beiden Berührungspunkte aufeinander ab, indem er die Glabella nach posterosuperior mit den Daumen drückt und die äußeren Procc. orbitales mit den Zeigefingern nach anterior zieht. Die externe Rotation des Os frontale wird erleichtert, wenn die Zeigefinger leicht supiniert sind.

## Anmerkung

Diese Technik hat eine große Variationsbreite, daher kann sie an jeder Stelle des Os frontale eingesetzt werden.

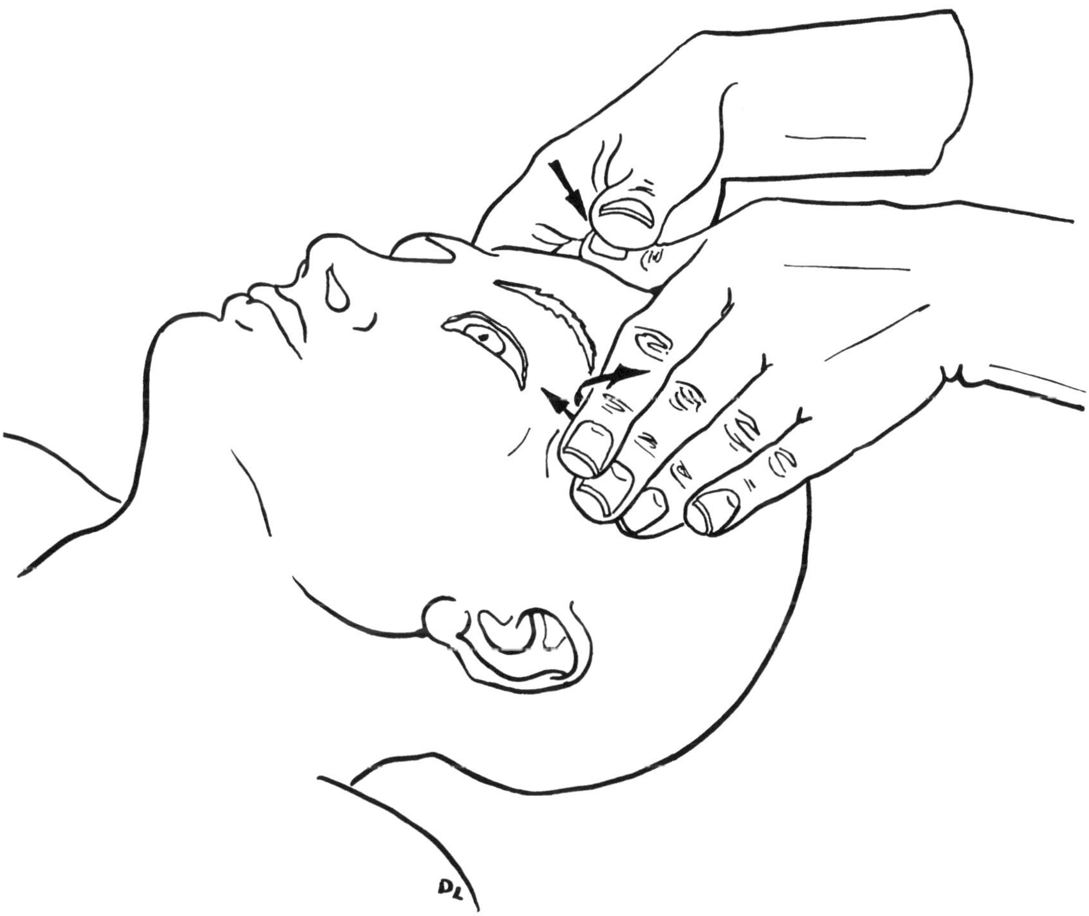

# Frontale *Lift*-Technik

Interne Rotation

## Zielsetzung

- Aufrechterhaltung der physiologischen Beweglichkeit des Os frontale während der Extensionsphase des kranialen Rhythmus,
- Befreiung des inferioren Anteils der Sutura coronalis.

## Position des Patienten

In Rückenlage, bequem und entspannt.

## Position des Therapeuten

Der Therapeut sitzt am Kopf des Patienten, den Körper leicht nach vorne gebeugt, die Behandlungsliege ist auf eine passende Höhe eingestellt.

## Berührungspunkte

Die Finger des Therapeuten sind über der Sutura frontalis ineinander verschränkt. Die Kleinfingerballen befinden sich auf den entsprechenden lateralen Rändern des Os frontale, mit den Handwurzeln anterior der Sutura coronalis.

## Behandlung

- Während der Extensionsphase des kranialen Rhythmus üben die ineinander verschränkten Hände einen sanften, gleichmäßigen und konstanten Druck gegeneinander aus. Dies führt über die Kleinfingerballen zu einem medialen Druck auf die Wölbung des Os frontale. Dann hebt der Therapeut das Os frontale unilateral oder bilateral, abhängig von der Diagnose, nach anterior.
- Im Falle einer unilateralen Läsion kann der Therapeut eine Rotation um die vertikale Achse des Os frontale zur gegenüberliegenden Seite hinzufügen.

## Anmerkung

Dieser Technik muss gelegentlich eine Behandlung von Läsionen an der unebenen und unregelmäßigen L-förmigen Verbindung zwischen Os frontale und Ala major des Os sphenoidale vorausgehen.

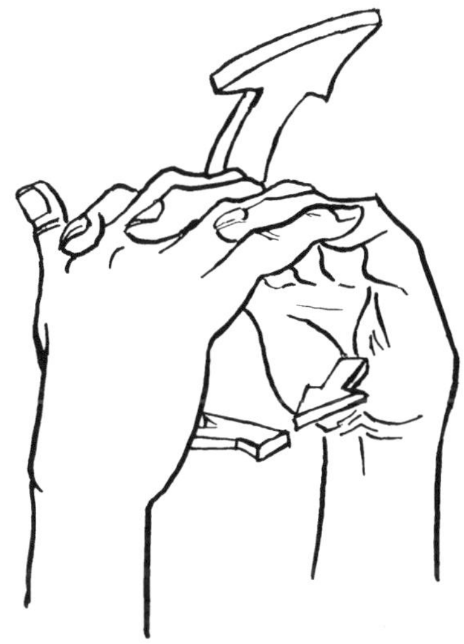

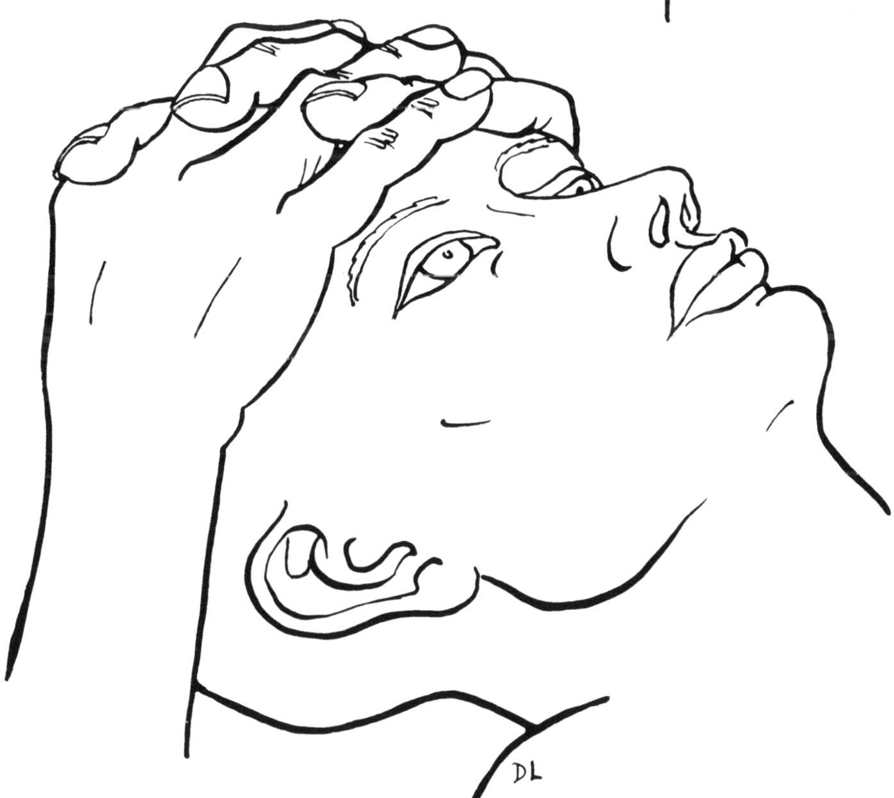

# Dekompression des Os frontale

## Zielsetzung
Förderung der maximalen physiologischen Bewegungsamplitude während der Flexion und Extension des Os frontale. Zur Sicherung der funktionellen Bewegungsfreiheit ist in dieser Technik auch eine Hebekomponente enthalten.

## Position des Patienten
In Rückenlage, bequem und entspannt.

## Position des Therapeuten
Der Therapeut sitzt am Kopf des Patienten, den Körper leicht nach vorne über den Kopf des Patienten gebeugt, die Behandlungsliege ist auf eine passende Höhe eingestellt.

## Berührungspunkte
Die Finger des Therapeuten sind über der Sutura frontalis ineinander verschränkt. Die Kleinfingerballen befinden sich auf den entsprechenden lateralen Rändern des Os frontale, mit den Handwurzeln anterior der Sutura coronalis.

## Behandlung
- 1. Phase: Während der Extensionsphase des kranialen Rhythmus übt der Therapeut mit seinen ineinander verschränkten Händen einen sanften, gleichmäßigen und konstanten Druck auf die Wölbung des Os frontale nach medial aus. Dann hebt der Therapeut das Os frontale nach anterior.
- 2. Phase: Während der Flexionsphase führt der Therapeut das Os frontale in eine Flexion, ohne den Druck zu vermindern.
- 3. Phase: Während der Extensionsphase behält der Therapeut in der neuen Position seinen medialen Druck bei und hebt das Os frontale nach kranial, soweit das Gewebe es zulässt.
- 4. Phase: Der Therapeut wiederholt die zweite Phase. Dies wird fortgesetzt, bis eine Entspannung die Bewegungsfreiheit des Os frontale signalisiert. Ein Test für den Grad der Bewegungsfreiheit kann mit einer der am Anfang dieses Buches beschriebenen Annäherungen (s. S. 2 und 4) oder mit einem Bewegungstest gemacht werden.

## Anmerkung
Diese Technik erfordert ein Gespür für den kranialen Rhythmus, wenn der Patient kein Unbehagen empfinden soll. Ein solches Gespür findet man gewöhnlich nur bei einigermaßen erfahrenen Therapeuten, die in der Lage sind, ständig sich veränderndes Gewebe beurteilen zu können.

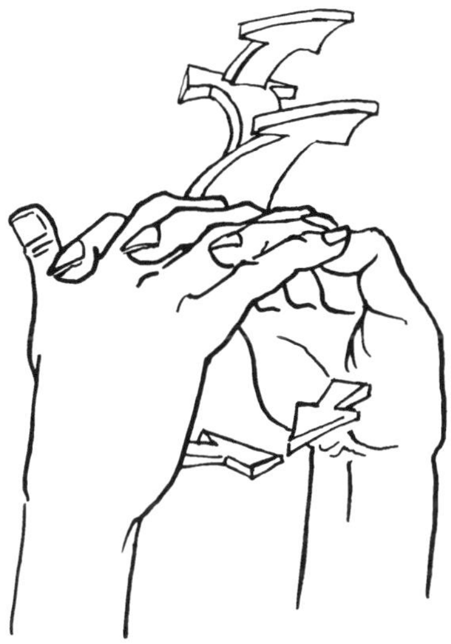

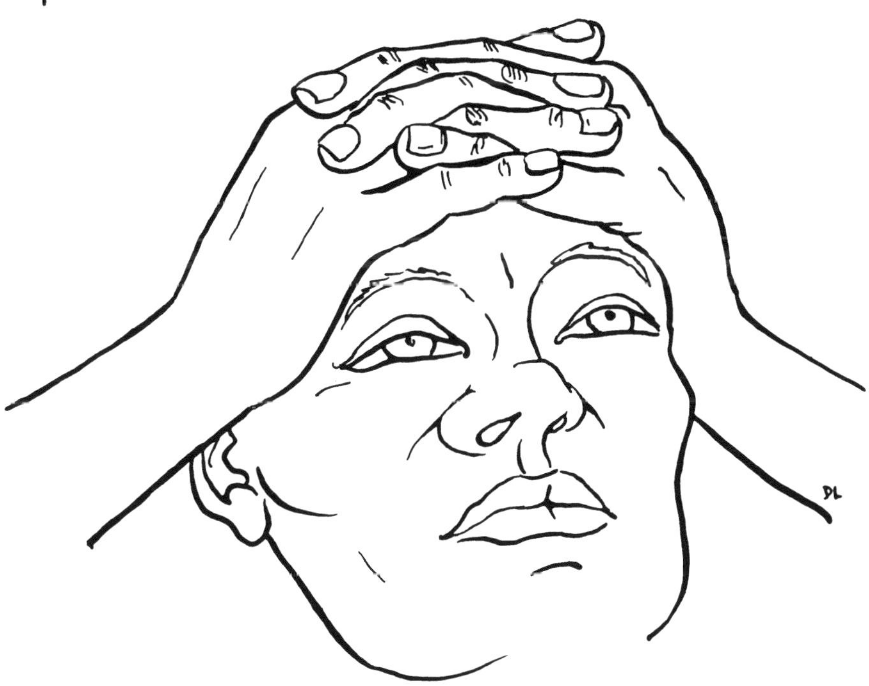

## Befreiung der Sutura sphenofrontalis

Ala major: *Cant hook*

### Zielsetzung

Befreiung der Sutura sphenofrontalis an der L-förmigen Oberfläche der Ala major des Os sphenoidale, besonders bei einer unilateralen impaction, die sich häufig in diesem Bereich findet.

### Position des Patienten

In Rückenlage, bequem und entspannt.

### Position des Therapeuten

Der Therapeut sitzt am Kopf des Patienten, auf der der Läsion gegenüberliegenden Seite, die Behandlungsliege ist auf eine passende Höhe eingestellt.

### Berührungspunkte

Der Therapeut stabilisiert mit der kaudalen Hand das Os sphenoidale, die Finger liegen folgendermaßen:

- Der kleine Finger intrabukkal auf der äußeren Oberfläche des Proc. pterygoideus der Läsionsseite,
- der Ringfinger auf der Ala major des Os sphenoidale der Läsionsseite,
- der Daumen auf der anderen Ala major.

Die andere Hand führt das Os frontale folgendermaßen:

- Der Daumen liegt oberhalb und gegenüber des Daumens der kaudalen Hand und sorgt für Unterstützung während der Bewegung,
- der Zeige- und der Mittelfinger liegen auf der Seite der Läsion unterhalb der Temporallinie des Os frontale.

### Behandlung

Während die kaudale Hand das Os sphenoidale, allgemein in Läsionsposition, unterstützt, bringt die kraniale Hand, die auf ihre Daumen gestützt ist, das *Disimpaction* zustande, bis eine Entspannung eintritt. Dieser Handgriff benötigt eine Hebebewegung um die transversale Achse nach anterior und um die anteroposteriore Achse zur gegenüberliegenden Seite der Läsion. Um die Wirksamkeit dieser Technik zu vergrößern, kann die kraniale Hand eine leichte, schwingende, tremorähnliche Bewegung durchführen.

Um diese Technik zu vervollständigen, sollte der Therapeut versuchen, von einer Achse zur nächsten über mehrere Zyklen des kranialen Rhythmus zu wechseln, um eine Befreiung der L-förmigen Verbindung zu erhalten.

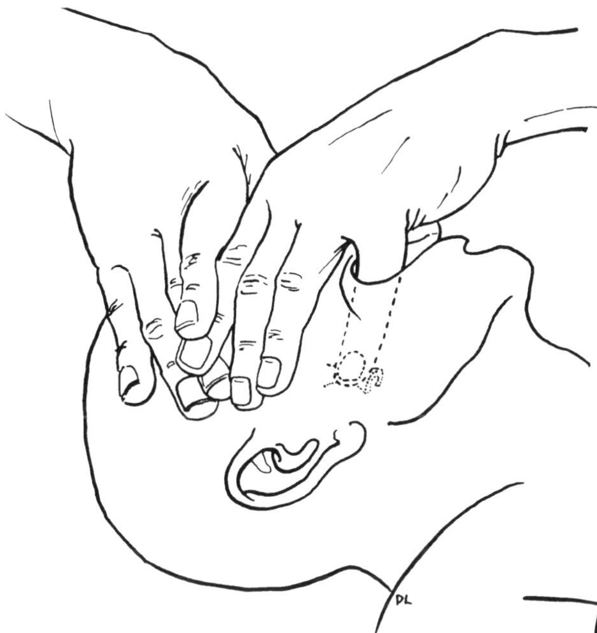

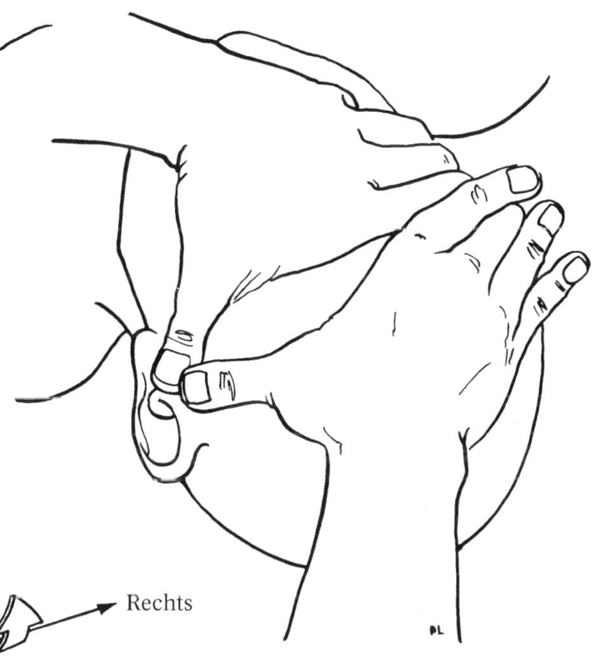

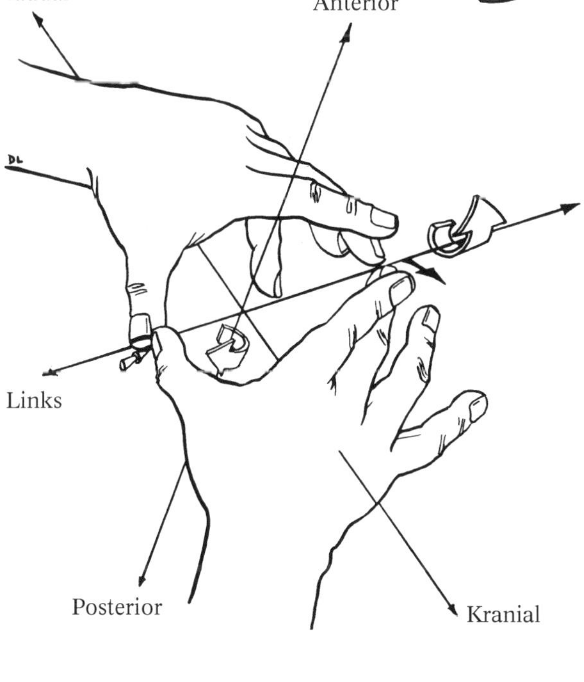
Kaudal
Anterior
Rechts
Links
Posterior
Kranial

# Befreiung der Sutura sphenofrontalis

Ala minor

## Zielsetzung

Befreiung der Sutura sphenofrontalis an der Ala minor.

## Position des Patienten

In Rückenlage, bequem und entspannt.

## Position des Therapeuten

Der Therapeut sitzt am Kopf des Patienten, die Behandlungsliege ist auf eine passende Höhe eingestellt. Wenn es sich um eine unilaterale Läsion handelt, sitzt der Therapeut auf der gegenüberliegenden Seite der Läsion.

## Berührungspunkte

Die kaudale Hand stabilisiert das Os sphenoidale folgendermaßen:

- Der Zeige- und/ oder Mittelfinger liegt auf der äußeren Oberfläche der Ala major,
- der Daumen auf der Seite des Therapeuten liegt auf der gegenüberliegenden Ala major,
- der kleine Finger liegt intrabukkal auf der äußeren Oberfläche des Proc. pterygoideus.

Die kraniale Hand führt das Os frontale folgendermaßen:

- Die Handfläche liegt vor der Sutura coronalis um den Knochen,
- der Daumen liegt unterhalb der Temporallinie auf der Seite des Therapeuten,
- der Zeige- und der Mittelfinger liegen unterhalb der gleichen Linie, aber auf der gegenüberliegenden Seite.

## Behandlung

Die kaudale Hand immobilisiert das Os sphenoidale im Spannungsgleichgewicht *(point of balanced tension)*.

- Entspannung der inneren Abschrägung: Die kraniale Hand begleitet das Os frontale in die Flexion, dann hebt sie es nach anterior und kaudal. Die Befreiung nimmt durch kleine *in-and-out*-Bewegungen entlang der transversalen Achse zu, die mit Ende der Flexion eingesetzt werden.
- Befreiung der äußeren Abschrägung: Die kraniale Hand führt die gleiche vertikale Bewegung durch, aber in Richtung des Vertex. Die kleinen *in-and-out*-Bewegungen begleiten auch diese Behandlung.

Wenn eine unilaterale Läsion vorhanden ist, wird die oben beschriebene Bewegung auf der dem Therapeuten gegenüberliegenden Seite durchgeführt. Der Daumen der kranialen Hand stützt sich dabei fest auf die der Läsion gegenüberliegende Seite.

Als Alternative kann auch der kleine Finger der kaudalen Hand außen auf die Maxilla gelegt werden.

## Anmerkung

Die Beweglichkeit der Sutura sphenofrontalis an der Ala minor ist sehr klein, und kann nur von erfahrenden Therapeuten wahrgenommen werden.

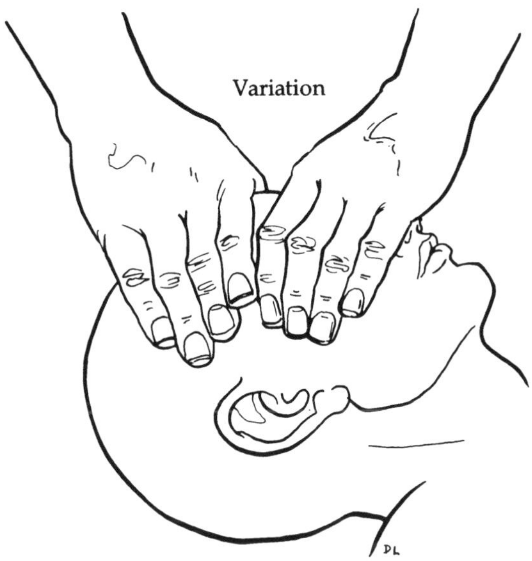
Variation

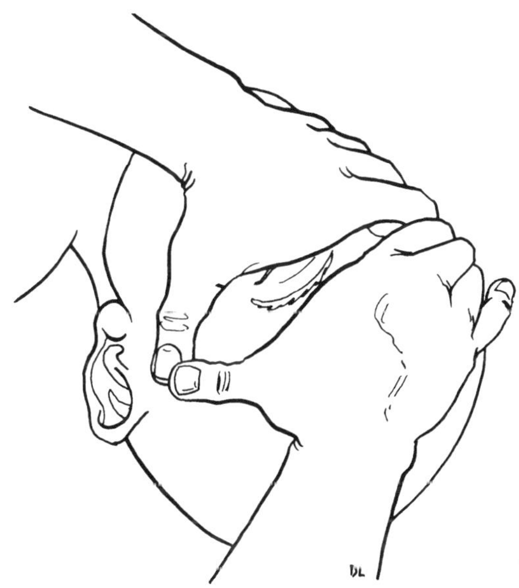

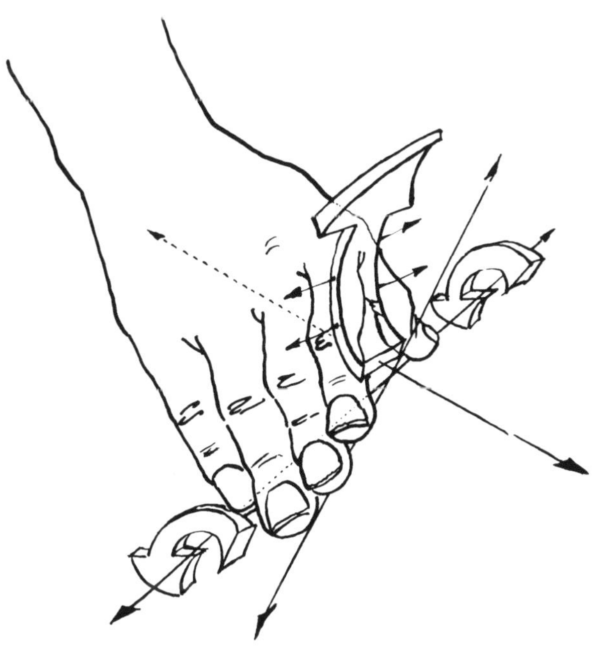

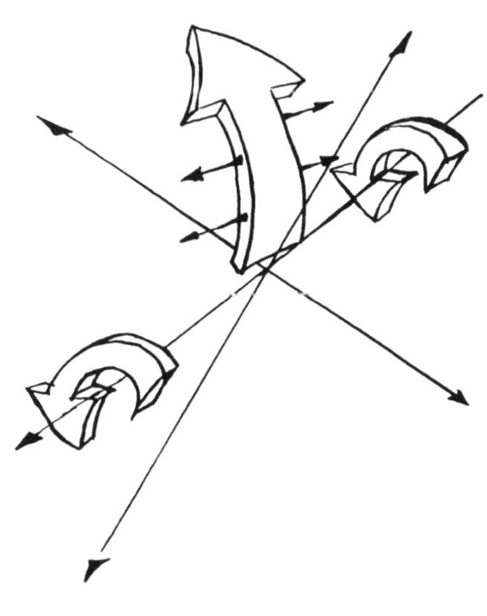

# Befreiung der Sutura sphenofrontalis

Ala minor: Kalvariaannäherung

## Zielsetzung

Befreiung der Sutura sphenofrontalis an der Ala minor. Diese Technik ist sanfter als die auf S. 112 beschriebene und daher nicht ausreichend, um z. B. ein posttraumatisches *Disengagement* (Auseinanderziehen) zu behandeln.

## Behandlung

Bei der Anwendung der Kalvariaannäherung (s. S. 2) werden während der Flexionsphase des kranialen Rhythmus folgende Bewegung gleichzeitig durchgeführt:

- Der kleine Finger stabilisiert das Os occipitale von posterior, um die Spannung vom Tentorium cerebelli, das die Alae minores von posterior einspannt, zu steigern,
- die Mittelfinger befinden sich auf den Alae majores der Os sphenoidale und unterstützen diese von kaudal,
- die Zeigefinger liegen hinter den äußeren Procc. orbitales des Os frontale und heben die lateralen Ränder dieses Knochens nach anterior.

Diese Bewegungen werden beibehalten, bis ein neues Spannungsgleichgewicht *(point of balanced tension)* erreicht wird.

## Anmerkung

Die Beweglichkeit der Sutura sphenofrontalis an der Ala minor ist sehr klein, und kann nur von erfahrenden Therapeuten wahrgenommen werden. Die symmetrische Haltung der Hände erhöht bei dieser besonderen Technik die Qualität und die Genauigkeit der Wahrnehmung des Therapeuten.

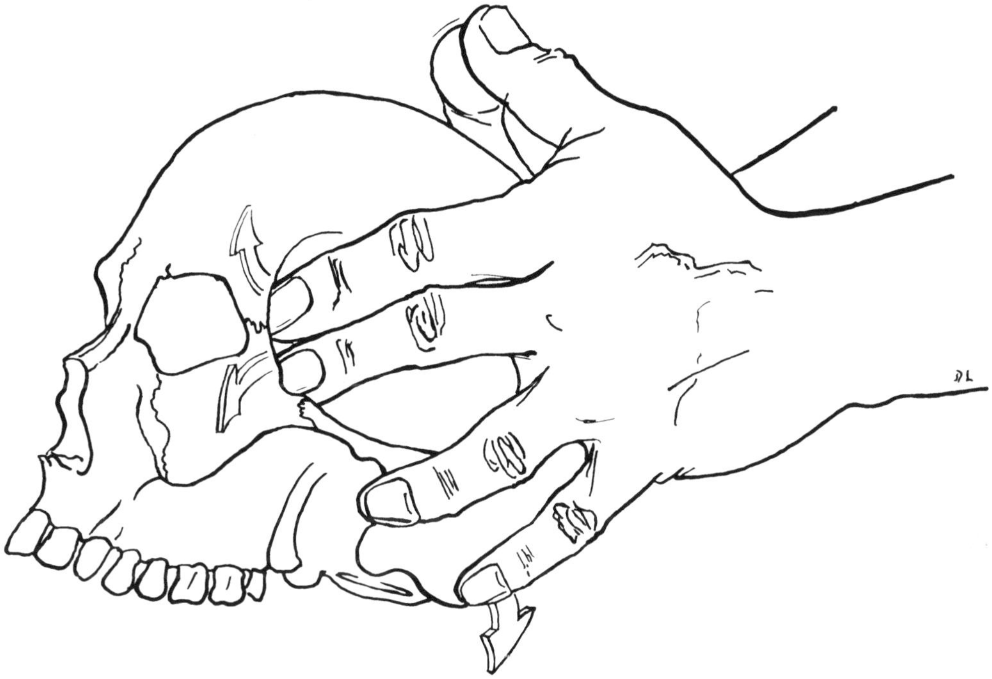
DL

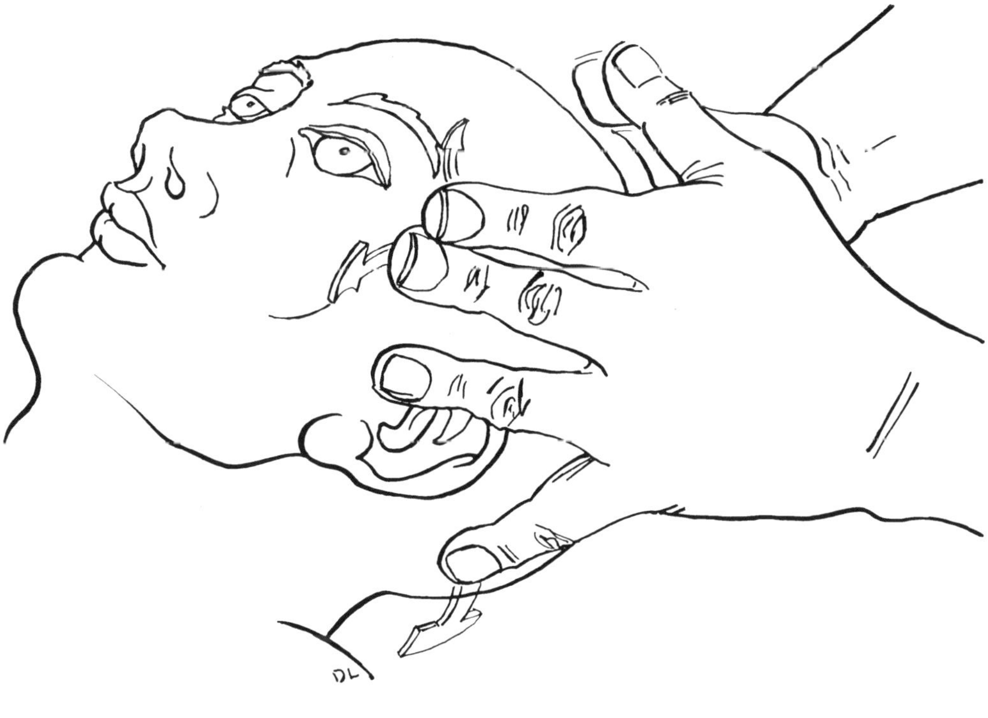
DL

# Sutura frontozygomatica-Technik

## Zielsetzung
Befreiung der Verbindung zwischen dem Proc. zygomaticus des Os frontale und dem Proc. frontale des Os zygomaticum.

## Position des Patienten
In Rückenlage, bequem und entspannt.

## Position des Therapeuten
Der Therapeut sitzt am Kopf des Patienten, der sehr leicht zur Seite der Läsion geschoben ist. Der Unterarm des Therapeuten auf der Seite der Läsion liegt auf der Behandlungsliege, die auf eine passende Höhe eingestellt ist.

## Berührungspunkte
Die Hand des Therapeuten auf der Seite der Läsion stabilisiert das Os zygomaticum in externer Rotation, wobei das Os zygomaticum zwischen dem Zeigefinger oben und dem Mittelfinger unten gehalten wird.
Die andere Hand führt das Os frontale folgendermaßen:

- Die Handfläche umfasst das Os frontale vor der Sutura coronalis,
- der Daumen liegt hinter dem äußeren Proc. orbitalis auf der Seite der Läsion,
- der Zeige- und/ oder Mittelfinger liegen hinter dem Proc. orbitalis auf der gegenüberliegenden Seite.

## Behandlung
Während die Hand auf der Seite der Läsion das Os zygomaticum vollständig in externer Rotation hält, führt die andere Hand das Os frontale während der Flexionsphase des kranialen Rhythmus in die Flexion. Sie betont am Ende dieser Bewegung sehr vorsichtig die anteriore Verschiebung des äußeren Proc. orbitalis des Os frontale, während sie gleichzeitig eine sanfte kraniale Rotation um eine transversale Achse einleitet. Diese wird gehalten, bis eine Entspannung eintritt.

## Anmerkung
Als Alternative zu dieser Technik kann der Therapeut sich auf die andere Seite des Patienten stellen und das Os zygmaticum zwischen seinem Daumen und dem intrabukkalen Zeigefinger der kaudalen Hand stabilisieren.
Diese Technik kann bei einer posttraumatischen Läsion nicht ausreichend sein. In dem Fall sollte der Therapeut die auf S. 118 beschriebene Technik anwenden.

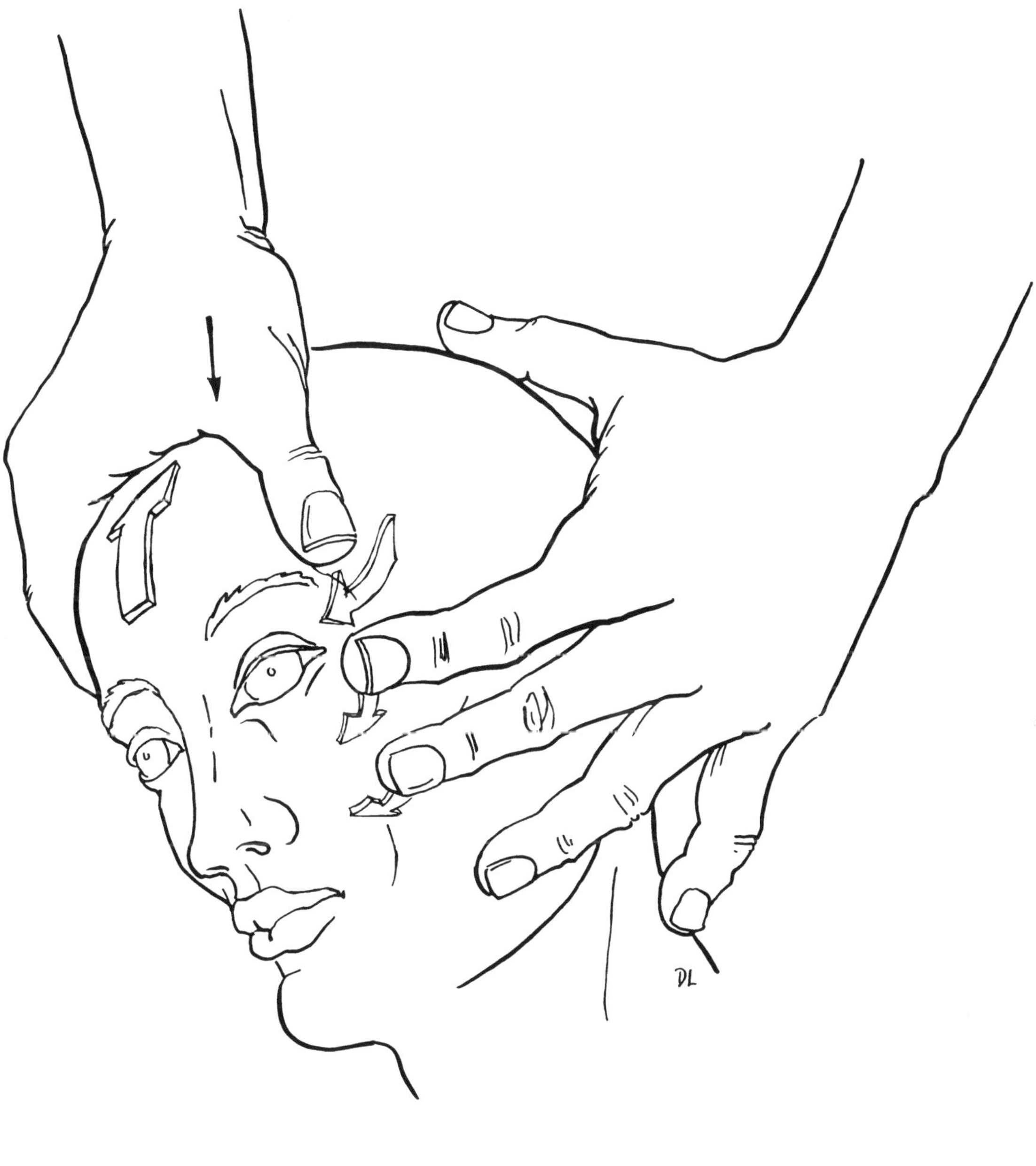
DL

# *Disimpaction* der Sutura frontozygomatica

## Zielsetzung

Befreiung der Verbindung zwischen dem Proc. zygomaticus des Os frontale und dem Proc. frontale des Os zygomaticum nach einer posttraumatischen *Impaction.*

## Position des Patienten

Der Patient liegt bequem und entspannt auf der nicht betroffenen Seite. Der Kopf des Patienten liegt auf einem festen Kissen.

## Position des Therapeuten

Der Therapeut steht hinter am Kopfende der Behandlungsliege, die auf eine passende Höhe eingestellt ist.

## Berührungspunkte

Die kraniale Hand liegt folgendermaßen:

- Der kleine Finger auf der Ala major des Os sphenoidale,
- der Ring- und Mittelfinger halten das Os zygmaticum in externer Rotation,
- der Zeigefinger liegt auf dem Angulus mandibulae.

Die kaudale Hand berührt den äußeren Proc. orbitalis des Os frontale mit dem Os pisiforme.

## Behandlung

Während die kraniale Hand das Os zygomaticum in externe Rotation bringt und dort hält, führt die kaudale Hand, in Übereinstimmung mit allen Elementen der sogenannten *Toggle-Recoil*-Technik einen *Thrust* (Impuls) aus. Die Drehkomponente des *Thrust*, die gewöhnlich zum Vertex gerichtet ist, wird bestimmt durch die Art der *Impaction*.

## Anmerkung

Diese Technik, die sehr effektiv ist, ist nur geeignet für Therapeuten, die erfahren sind im Umgang mit der *Toggle-Recoil*-Technik.

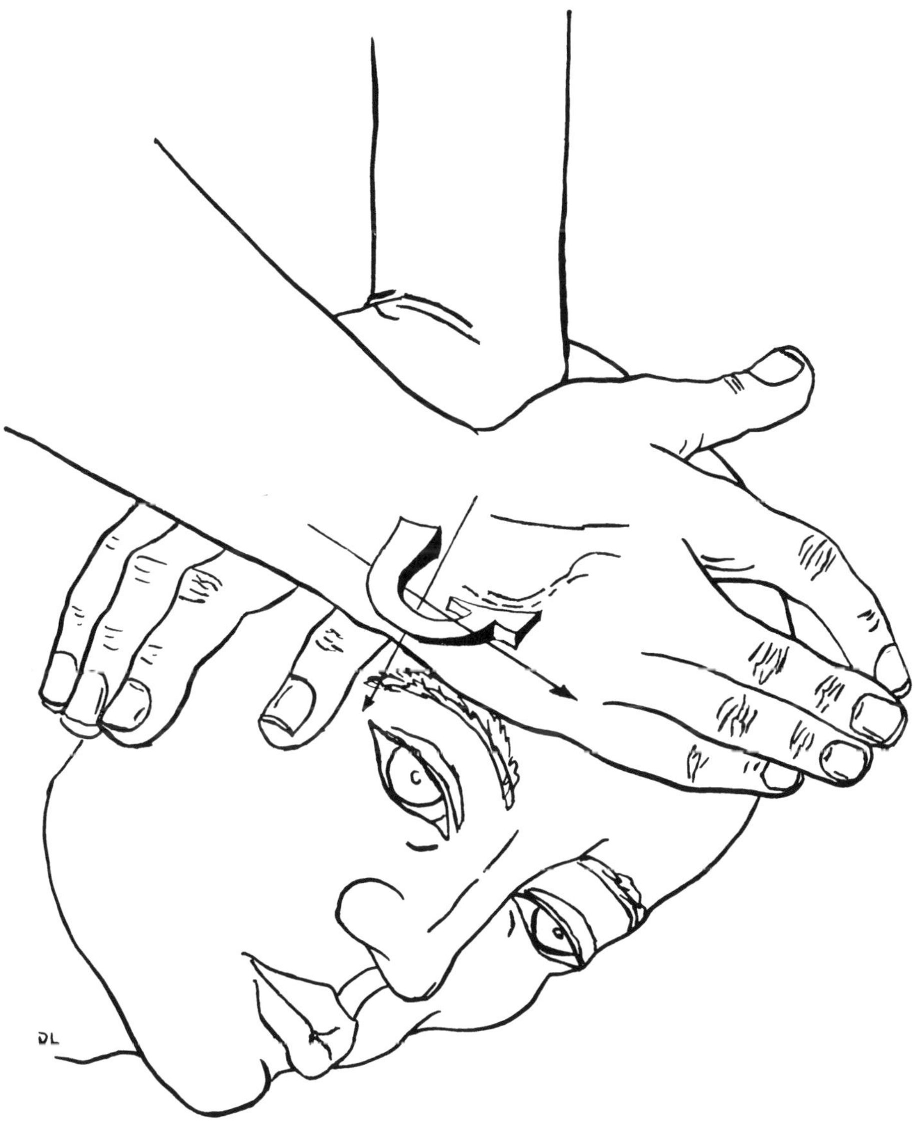
DL

# Sutura frontomaxillaris-Technik

## Zielsetzung

Befreiung der Verbindung des Proc. frontalis der Maxilla und der Pars nasalis des Os frontale

## Position des Patienten

In Rückenlage, bequem und entspannt.

## Position des Therapeuten

Der Therapeut sitzt am Kopf des Patienten, auf der gegenüberliegenden Seite der Läsion, die Behandlungsliege ist auf eine passende Höhe eingestellt.

## Berührungspunkte

Die kraniale Hand stabilisiert das Os frontale und den Proc. frontalis der Maxilla folgendermaßen:

- Die Handfläche umfasst das Os frontale vor der Sutura coronalis,
- der Mittelfinger liegt hinter dem Proc. orbitalis des Os frontale der Läsionsseite,
- der Daumen liegt hinter dem Proc. orbitalis des Os frontale auf der gegenüberliegenden Seite der Läsion,
- die Fingerspitze des Zeigefingers berührt den superioren Anteil des Proc. frontalis der Maxilla.

Der Zeigefinger der anderen Hand berührt intrabukkal mit seiner radialen Seite die inferiore Oberfläche der maxillären Spitze.

## Behandlung einer linken Läsion

- 1. Phase: Die kraniale Hand führt während der Flexionsphase das Os frontale in die Flexion.
- 2. Phase: Der Zeigefinger der kaudalen Hand unterstützt durch eine laterale Rotation um seine longitudinale Achse eine externe Rotation der Maxilla. Die Rotation kann durch ein leichtes Anheben der maxillären Spitze mit dem rechten Zeigefinger und durch eine Befreiung des Proc. frontalis in einer mehr frontalen Ebene mit dem linken Zeigefinger nach kaudal verstärkt werden.

Als Variante greift die kraniale Hand nur das Os frontale, der Mittelfinger der kaudalen Hand befindet sich intrabukkal und der Zeigefinger auf dem Proc. frontalis der Maxilla.

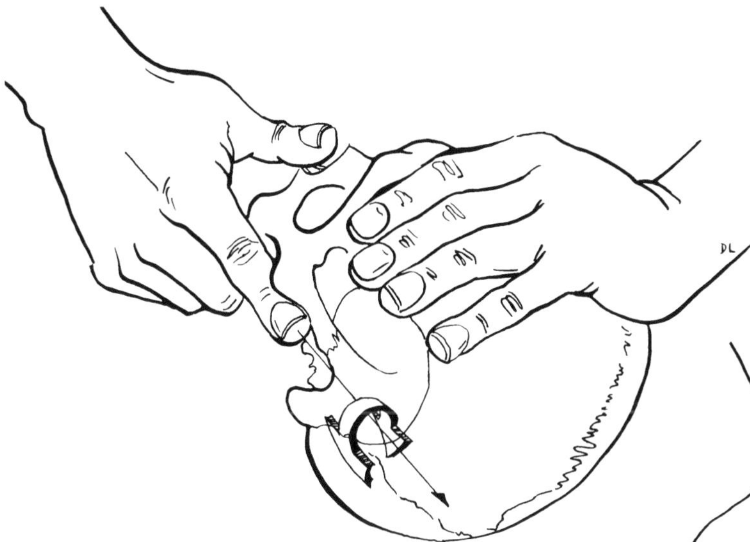

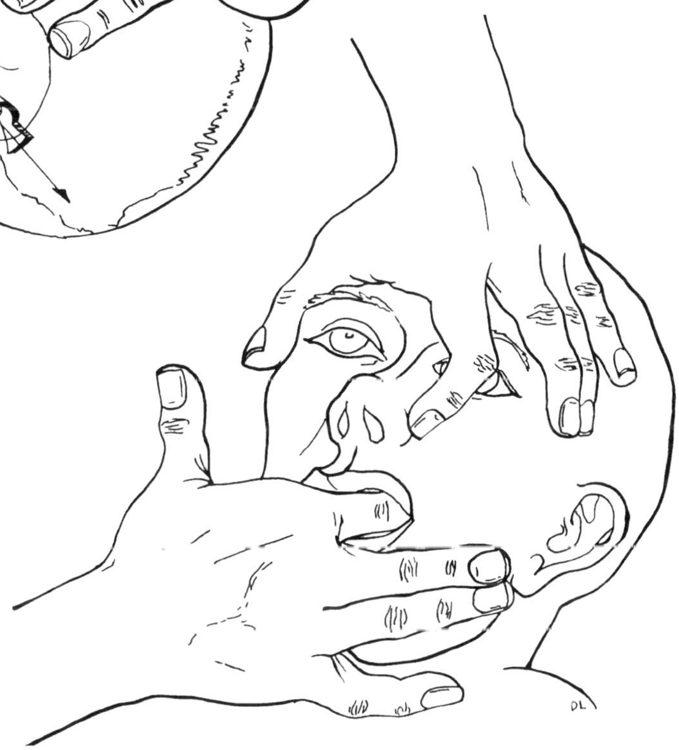

Variation

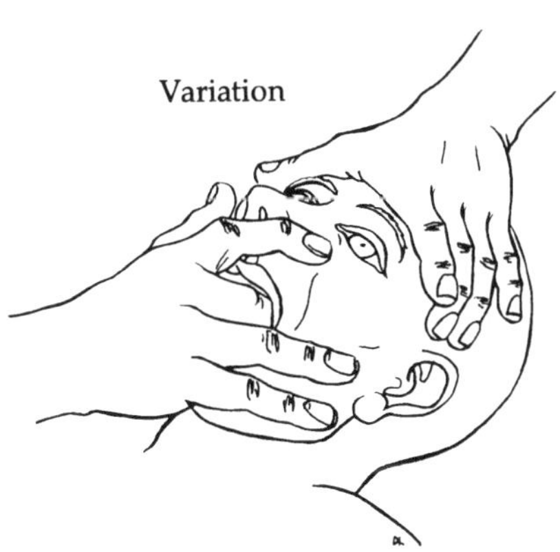

Variation

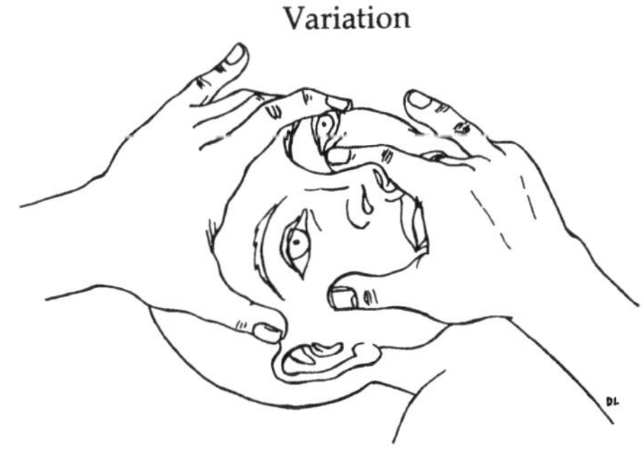

# Frontonasale Technik

## Zielsetzung

Entspannung der Verbindung zwischen Spina nasalis und Os frontale und dem oberen medialen Rand des Nasenbeins.

## Position des Patienten

In Rückenlage, bequem und entspannt.

## Position des Therapeuten

Sitzt rechts oder links am Kopfende des Patienten, die Behandlungsliege ist auf eine passende Höhe eingestellt.

## Berührungspunkte

Die obere Hand hält das Os frontale, indem sie sich mit der Palmarseite vor der Sutura coronalis über die Stirn wölbt. Dabei liegt der Daumen auf dem äußeren Proc. orbitalis der zum Therapeuten gewandten Seite, während sich Zeige- und/oder Mittelfinger hinter dem äußeren Proc. orbitalis der Gegenseite befinden.

Mit Daumen und Zeigefinger der anderen Hand werden die Nasenknochen links und rechts der Crista nasalis berührt.

## Behandlung

In der Extensionsphase des kranialen Rhythmus bringt die obere Hand das Os frontale zur Flexion, während Daumen und Zeigefinger der anderen Hand mit ihrem Klammergriff in unmittelbarer Nähe der Sutura internasalis Druck nach medial, d.h. in Richtung der sagittalen Körperachse, ausüben. Dadurch kann sich der hintere Rand nach lateral verschieben.

Immer in derselben Phase des kranialen Rhythmus bewegt die obere Hand das Os frontale in Flexion, während der Therapeut die Nasenknochen abwechselnd durch seitlichen Druck und verbunden mit einer leichten „kommaförmigen“ Bewegung lockert.

## Anmerkung

Bei dieser Technik gibt es unterschiedliche Handpositionen, die zum gleichen Ergebnis führen (s. Abb. S. 123).

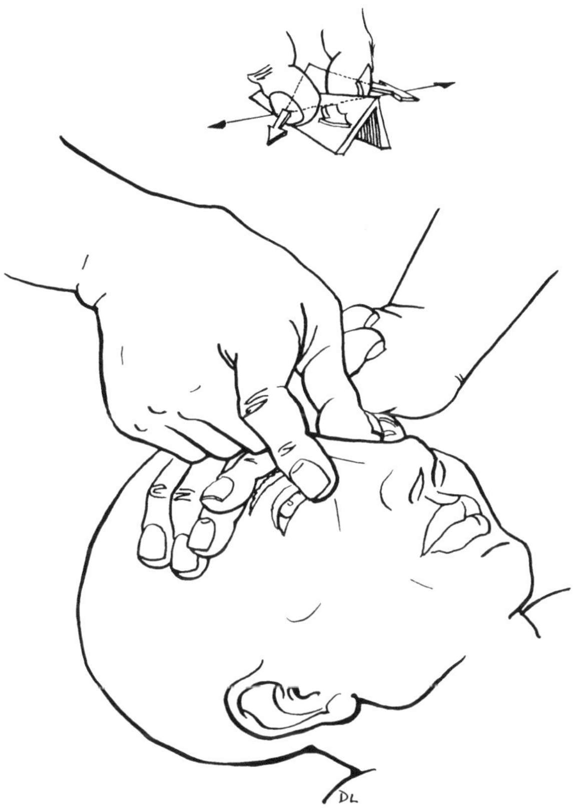

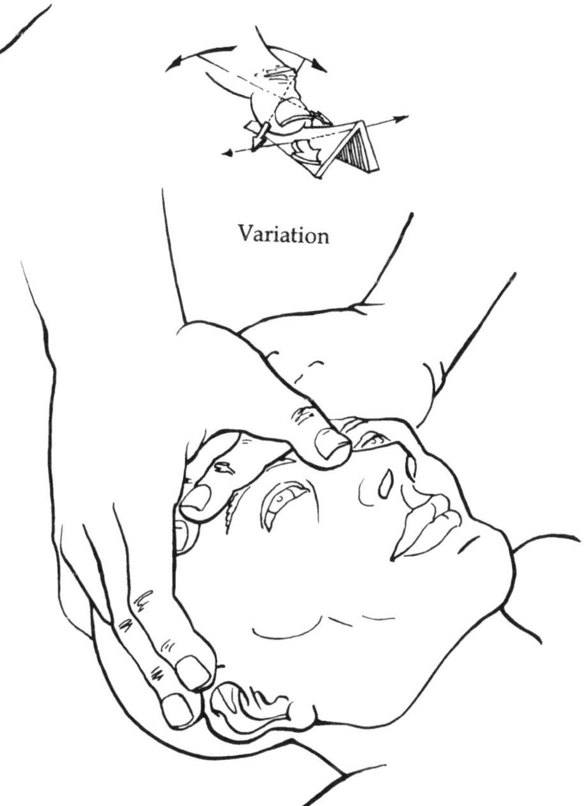
Variation

# Frontoparietaler *Release* (Stirnbein-Scheitelbein-Entspannung)

## Zielsetzung

Entspannung der frontoparietalen Gelenkverbindung. In Bregmanähe ist das Os frontale nach innen und das Os parietale nach außen abgeschrägt; bei den lateralen Abschrägungen verhält es sich umgekehrt.

## Position des Patienten

In Rückenlage, bequem und entspannt.

## Position des Therapeuten

Sitzt am Kopfende des Patienten auf der gegenüberliegenden Seite der Läsion. Die Behandlungsliege ist auf eine passende Höhe eingestellt.

## Berührungspunkte

Die obere Hand schließt sich mit ihrer Innenfläche um die Wölbung des Os parietale und streckt die Finger in Richtung der Lambda-Pterion-Achse, um das Os parietale auf der Läsionsseite zu immobilisieren. Der Zeigefinger weist zum Pterion, der Mittelfinger zum Arcus zygomaticus des Os temporale und der kleine Finger zum Asterion.
Die untere Hand umfasst in Pronation bei angewinkeltem Ellbogen die Stirn. Dabei liegt der Daumen auf der Therapeutenseite und der kleine Finger auf der anderen Seite hinter dem äußeren Proc. orbitalis des Os frontale.

## Behandlung

Äußere Abschrägungen:

- In der Flexionsphase zieht der Therapeut das Os frontale seitlich mit der unteren Hand nach kaudal und drückt es gleichzeitig am äußeren Winkel nach medial, um auf diese Weise das Os parietale stärker zu entlasten.
- In der Extensionsphase hebt er mit seiner unteren Hand das Os frontale unter Rotation an, während mit der anderen Hand gleichzeitig das Os parietale in externe Rotation gebracht wird.

Innere Abschrägungen:

- In der Flexionsphase verstärkt der Therapeut mit dem Zeigefinger der oberen Hand die Ablösung *(Disengagement)* von der inneren Abschrägung des Os parietale.
- Bei einsetzender Extensionsphase bewegt er das Os parietale mit der oberen Hand in eine externe Rotation und hebt mit der unteren Hand das Os frontale in externer Rotation an.

Dieser Ablauf wird wiederholt, bis eine Entspannung zu spüren ist.

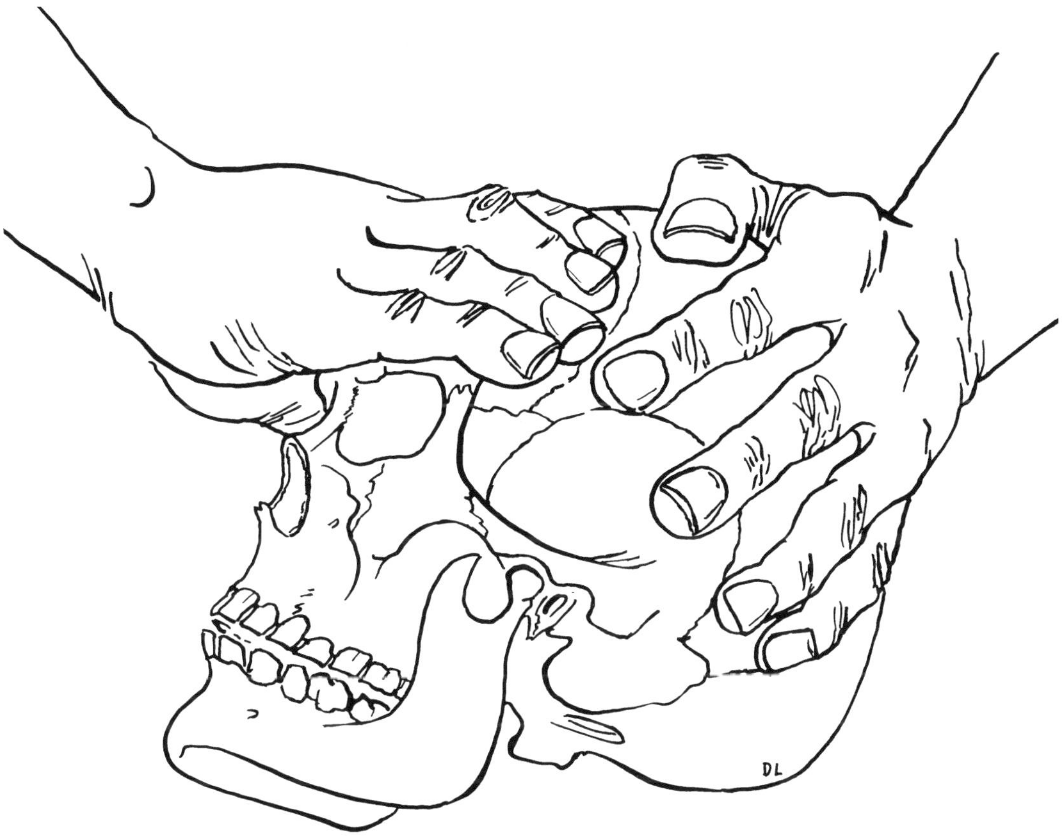

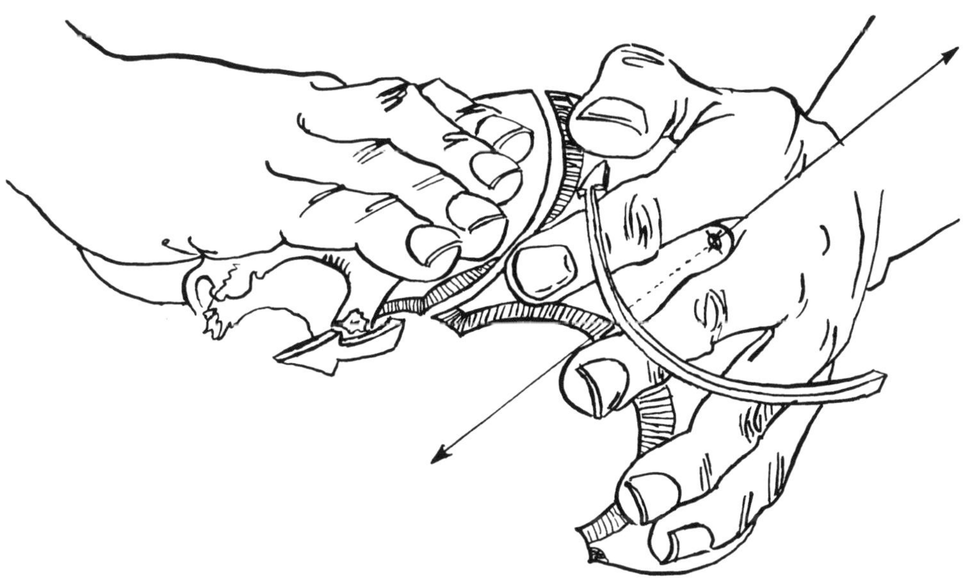

# Frontofrontale *Separation* (Auseinanderdrängen der Ossa frontalia)

## Zielsetzung

Öffnen der Sutura frontalis, wenn sie infolge einer Fehlentwicklung oder durch ein Trauma ihre Flexibilität verloren hat. Dies lässt sich sowohl bei physiologisch und funktionell auseinander weichenden als auch miteinander verschmolzenen Schädelknochen durchführen. Weil das Os frontale immer bis zu einem gewissen Grad flexibel bleibt, kann diese Technik bei jeder Bewegungsrestriktion entlang der Sutura frontalis angewandt werden.

## Position des Patienten

In Rückenlage, bequem und entspannt.

## Position des Therapeuten

Sitzt am Kopfende des Patienten und stützt die Unterarme auf die Behandlungsliege, die auf eine passende Höhe eingestellt ist.

## Berührungspunkte

Die Daumen bilden ein „V", dessen Spitze nach unten zeigt und das von der Sutura frontalis in der Mitte geteilt wird. Die anderen Finger spreizen sich fächerförmig so über das Os frontale, dass die Zeigefinger zum inneren Proc. orbitalis und die Mittelfinger nach supramedioorbital gerichtet sind, während die Ringfinger hinter dem äußeren Proc. orbitalis liegen.

Folgende Varianten sind ebenfalls möglich:

- wenn sich die Daumen oberhalb der Sutura frontalis überkreuzen, ohne sie zu berühren,
- wenn die Zeigefinger hinter dem äußeren Proc. orbitalis und eng an den anderen Fingern liegen.

## Behandlung

In der Extensionsphase des kranialen Rhythmus werden die Ossa frontalia mit den Fingern während einer Flexionsbewegung aus dem Handgelenk von der Sutura frontalis weggezogen. Das wird so lange fortgesetzt, bis eine Entspannung zu spüren ist.

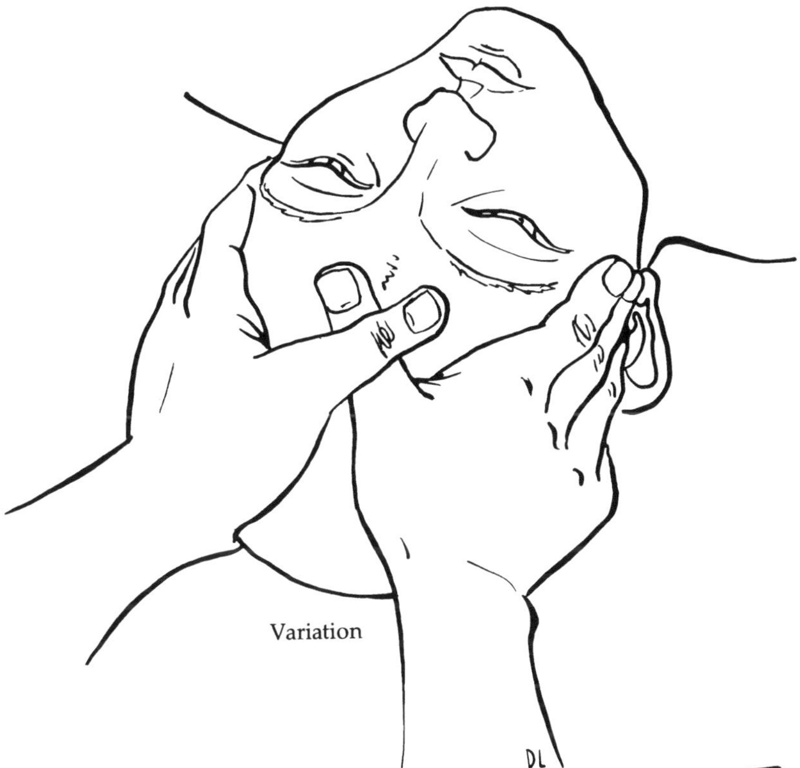
Variation

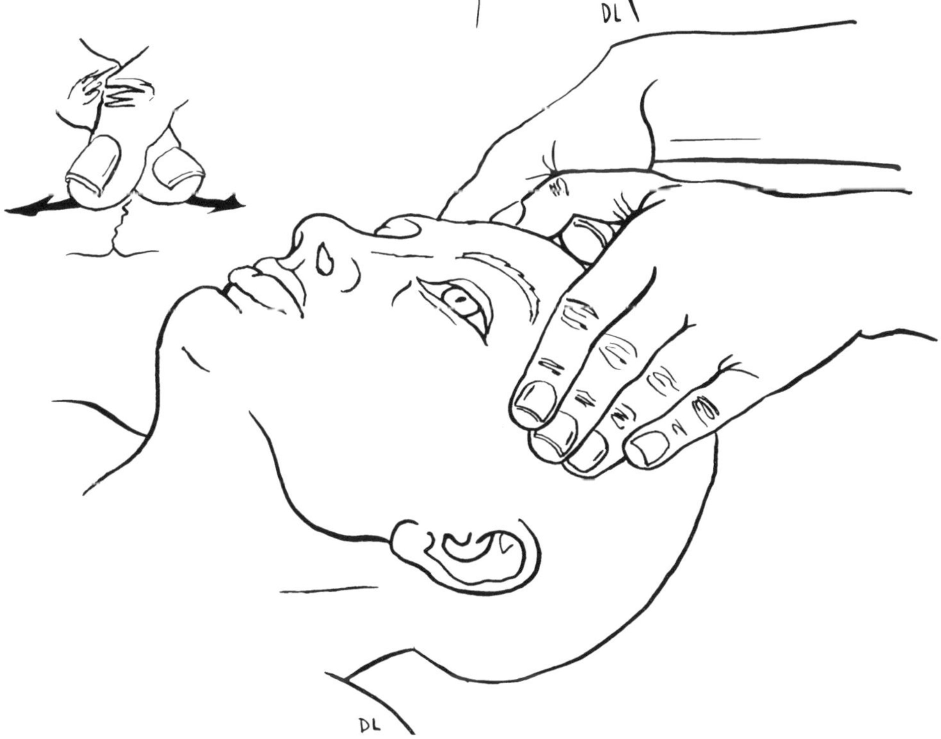

# V. Parietale Techniken

# Parietaler *Release* (Scheitelbeinentspannung)

## Zielsetzung
Wiederherstellung der normalen physiologischen Beweglichkeit, wenn die interne oder externe Rotation der Ossa parietalia eingeschränkt ist. Im Allgemeinen dient diese Technik als Form der indirekten Behandlung.

## Position des Patienten
In Rückenlage, bequem und entspannt.

## Position des Therapeuten
Sitzt am Kopfende des Patienten und stützt die Unterarme auf die Behandlungsliege, die auf eine passende Höhe eingestellt ist.

## Berührungspunkte
In leichter Abwandlung der Kalvariaannäherung berührt der Therapeut:
- mit den Zeigefingern den anteroinferioren Rand der Ossa parietalia,
- mit den Mittelfingern den Proc. zygomaticus des Os temporale unmittelbar über der Wurzel,
- mit den Ringfingern die Winkel zwischen Os parietale und Mastoid,
- und die aneinander gelegten Daumen auf dem Kranium sorgen für eine stabile Grundlage bei der Bewegung der Fingerbeuger.

## Behandlung
- Bei externen Rotationsläsionen: Um die Ossa parietalia an den äußeren Abschrägungen etwas zu lösen, werden sie mit den Fingern in der Flexionsphase zur Kopfmitte hin komprimiert. In der Extensionsphase werden sie dann mit den Fingern in externe Rotation gebracht. Das wird so lange fortgesetzt, bis eine Entspannung zu spüren ist.
- Bei internen Rotationsläsionen: Nachdem die Ossa parietalia voneinander gelöst worden sind, werden sie noch während der Flexionsphase in eine interne Rotation versetzt.

## Anmerkung
Diese Manipulationen sind vom Therapeuten immer beidseitig vorzunehmen, nur wird er bei einseitigen Läsionen die Seite mit der Läsion intensiver behandeln. Wesentlich ist jedoch, die Bewegung beider Ossa parietalia zu einer Gesamtbewegung zu integrieren. Wenn eine schwerwiegendere *Impaction* der Ossa parietalia vorliegt, ist es besser, eine der wirksameren manuellen Techniken zu wählen, wie sie weiter unten in diesem Kapitel beschrieben sind.

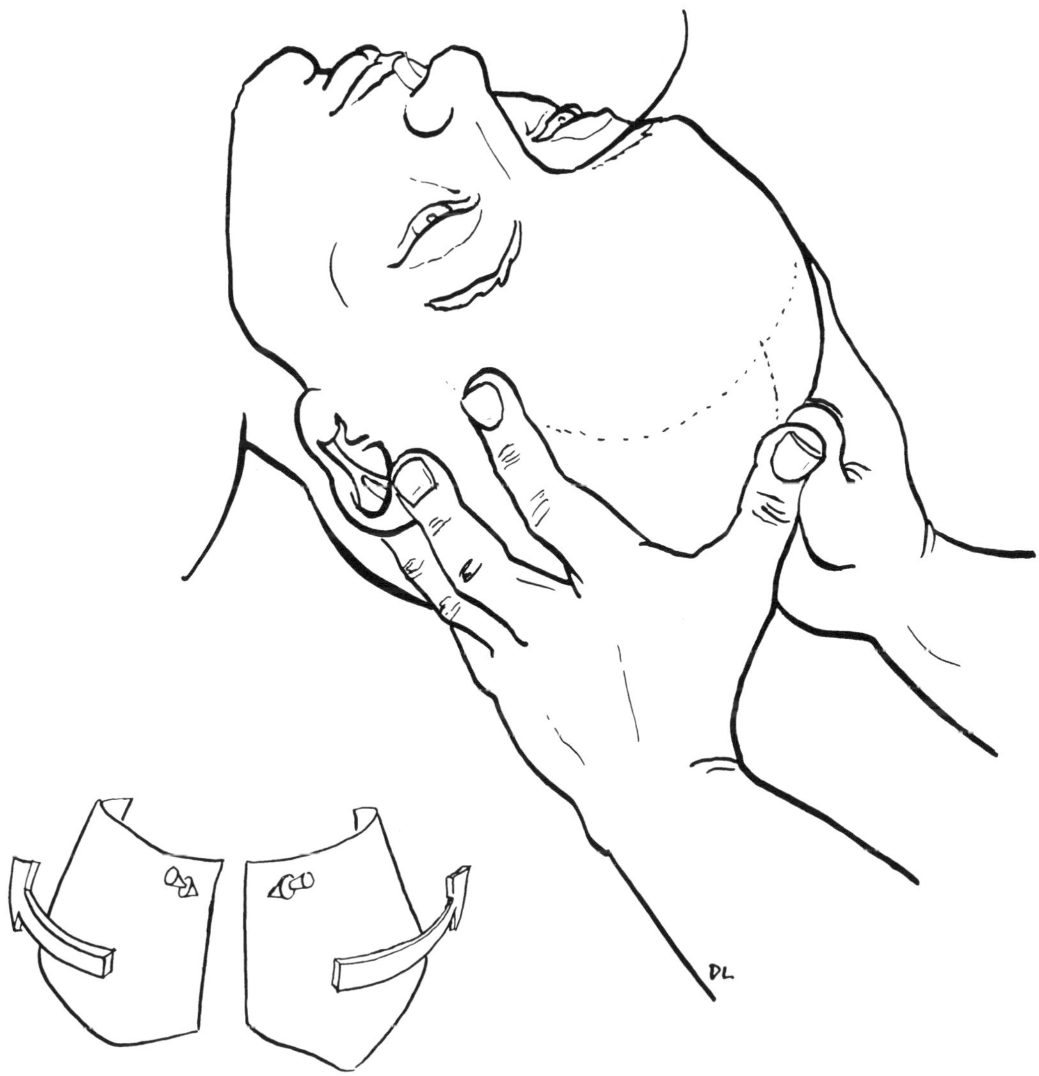

# Parietaler *Lift* (Scheitelbeinanhebung)

## Zielsetzung

Anhebung der Ossa parietalia, um sie von den benachbarten Schädelknochen zu lösen. Mithilfe dieser Technik lässt sich die Zirkulation beeinflussen.

## Position des Patienten

In Rückenlage, bequem und entspannt.

## Position des Therapeuten

Sitzt am Kopfende des Patienten, die Unterarme auf die bequem eingestellte Behandlungsliege gestützt, und hält den Kopf des Patienten mit den Händen.

## Berührungspunkte

In leichter Abwandlung der Kalvariaannäherung berührt der Therapeut:

- mit den Zeigefingern den anteroinferioren Rand der Ossa parietalia,
- mit den Mittelfingern den Proc. zygomaticus des Os temporale unmittelbar über der Basis,
- mit den Ringfingern den Scheitelbein-Mastoidwinkel,
- mit den über der Sutura sagittalis gekreuzten Daumen jeweils das Os parietale der Gegenseite.

## Behandlung

- 1. Phase *(Disengagement)*: In der Flexionsphase werden die Ossa parietalia mit den Fingern auf den äußeren Abschrägungen nach medial gedrückt, um sie durch Verstärkung der internen Rotation von der Ala major des Os sphenoidale und der Pars squamosa des Os temporale zu lösen.
- 2. Phase (Externe Rotation): In der Extensionsphase des kranialen Rhythmus hebt der Therapeut die Ossa parietalia durch externe Rotation an.
- 3. Phase *(Lifting)*: In Fortsetzung der 2. Phase werden die Ossa parietalia weiter zum Therapeuten hin angehoben und in dieser Position gehalten, bis eine Entspannung eintritt.

Für eine gezielte Entlastung von Läsionsstellen bieten sich vielfältige Berührungspunkte an. So könnten die Finger z.B. folgendermaßen platziert sein: Zeigefinger auf Ala major und Os parietale, Mittelfinger auf der Sutura squamosa, Ringfinger auf dem Scheitelbein-Mastoidwinkel.

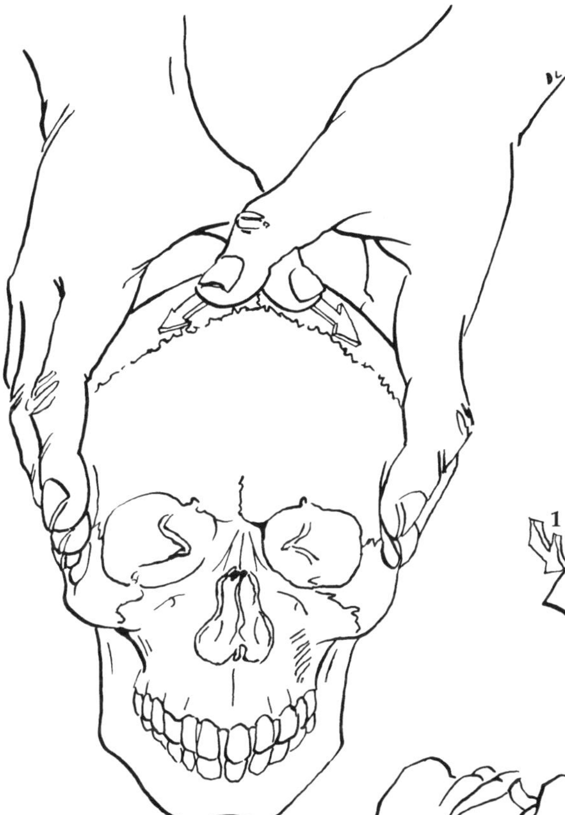

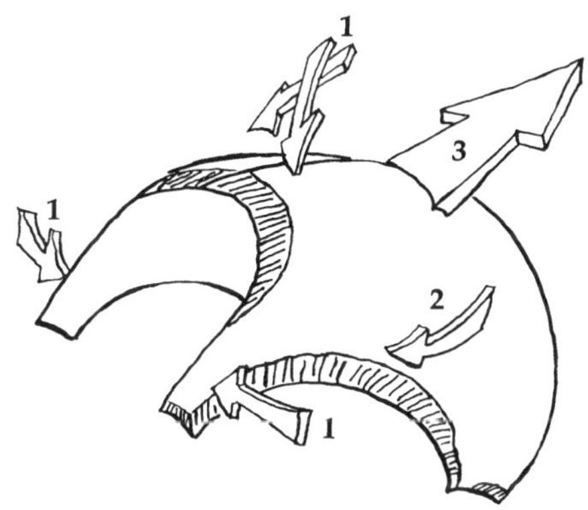
1
3
1
2
1

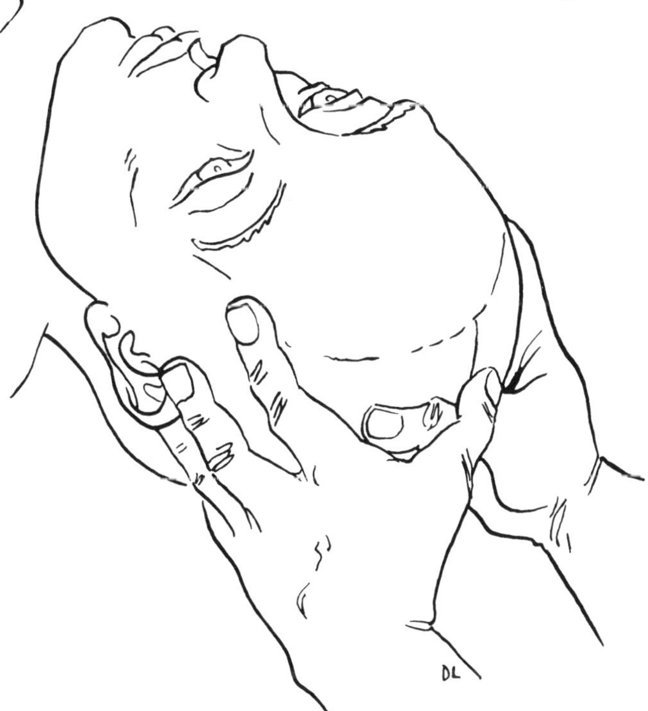

# Expansion der Ossa parietalia

## Zielsetzung

- Normalisierung der Zirkulation in den längs verlaufenden Sinus,
- Harmonisierung der Beziehung zwischen Tentorium und Falx cerebri.

## Position des Patienten

In Rückenlage, bequem und entspannt.

## Position des Therapeuten

Sitzt am Kopfende des Patienten, hat die Unterarme auf die Behandlungsliege, die auf eine passende Höhe eingestellt ist, gestützt und hält den Kopf des Patienten mit den Händen.

## Berührungspunkte

In leichter Abwandlung der Kalvariaannäherung berührt der Therapeut:

- mit den Zeigefingern die squamösen Ränder der Ossa parietalia,
- mit den Ringfingern den Proc. mastoideus,
- mit den auf der Sutura sagittalis gekreuzten Daumen den posteroinferioren Rand der Ossa parietalia, möglichst nah an der Lambdanaht.

## Behandlung

Aktiv werden nur die Daumen betätigt, die anderen Finger halten einfach den Kopf des Patienten.

Während der Extensionsphase übt der Therapeut mit den Daumen Druck in Richtung Vertex und nach anterior aus, damit sich die Ossa parietalia vom Os occipitale entfernen, und indem er die Daumen auseinander zieht, erzeugt er gleichzeitig einen Zug nach lateral. Sobald die Flexionsphase beginnt, lässt er mit dem Druck nach. Dieser Ablauf wird so lange wiederholt, bis eine Entspannung zu spüren ist.

## Anmerkung

Bei *Impaction* ist diese Behandlungstechnik oft nicht ausreichend; stattdessen sollte eine Lambda-Dekompression durchgeführt werden (s. S. 136).

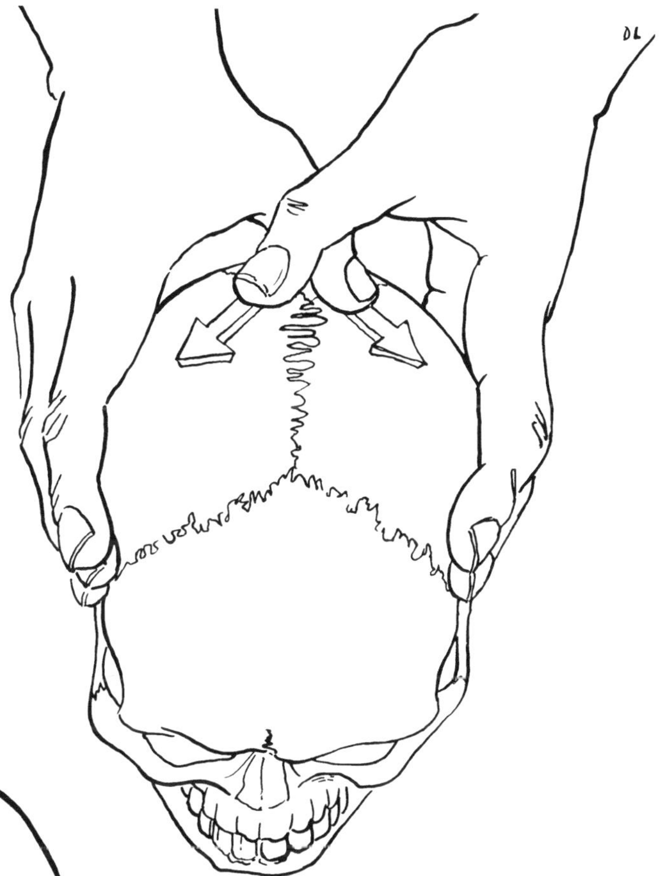
DL

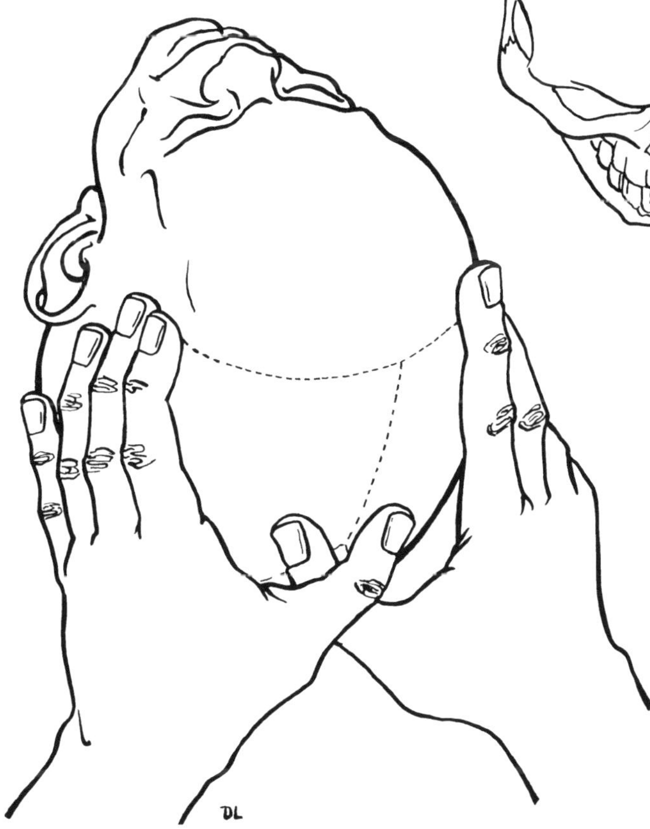
DL

# Lambda-Dekompression

## Zielsetzung
Wiederherstellung der normalen funktionellen Bewegungsfreiheit von Lambda, der Vereinigungsstelle von Sutura lambdoidea und Sutura sagittalis.

## Position des Patienten
In Rückenlage, bequem und entspannt.

## Position des Therapeuten
Sitzt am Kopfende des Patienten und stützt die Unterarme auf die Behandlungsliege, die auf eine passende Höhe eingestellt ist.

## Berührungspunkte
In leichter Abwandlung der Kalvariaannäherung wählt der Therapeut folgende Berührungspunkte:
- die kleinen Finger, die sich an den Fingerspitzen berühren und ein „V" bilden, auf dem oberen Teil der Squama occipitalis in Nähe von Lambda,
- die Ringfinger knapp neben der Sutura sagittalis,
- die Mittelfinger direkt über dem Proc. zygomaticus,
- die Zeigefinger auf dem anteroinferioren Rand der Ossa parietalia.

Die gekreuzten Daumen befinden sich möglichst dicht an den Lambda-Punkten jeweils im posterosuperioren Winkel des gegenüberliegenden Os parietale.

## Behandlung
Um die Scheitelbeinwinkel während der Flexionsphase zu lockern, werden sie mit den Daumen in Richtung Kopfmitte gedrückt.
Sobald die Extensionsphase beginnt, wird die Flexionsbewegung des Os occipitale mit den kleinen Fingern verstärkt. Gleichzeitig ziehen die Daumen die posteroinferioren Winkel der beiden Ossa parietalia auf den Vertex zu und versuchen sie dabei auseinander zu ziehen. Mit den anderen Fingern werden die Ossa parietalia nach außen rotiert.

## Anmerkung
Diese Technik kann auch angewandt werden, wenn der Patient sitzt und der Therapeut hinter ihm steht.

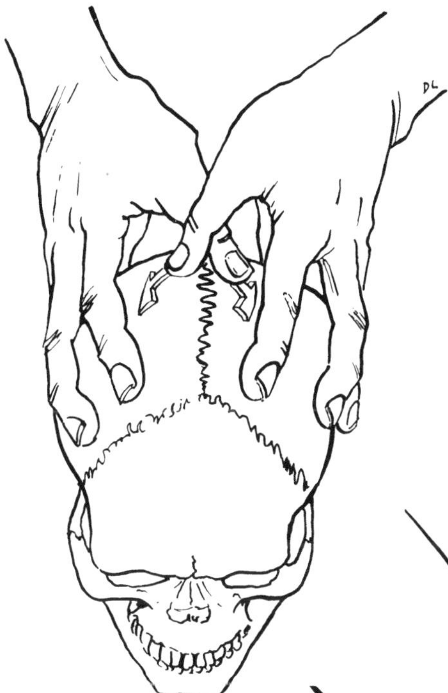

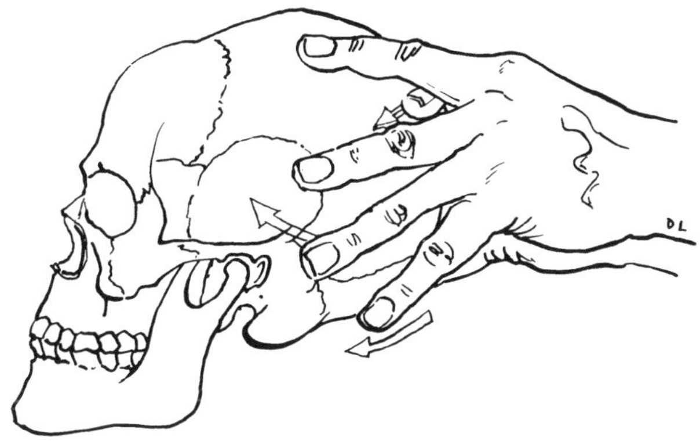

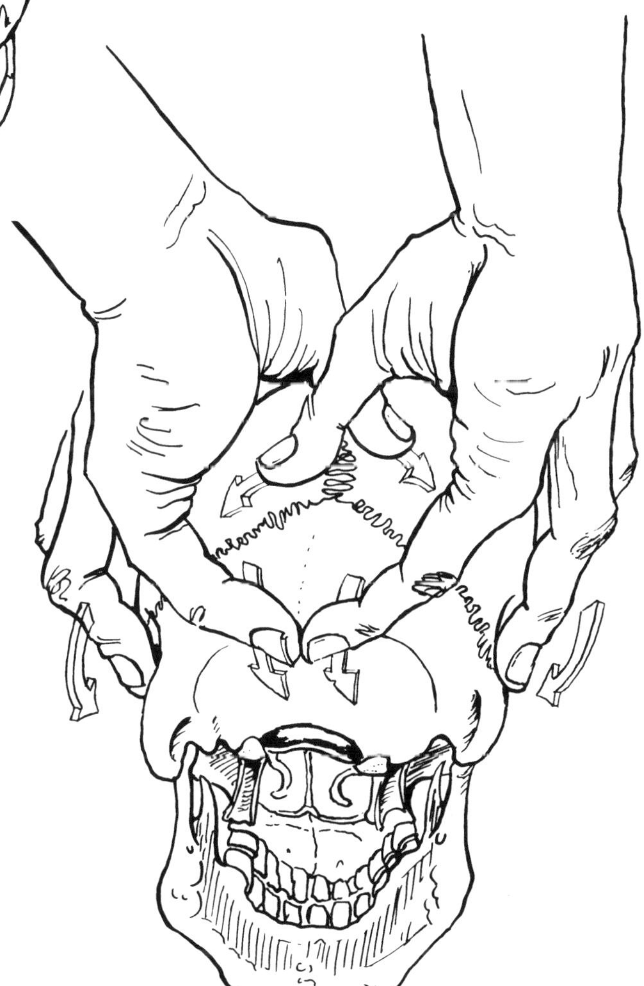

# Öffnen des posterioren Abschnitts der Sutura sagittalis

## Zielsetzung
Öffnen des posterioren Abschnitts der Sutura sagittalis.

## Position des Patienten
In Rückenlage, bequem und entspannt.

## Position des Therapeuten
Der Therapeut sitzt am Kopfende des Patienten, hat die Unterarme auf die Behandlungsliege, die auf eine passende Höhe eingestellt ist, gestützt und hält den Kopf des Patienten mit den Händen.

## Berührungspunkte
Bei dieser Form der Kalvariaannäherung liegen die Zeigefinger auf den anteroinferioren Winkeln der Ossa parietalia und die Mittelfinger unmittelbar über der Wurzel des Proc. zygomaticus des Os temporale. Die Ringfinger befinden sich im Scheitelbein-Mastoidwinkel. Die über der Sutura sagittalis gekreuzten Daumen liegen so nah wie möglich an der Lambdanaht und berühren das Os parietale auf der jeweils anderen Seite.

## Behandlung
Diese Technik wird in drei ineinander übergehenden Behandlungsschritten angewandt, der erste beginnt während der Flexionsphase und die beiden anderen folgen während der Extensionsphase.

- 1. Phase *(Release)*: Der Therapeut drückt auf die Ossa parietalia, um sie vom Os occipitale zu lösen.
- 2. Phase *(Opening)*: Um den posterioren Abschnitt der Sagittalnaht zu öffnen, zieht der Therapeut die Daumen auf den Ossa parietalia auseinander.
- 3. Phase *(Externe Rotation)*: Mit den auf dem Kranium ausgespreizten Fingern wird die externe Rotation der Ossa parietalia verstärkt.

## Anmerkung
Um überlappende Strukturen auseinander zu bringen, kann der Therapeut im zweiten Behandlungsschritt die Daumen voneinander wegziehen, während er sehr genau auf die tastbaren suturalen Kraftlinien achtet.

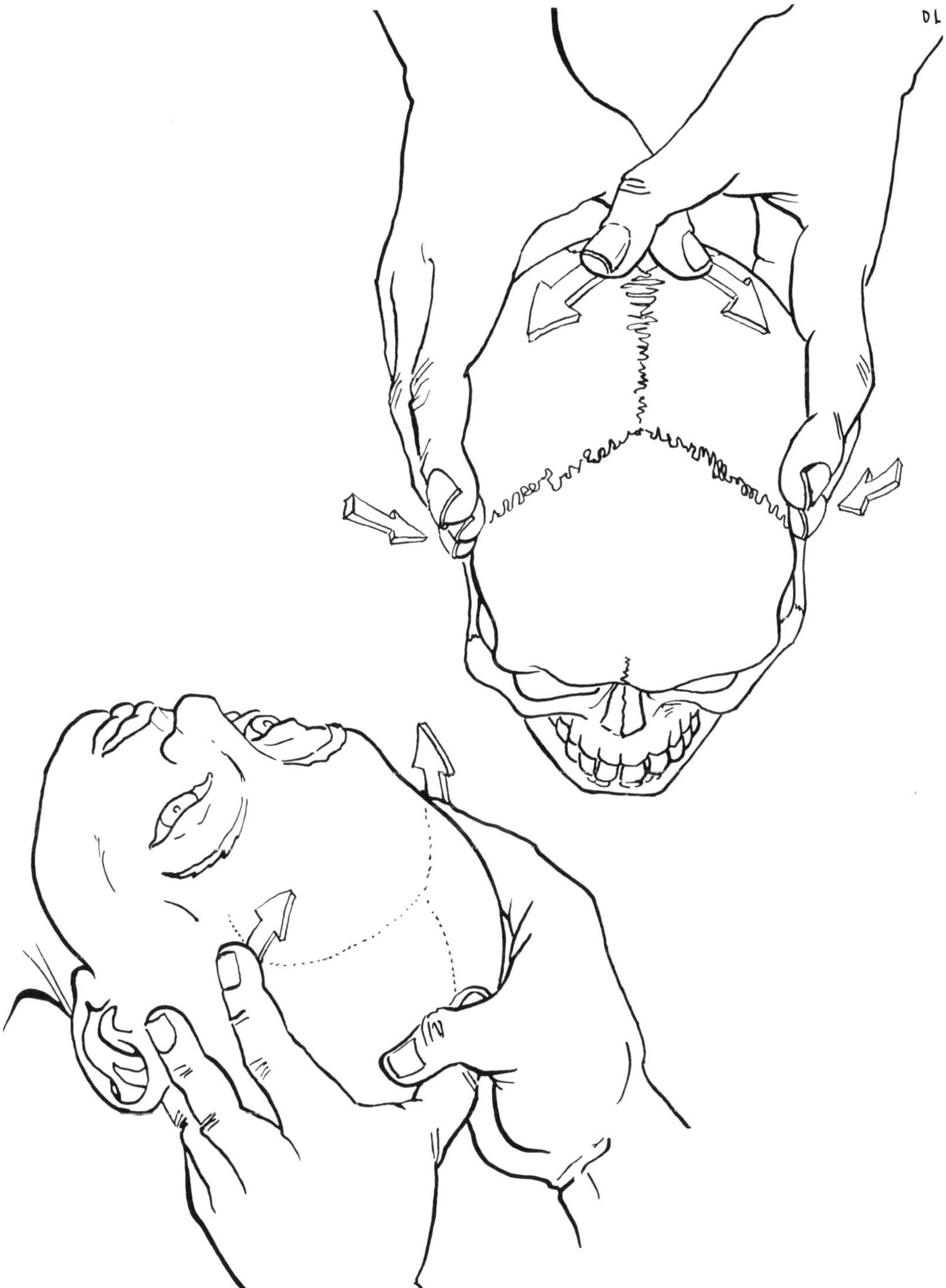

# Weiten *(Opening)* der Sutura sagittalis

## Zielsetzung

Wiederherstellung der funktionellen Bewegungsfreiheit der Sutura sagittalis.

## Position des Patienten

In Rückenlage, bequem und entspannt.

## Position des Therapeuten

Der Therapeut sitzt am Kopfende des Patienten, hat die Unterarme auf die Behandlungsliege, die auf eine passende Höhe eingestellt ist, gestützt und hält den Kopf des Patienten mit den Händen.

## Berührungspunkte

Die Daumen liegen vom Bregma aus auf beiden Seiten parallel zur Sagittalnaht. Die anderen Finger sind auf der Squama der Ossa parietalia ausgespreizt.

## Behandlung

In der Extensionsphase werden die Daumen leicht auseinander gezogen, während mit den anderen Fingern die externe Rotationsbewegung der Ossa parietalia verstärkt wird. Besonders kraftvoll sollte der Therapeut die Stellen behandeln, an denen bei der Untersuchung Bewegungsrestriktionen zu spüren waren.

Um eine nachhaltige Wirkung zu erzielen, ist es wichtig, beim Lockern der Sagittalnaht sehr aufmerksam auf die Feinheiten ihrer Verzahnung zu achten.

## Anmerkung

Diese Technik kann auch angewandt werden, wenn der Patient auf einer Kante der Behandlungsliege sitzt und der Therapeut hinter ihm steht.

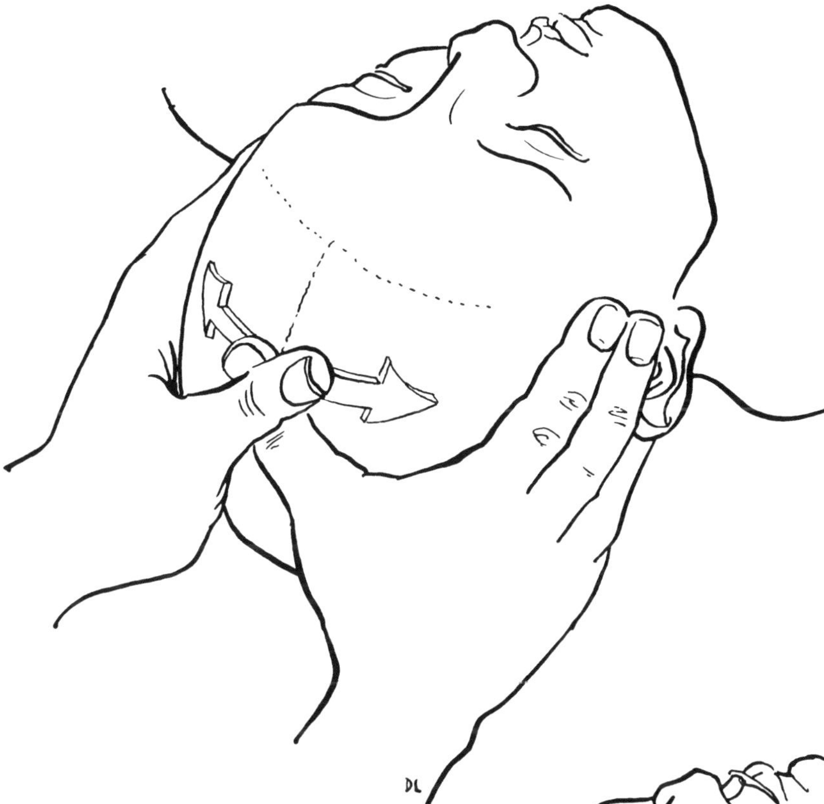

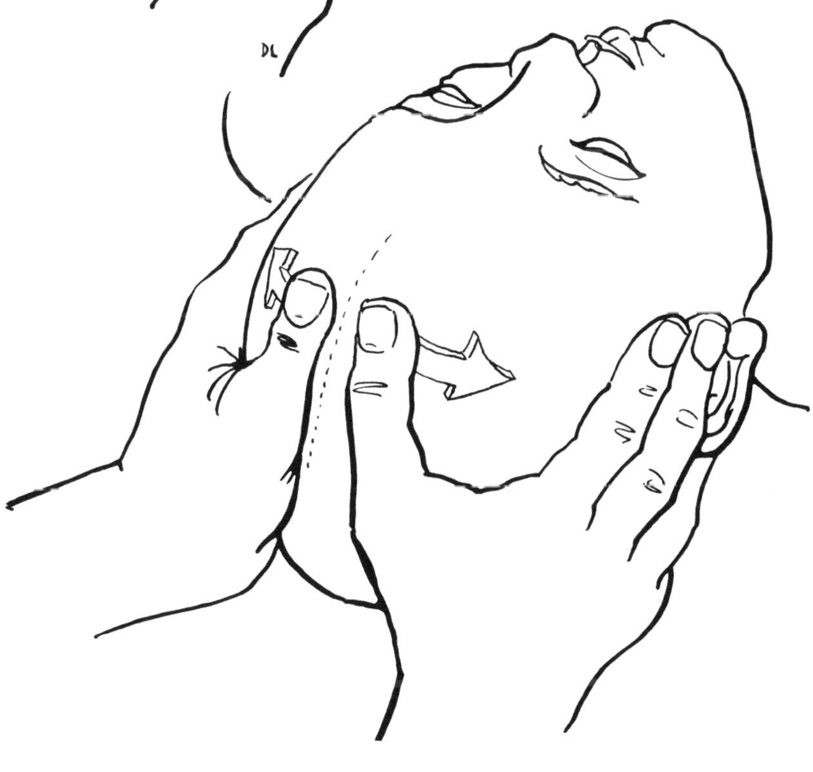

# Parietofrontales *Disengagement* von lateral (Auseinanderziehen von Scheitel- und Stirnbein)

## Zielsetzung

Wiederherstellung der funktionellen Bewegungsfreiheit dieser Knochenverbindung, wenn es nach einem Trauma zur Kompression des Os frontale zwischen den Ossa parietalia gekommen ist.

## Position des Patienten

Sitzt auf einer Kante der ziemlich niedrig eingestellten Behandlungsliege.

## Position des Therapeuten

Steht dem Patienten zugewandt, die Ellbogen angewinkelt, und breitet beide Hände mit ineinander verschränkten Fingern über den Kopf des Patienten.

## Berührungspunkte

Die Thenarseite befindet sich lateral auf dem Os parietale in Nähe des Pterions, die Hypothenarseite auf der Squama und die Finger beider Hände sind über der Sagittalnaht verschränkt.

## Behandlung

- In der Flexionsphase des kranialen Rhythmus werden unter Einsatz der Fingerbeuger die beiden Ossa parietalia nach medial gedrückt, um sie vom Os frontale zu lösen.
- In der Extensionsphase hebt der Therapeut unter Beibehaltung des Hautkontakts aller Finger die beiden Ossa parietalia zum Vertex hin an.

## Anmerkung

Beschrieben ist hier nur die Behandlungstechnik für die Sutura frontoparietalis von lateral. Bei medial gelegenen Läsionen in Bregmanähe sollte der Therapeut stattdessen die auf S. 144 beschriebene Technik anwenden.
Einseitige Läsionen sollten mit der frontoparietalen Technik von S. 124 behandelt werden.

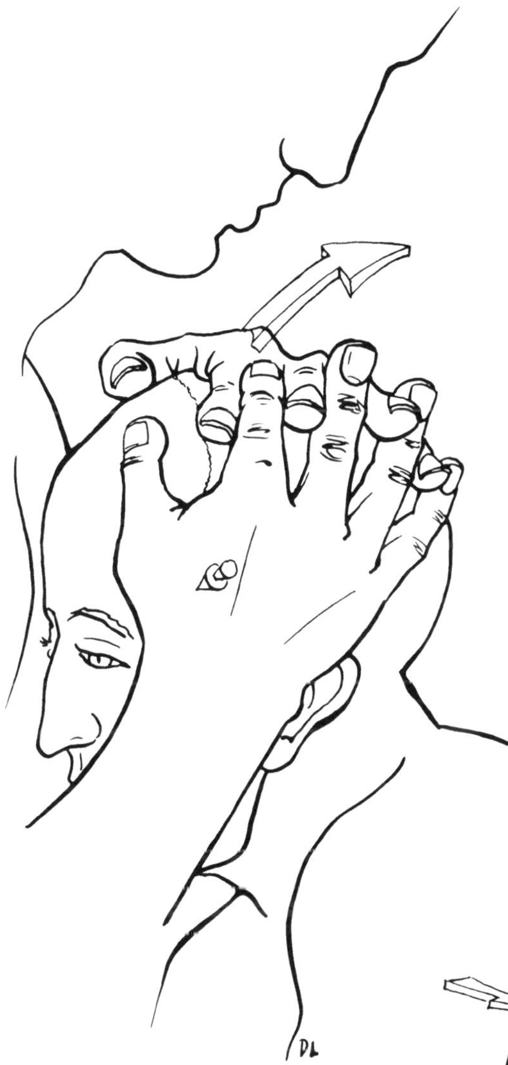

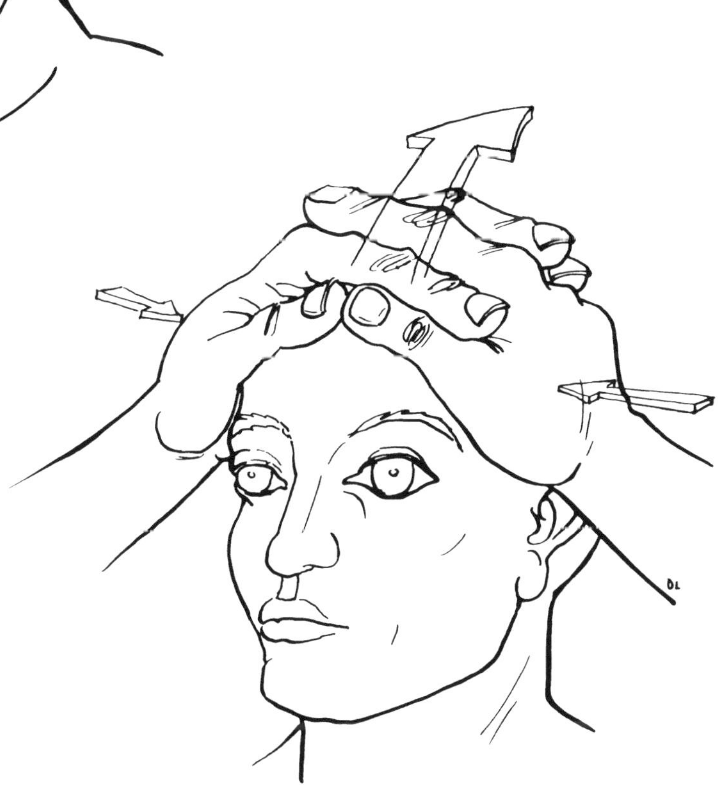

# Bregma-Dekompression

## Zielsetzung
Wiederherstellung der funktionellen Bewegungsfreiheit des Bregmas, der Schnittstelle von Sutura sagittalis und Sutura coronalis.

## Position des Patienten
In Rückenlage, bequem und entspannt.

## Position des Therapeuten
Sitzt am Kopfende des Patienten und stützt die Unterarme auf die Behandlungsliege, die auf eine passende Höhe eingestellt ist.

## Berührungspunkte
In leichter Abwandlung der Kalvariaannäherung wählt der Therapeut folgende Berührungspunkte:
- Zeigefinger hinter dem äußeren Proc. orbitalis des Os frontale,
- Daumen über der vorderen Sutura sagittalis gekreuzt und im anterosuperioren Winkel des Os parietale der Gegenseite,
- Ringfinger im Mastoidwinkel der Ossa parietalia.

## Behandlung
Durch Druck mit den Daumen auf die Ossa parietalia wird in der Flexionsphase das *Disengagement* herbeigeführt.
In der Extensionsphase machen die Zeigefinger die Flexion des Os frontale mit und ziehen es leicht in anteriorer Richtung. Durch Auseinanderbewegen der Daumen werden die anterosuperioren Winkel der Ossa parietalia nach posterior gedrückt, während die Ringfinger die externe Rotation dieser Knochen verstärken. Dies wird beibehalten, bis eine Entspannung zu spüren ist.

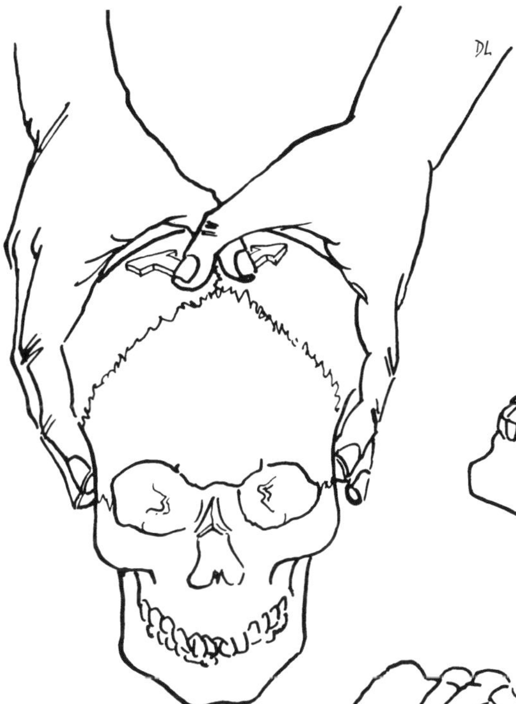
DL

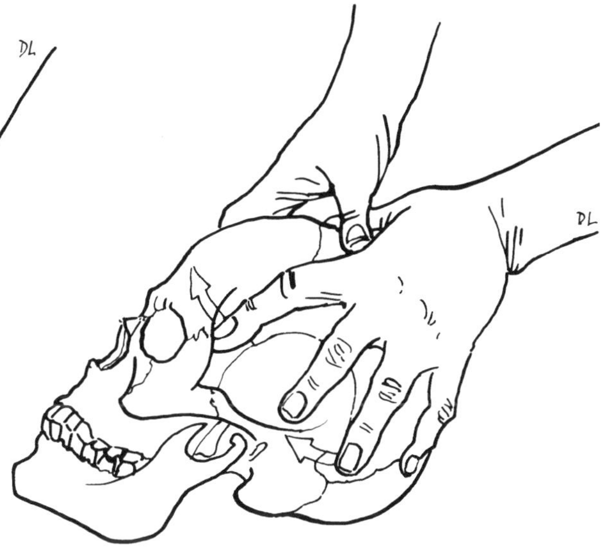
DL

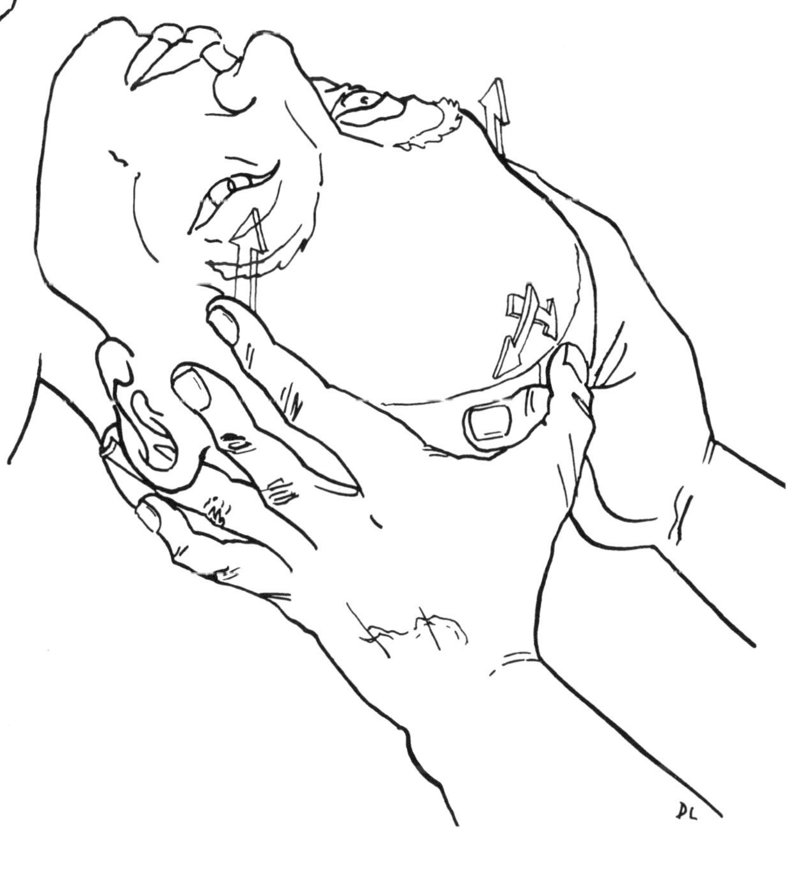
DL

# Bilaterales sphenoparietales *Disengagement* (beidseitiges Auseinanderziehen der Sutura sphenoparietalis)

## Zielsetzung

Wiederherstellung der funktionellen Bewegungsfreiheit der sphenoparietalen Knochenverbindung, besonders nach einem Trauma im anterosuperioren Scheitelbeinbereich.

## Position des Patienten

Sitzt auf einer Kante der ziemlich niedrig eingestellten Behandlungsliege.

## Position des Therapeuten

Steht dem Patienten zugewandt, die Ellbogen angewinkelt, und breitet beide Hände mit ineinander verschränkten Fingern über den Kopf des Patienten.

## Berührungspunkte

Die Thenarseite befindet sich im Angulus sphenoidalis des Os parietale, während die Hypothenarseite weiterhin auf der Squama liegt und die Finger beider Hände über der Sagittalnaht verschränkt sind.

## Behandlung

- In der Flexionsphase des kranialen Rhythmus werden die Sphenoidwinkel der beiden Ossa parietalia unter Einsatz der Fingerbeuger nach medial gedrückt.
- In der Extensionsphase hebt der Therapeut unter Wahrung aller Fingerkontakte die Ossa parietalia zum Vertex hin an. Diese Position, in der sich die Spannungen im Gleichgewicht befinden *(point of balanced tension)*, wird beibehalten, bis eine Entspannung zu spüren ist.

## Anmerkung

Dies ist eine Abwandlung der auf S. 142 beschriebenen Technik.
Obwohl diese Technik auch einseitig angewandt werden kann, hat sich oft gezeigt, dass dies nicht sehr wirkungsvoll ist. Bei einseitigen Läsionen sollte stattdessen die auf S. 148 beschriebene Technik bevorzugt werden.

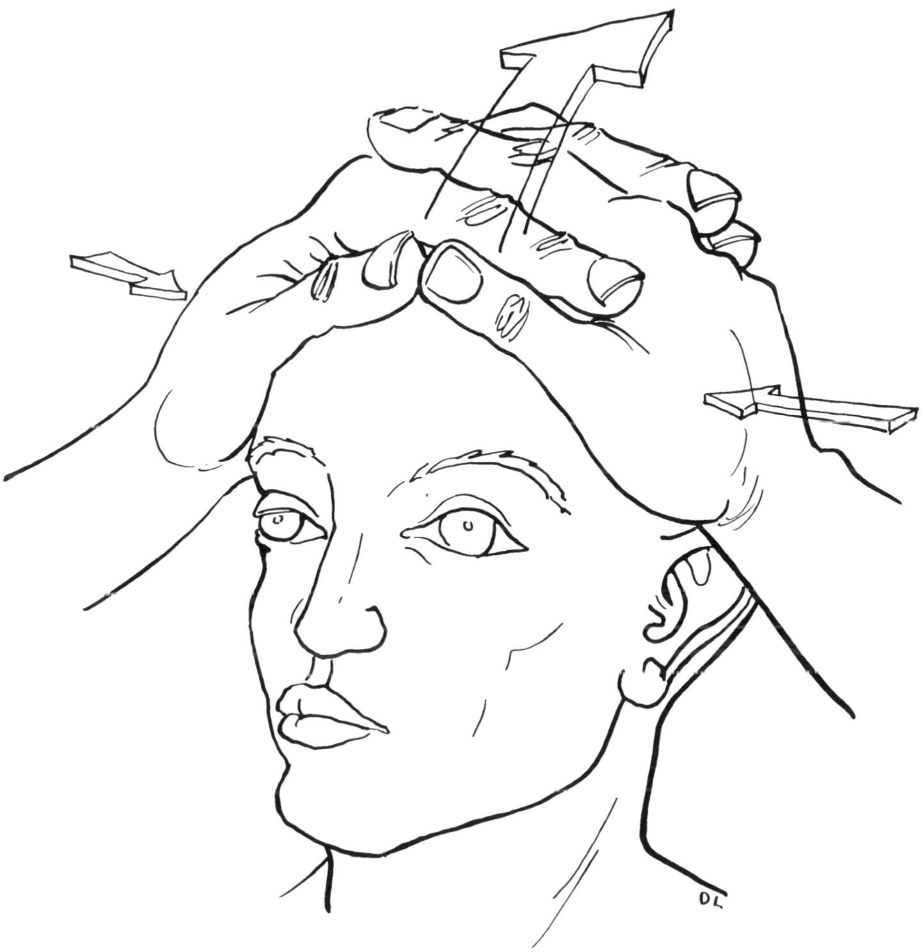
DL

# Unilaterales sphenoparietales *Disengagement* (einseitiges Auseinanderziehen der Sutura sphenoparietalis)

## Zielsetzung

Wiederherstellung der funktionellen Bewegungsfreiheit der sphenoparietalen Knochenverbindung, wenn infolge eines Traumas im vorderen Scheitelbeinbereich eine einseitige Läsion vorliegt.

## Position des Patienten

In Rückenlage, bequem und entspannt.

## Position des Therapeuten

Sitzt am Kopfende des Patienten auf der gegenüberliegenden Seite der Läsion, die Behandlungsliege ist auf eine passende Höhe eingestellt.

## Berührungspunkte

Mit der unteren Hand kann das Sphenoid wie folgt gehalten werden:

- Daumen und Zeigefinger legen sich wie eine Spange um das Os frontale, die an der Ala major ossis sphenoidalis endet.
- Der kleine Finger befindet sich intrabukkal auf der lateralen Fläche des Proc. pterygoideus.

Die obere Hand kommt parietal mit folgenden Stellen in Berührung:

- Der Daumen liegt längs der Sutura coronalis,
- der Zeigefinger auf dem Angulus sphenoidalis,
- die anderen Finger sind über die Squama ausgebreitet.

## Behandlung

- In der Flexionsphase des kranialen Rhythmus wird das Os parietale im Angulus sphenoidalis mit dem Zeigefinger der oberen Hand nach medial gedrückt, um es zu lösen.
- In der Extensionsphase machen beide Hände die externe Rotation des Knochens, auf dem sie liegen, jeweils bis zum Endpunkt mit und bewegen sich dabei auseinander.

Dieser Ablauf wird so lange wiederholt, bis eine Entspannung zu spüren ist.

## Anmerkung

Damit die recht wirksame Behandlungstechnik zum Erfolg führt, muss bei der Durchführung genau auf die zunehmende Entspannung des periartikulären Gewebes geachtet werden.

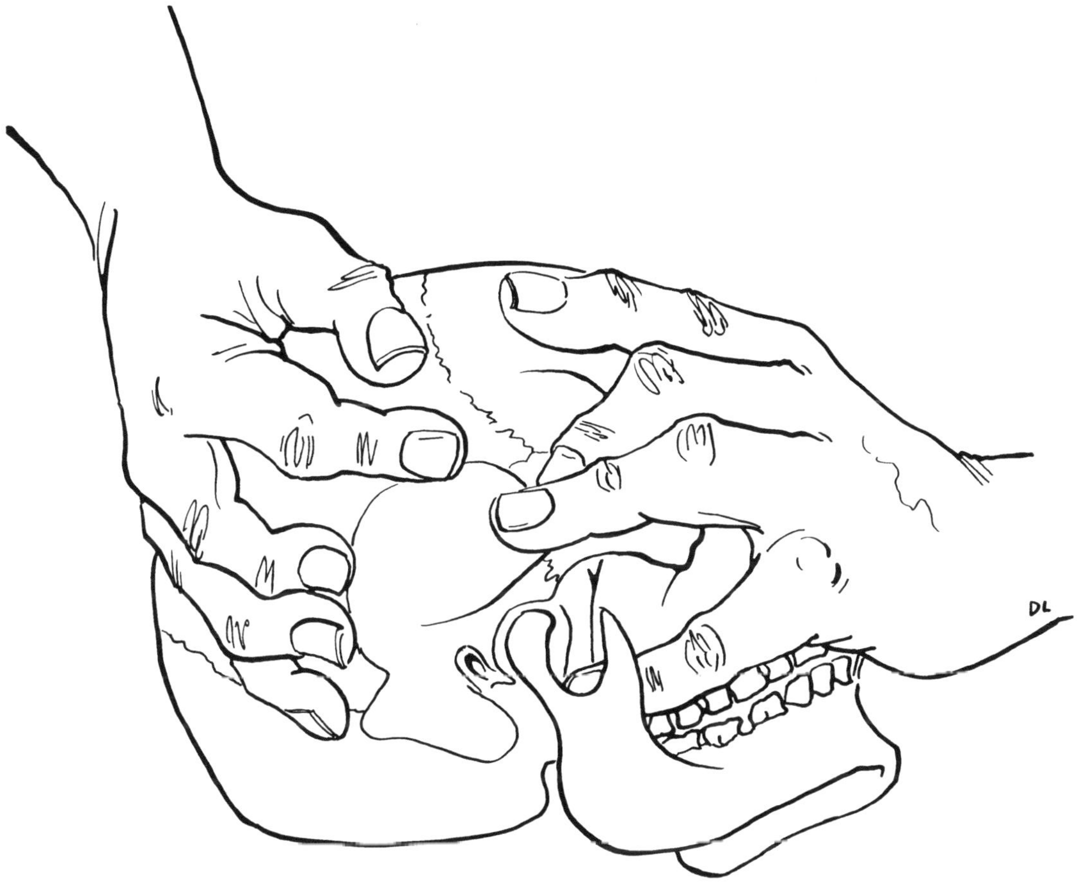

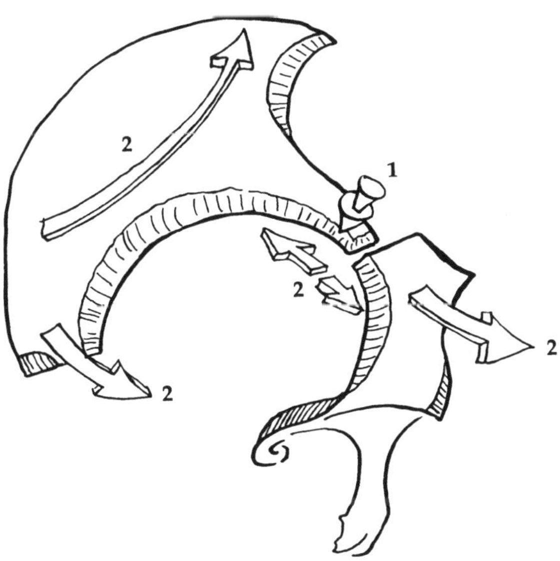

1
2
2
2
2

# Parietookzipitales *Disengagement* (Auseinanderziehen der Scheitelbein-Hinterhaupt-Verbindung)

## Zielsetzung

Wiederherstellung der funktionellen Bewegungsfreiheit der Scheitelbein-Hinterhaupt-Verbindung, wenn die Knochen infolge einer Kaudalverschiebung der posteroinferioren Winkel der Ossa parietalia nach einem Trauma im Lambdabereich gewaltsam ineinander geschoben worden sind.

## Position des Patienten

Sitzt auf einer Kante der ziemlich niedrig eingestellten Behandlungsliege.

## Position des Therapeuten

Steht hinter dem Patienten, die Ellbogen angewinkelt, und wölbt beide Hände mit ineinander verschränkten Fingern über den hinteren Schädelbereich.

## Berührungspunkte

Während sich die Thenarseite der Hände auf dem posteroinferioren Scheitelbeinwinkel befindet, sind die Finger so über der Sagittalnaht verschränkt, dass die Zeigefinger möglichst dicht an der Lambdanaht liegen.

## Behandlung

- In der Flexionsphase des kranialen Rhythmus komprimiert der Therapeut die posteroinferioren Scheitelbeinwinkel nach medial und löst dabei das Os occipitale.
- In der Extensionsphase hebt der Therapeut die beiden Ossa parietalia etwas zum Vertex hin an, während er durch gleichzeitige Pronation der Unterarme die externe Rotation der Schädelknochen verstärkt.

Das wird fortgesetzt, bis eine Entspannung zu spüren ist.

## Anmerkung

Die obige Beschreibung gilt für beidseitige Läsionen. Bei einseitiger Läsion wird dagegen nur der eine Scheitelbeinwinkel komprimiert und der andere in seiner Position gehalten.

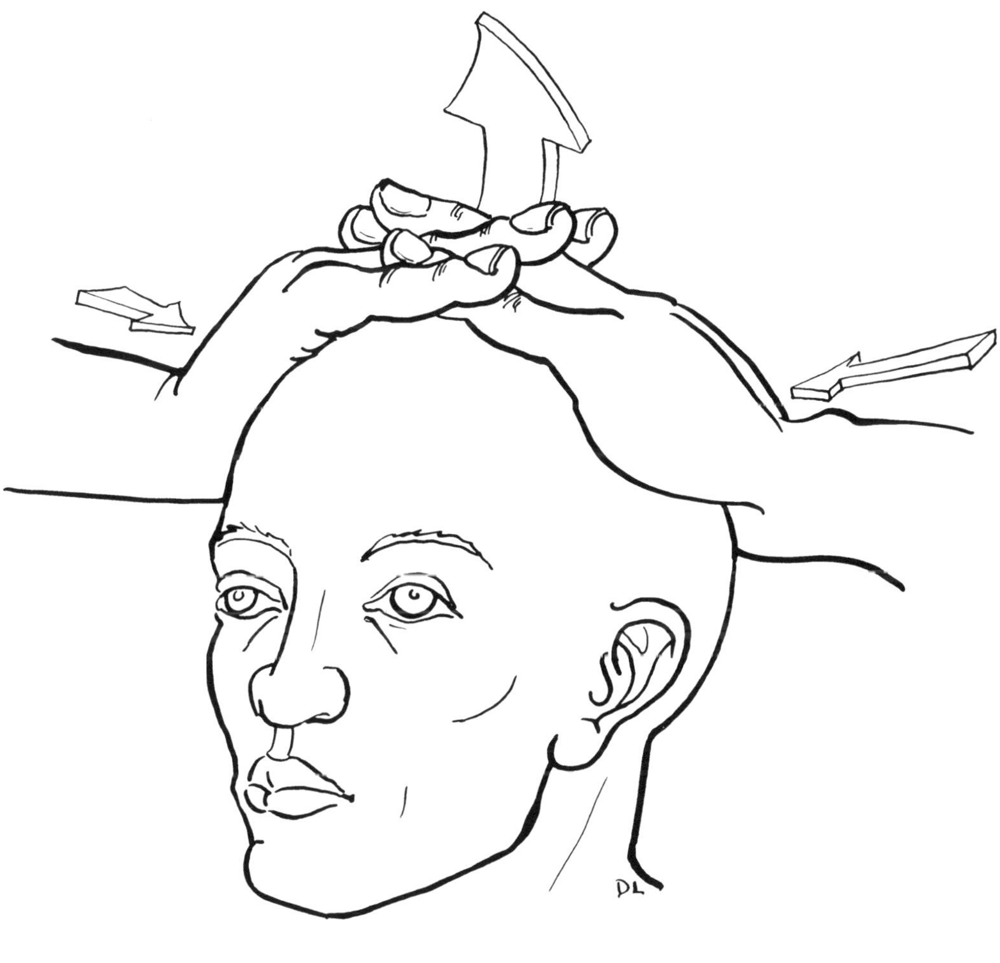
DL

# Temporoparietales *Disengagement* (Auseinanderziehen der Schläfen-Scheitelbein-Verbindung)

## Zielsetzung
Wiederherstellung der funktionellen Bewegungsfreiheit der Knochennaht zwischen Os temporale und Os parietale.

## Position des Patienten
In Rückenlage, bequem und entspannt.

## Position des Therapeuten
Der Therapeut sitzt am Kopfende des Patienten, hat die Unterarme auf die Behandlungsliege, die auf eine passende Höhe eingestellt ist, gestützt und hält den Kopf des Patienten mit den Händen.

## Berührungspunkte
In Abwandlung der Kalvariaannäherung berührt der Therapeut mit seinen Händen auf beiden Schädelseiten des Patienten symmetrische Punkte:
- mit den Köpfchen der Metakarpalknochen den parietalen Teil der Sutura squamosa,
- mit den Zeigefingern den Proc. zygomaticus des Os temporale,
- mit den kleinen Fingern den vorderen Teil des Proc. mastoideus.

## Behandlung
- In der Flexionsphase des kranialen Rhythmus wird der parietale Teil der Sutura squamosa mit den Köpfchen der Metakarpalknochen nach medial gedrückt.
- In der Extensionsphase verstärken Zeige- und Ringfinger die externe Rotation der Schläfenbeine. Dabei hebt der Therapeut gleichzeitig mit beiden Händen – während er fortlaufend mit den Köpfchen der Metakarpalknochen arbeitet – die Ossa parietalia zum Vertex hin an, um die Sutura squamosa zu lösen.

## Anmerkung
Im Fall einer einseitigen Läsion wird nur eine Hand betätigt und die andere einfach liegen gelassen.
Man sollte sich vergewissern, ob das Temporomandibulargelenk frei beweglich ist, da jegliche traumatische *Impaction* an dieser Stelle eine sekundäre Läsion der temporoparietalen Knochenverbindung hervorrufen kann.

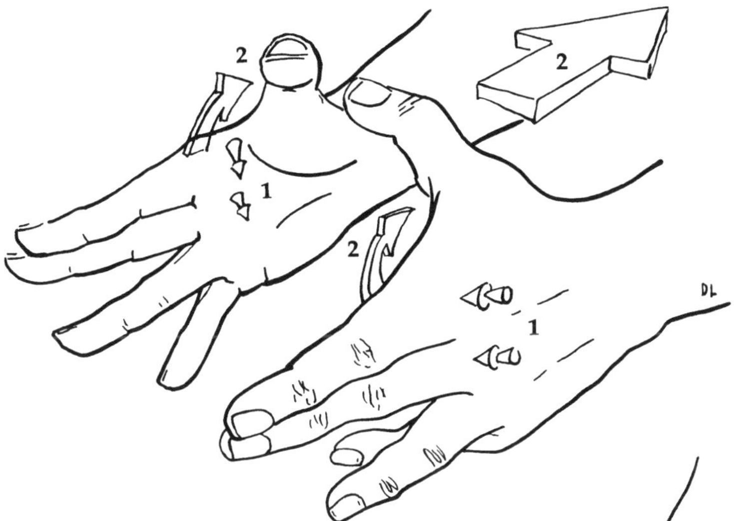
2
2
1
2
1
DL

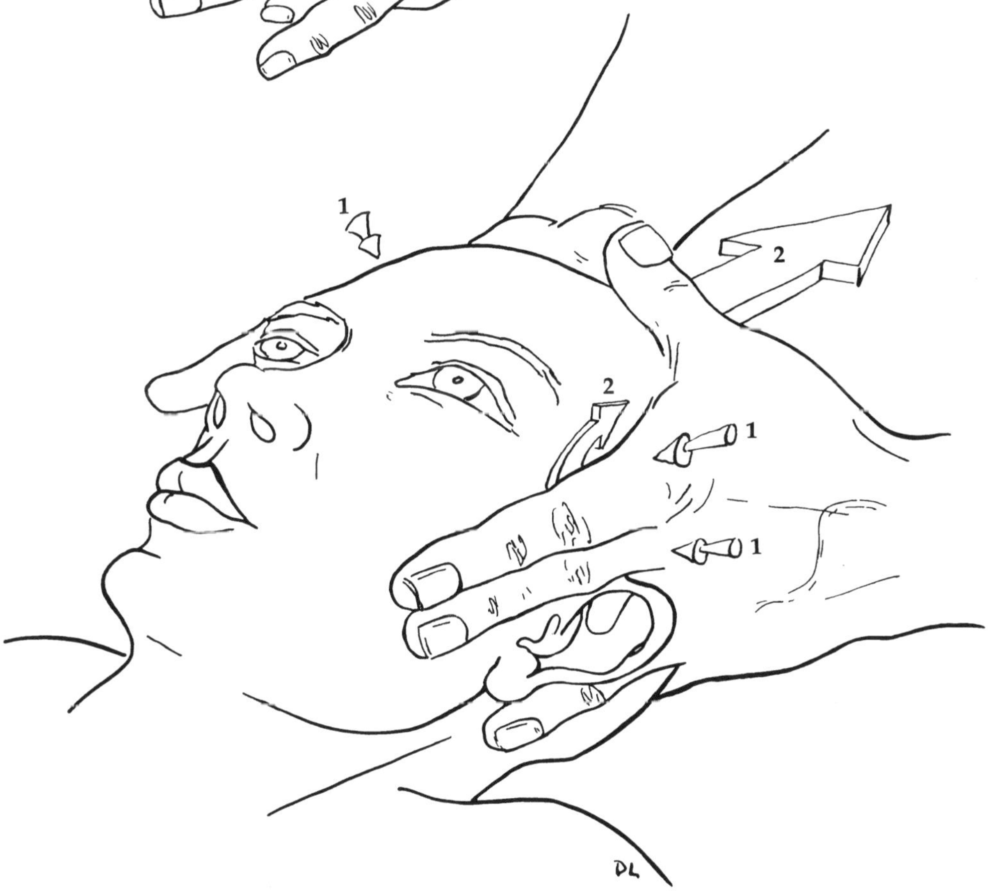
1
2
2
1
1
DL

# Unilaterales Disengagement des posteroinferioren Scheitelbeinwinkels (Auseinanderziehen des posteroinferioren Scheitelbeinwinkels)

## Zielsetzung

Einseitige Lösung des posteroinferioren Scheitelbeinwinkels (Sutura parietomastoidea).

## Position des Patienten

In Rückenlage, bequem und entspannt.

## Position des Therapeuten

Sitzt am Kopfende des Patienten und stützt die Unterarme auf die Behandlungsliege, die auf eine passende Höhe eingestellt ist.

## Berührungspunkte

Mit seinen unter dem Kopf des Patienten verschränkten Fingern hält der Therapeut den posterioren Teil des Schädels. Der Thenar liegt auf der Läsionsseite im posteroinferioren Winkel des Os parietale und berührt auf der anderen Seite den lateralen Winkel der Squama occipitalis. Die Daumen sind entlang dem Proc. mastoideus ausgestreckt.

## Behandlung

In der Flexionsphase des kranialen Rhythmus wird mit den Daumenballen ein sanfter und gleichmäßiger Druck zur Schädelmitte hin ausgeübt.
In der Extensionsphase werden die Spitzen der beiden Mastoidfortsätze mit den Daumen nach außen rotiert, d.h. in posteriore und mediale Richtung gezogen. Gleichzeitig wird das entsprechende Os parietale im posteroinferioren Winkel mit dem Thenar nach anterior und kranial bewegt.

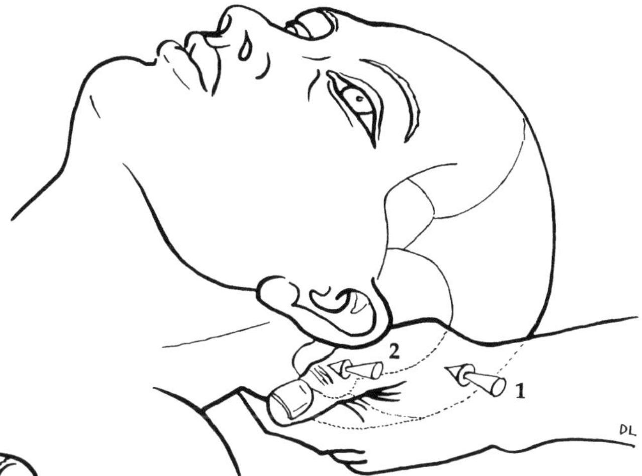
2
1
DL

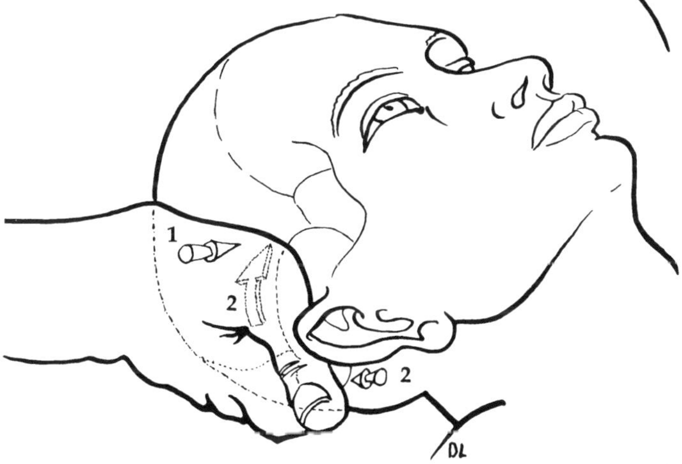
1
2
2
DL

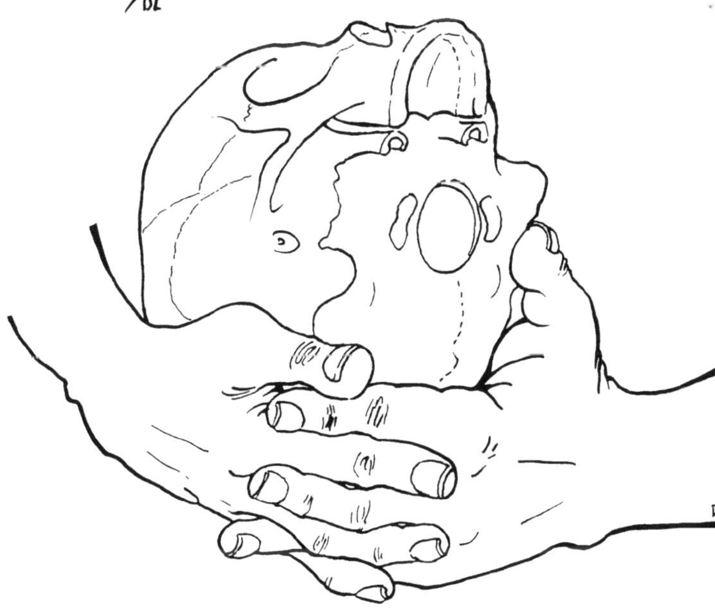
DL

# VI. Sphenoidale Techniken

# Reposition des Os sphenoidale

## Zielsetzung
Wiederherstellung der funktionellen Bewegungsfreiheit zwischen Os sphenoidale und Os occipitale.

## Position des Patienten
In Rückenlage, bequem und entspannt.

## Position des Therapeuten
Sitzt mit Blick zum Kopf des Patienten neben der Behandlungsliege, die so niedrig eingestellt ist, dass sich der Kopf des Patienten in gleicher Höhe wie die Hände des Therapeuten befindet.

## Berührungspunkte
Der Hinterkopf ist von der Lambdanaht bis zum Inion in die kraniale Hand gebettet, und zwar in Richtung ihrer Längsachse.
Die kaudale Hand hält das Os sphenoidale in folgender Weise:

- Daumen und Zeigefinger bilden eine Spange um das Os frontale, ohne es zu berühren,
- Daumen- und Zeigefingerendglied liegen jeweils auf der Ala major
- und der kleine Finger intrabukkal auf dem Proc. pterygoideus.

## Behandlung
In der Flexionsphase des kranialen Rhythmus wird mit der kranialen Hand eine Flexion des Os occipitale herbeigeführt. Sobald das geschieht, wird das Os sphenoidale mit der kaudalen Hand in allen drei Richtungen (anteroposterior, transversal und vertikal) durchbewegt, um den Balancepunkt zu finden, an dem eine physiologische Bewegung der Synchondrose möglich ist. Dieser Punkt des Spannungsgleichgewichts *(point of balanced tension)* wird so lange gehalten, bis eine Entspannung zu spüren ist.

## Anmerkung
Diese Behandlungstechnik ist besonders wirkungsvoll, weil sie eine außergewöhnlich gute Kontrolle über das Os sphenoidale ermöglicht. Allerdings setzt sie eine hohe Präzision bei Bewegungen der kranialen Hand voraus.

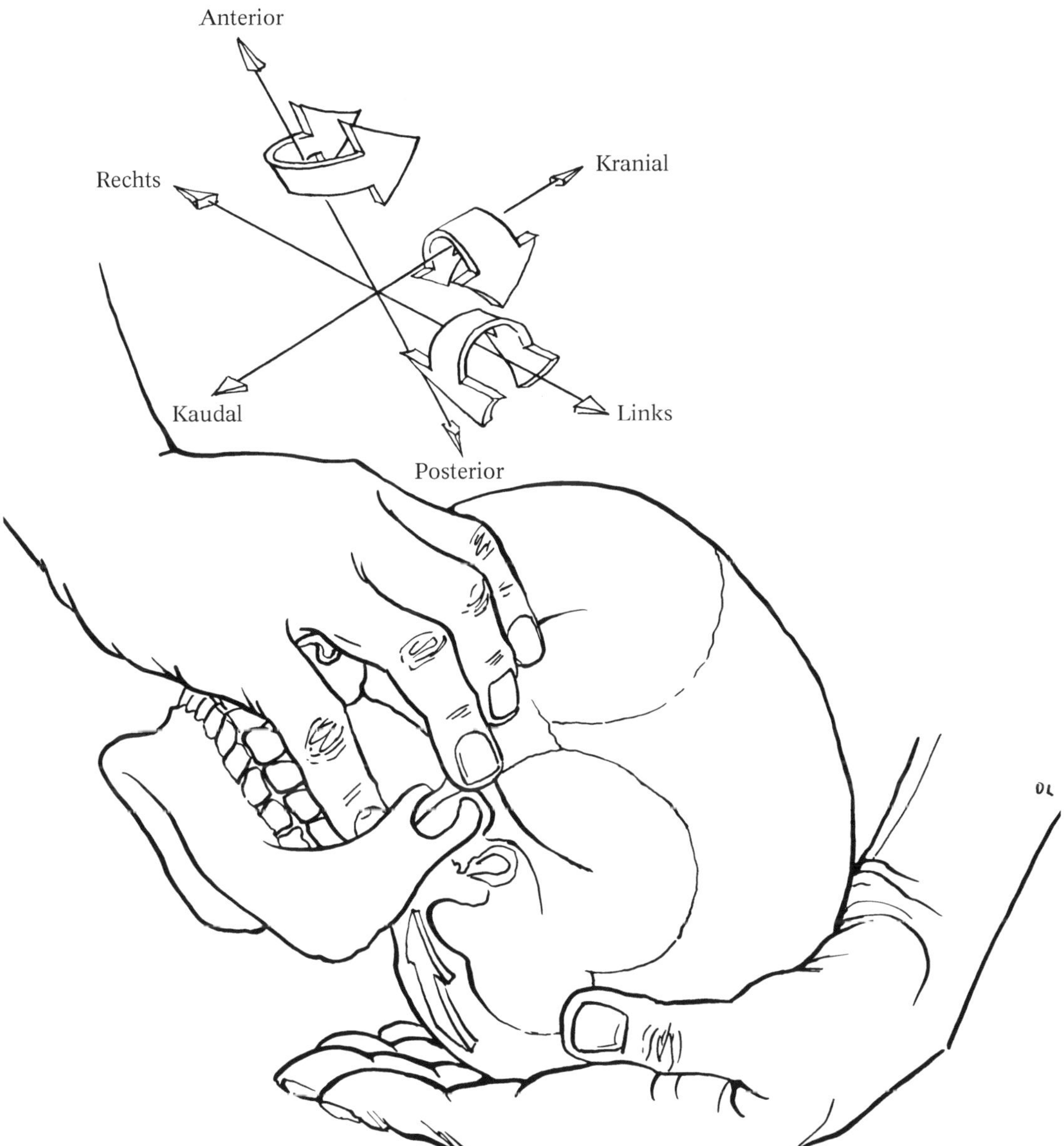
Anterior
Rechts
Kranial
Kaudal
Links
Posterior

# Drainage des Sinus sphenoidalis

## Zielsetzung
Ausleitung eitriger Sekrete, die sich im Sinus sphenoidalis angesammelt haben.

## Position des Patienten
In Rückenlage, bequem und entspannt.

## Position des Therapeuten
Sitzt mit Blick zum Kopf des Patienten neben der auf passende Höhe eingestellten Behandlungsliege.

## Berührungspunkte
Mit der kranialen Hand wird das Os sphenoidale folgendermaßen gehalten:
- Daumen und Zeigefinger umspannen das Os frontale, ohne es zu berühren,
- Daumen- und Zeigefingerendglied liegen auf den Alae majores.

Der Mittelfinger der kaudalen Hand liegt am Gaumen unter der Sutura palatina transversa und sorgt für ein festes Widerlager bei der Manipulation.

## Behandlung
Die Hände des Therapeuten bewegen sich in entgegengesetzter Richtung.
- In der Extensionsphase des kranialen Rhythmus wird mit der kranialen Hand eine Flexion des Sphenoids herbeigeführt, während sich der intraorale Finger durch Druck in Richtung des Keilbeinkörpers der Schubrichtung des Vomers an der Gaumennaht widersetzt.
- In der Flexionsphase kommt es zur Rückkehr in die Neutralstellung, die Hände des Therapeuten bleiben passiv.

Dieser Behandlungszyklus wird so lange wiederholt, bis eine Entspannung zu spüren ist.

## Anmerkung
Es ist in diesem Fall trotzdem erforderlich, die primäre oder ursächliche Läsion zu behandeln.

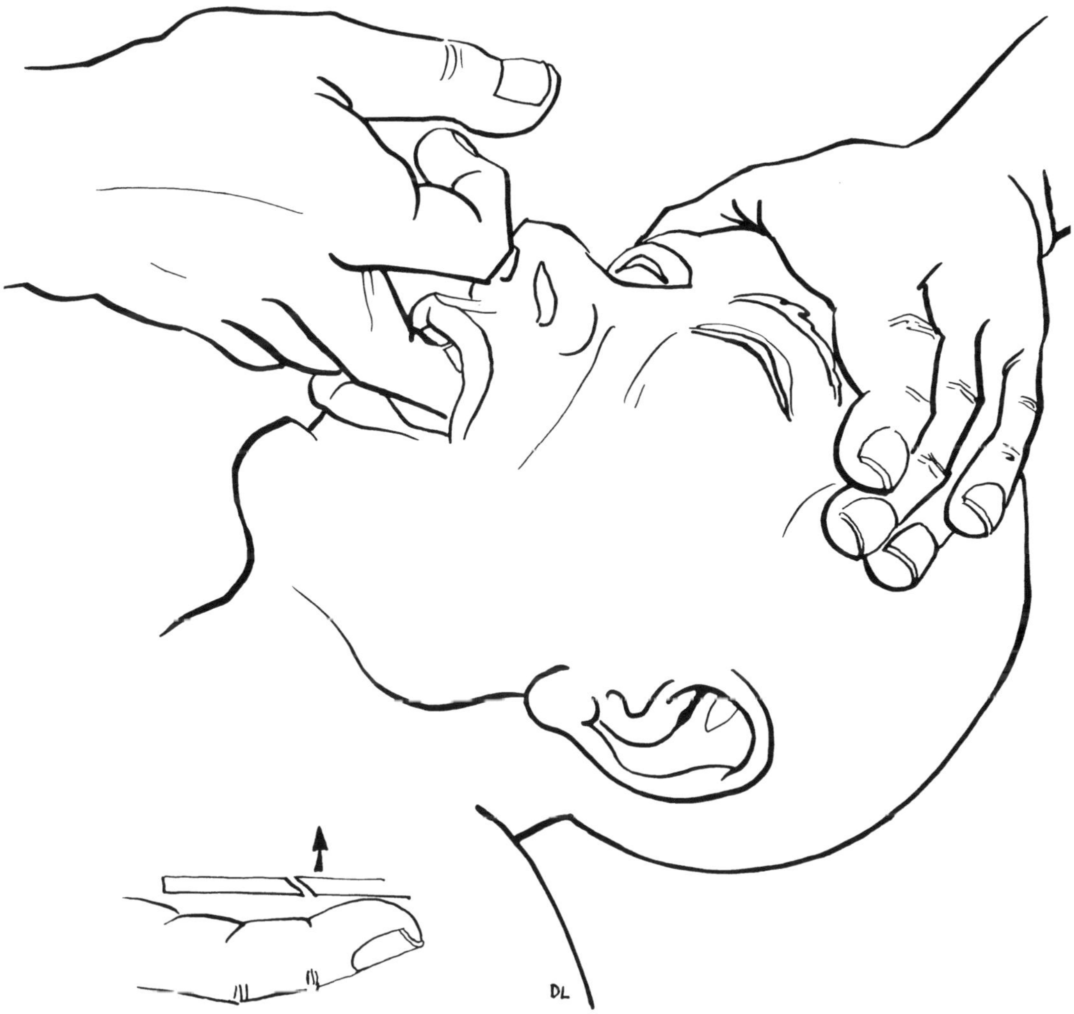
DL

# VII. Gesichtsknochen

# Allgemeiner *Release* der Gesichtsknochen (allgemeine Entspannung der Gesichtsknochen)
Methode I

## Zielsetzung
Harmonisierung der funktionellen Beziehung aller Gesichtsknochen während der externen und internen Rotation.

## Position des Patienten
In Rückenlage, bequem und entspannt.

## Position des Therapeuten
Der Therapeut sitzt am Kopfende des Patienten, hat die Unterarme auf die Behandlungsliege, die auf eine passende Höhe eingestellt ist, gestützt und hält den Kopf des Patienten mit den Händen.

## Berührungspunkte
Die Handflächen liegen so auf dem Stirnbereich, dass die Daumen ein „V" bilden und sich auf der Sutura frontalis in Nähe der Glabella treffen.
Zeige- und Mittelfinger sind auf den Wangen des Patienten ausgebreitet und umrahmen die seitlichen Außenflächen der Maxilla.

## Behandlung
In der Extensionsphase des kranialen Rhythmus wird mit Handflächen und Daumen eine externe Rotation des Os frontale initiiert, während Mittel- und Zeigefinger die Maxilla mitführen. Das dabei zustande kommende Spannungsgleichgewicht *(point of balanced tension)* wird beibehalten, bis eine Entspannung zu spüren ist.
Diese Behandlungstechnik kann auch während der internen Rotation angewandt werden.

## Anmerkung
Diese Technik darf nur sehr behutsam angewandt werden. Sie sollte in dieser Reihenfolge mehrmals wiederholt werden, um die Bewegung jedes einzelnen Gesichtsknochens vollständig in die allgemeine kraniale Bewegung integrieren zu können. Dazu sind mehrfache Entspannungen erforderlich.

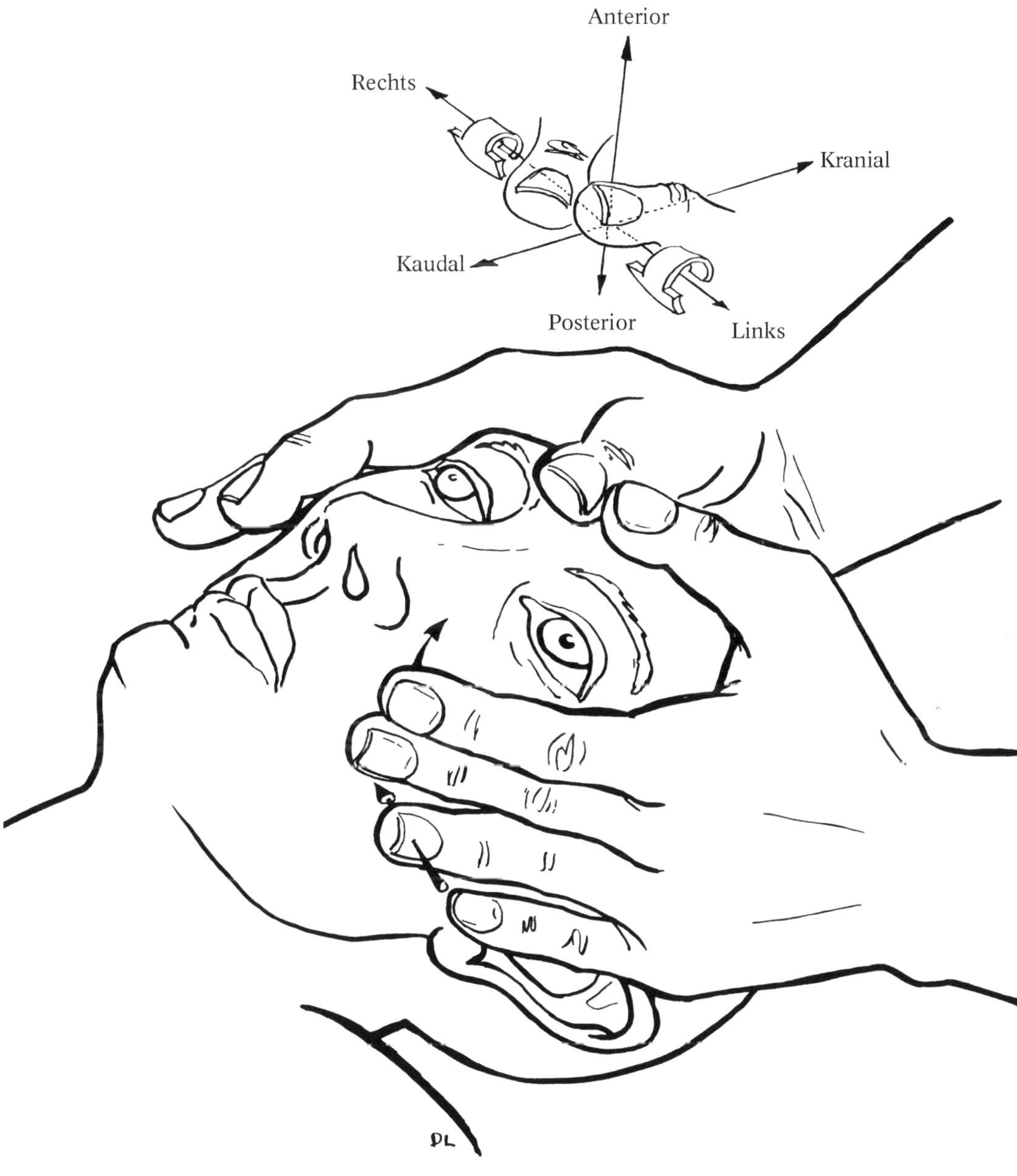
Anterior
Rechts
Kranial
Kaudal
Posterior
Links
DL

# Allgemeiner *Release* der Gesichtsknochen (allgemeine Entspannung der Gesichtskochen)

Methode II

## Zielsetzung

Harmonisierung der funktionellen Beziehung aller Gesichtsknochen während der externen und internen Rotation.

## Position des Patienten

In Rückenlage, bequem und entspannt.

## Position des Therapeuten

Der Therapeut sitzt am Kopfende des Patienten auf der gegenüberliegenden Seite der Läsion, die Behandlungsliege ist auf eine passende Höhe eingestellt.

## Berührungspunkte

Die kraniale Hand liegt über dem Os frontale und berührt mit Daumen und Zeige- oder Mittelfinger die Alae majores des Os sphenoidale.

Der Zeigefinger der kaudalen Hand berührt intraoral den Gaumen an der Sutura palatina transversa.

## Behandlung

In der Extensionsphase des kranialen Rhythmus werden mit der kranialen Hand die Alae majores in kaudaler und anteriorer Richtung gezogen. Gleichzeitig wird durch leichte Supination der Handfläche eine Flexion des Os frontale in Gang gesetzt. Der Zeigefinger der anderen Hand betont diese Bewegung, indem er kontinuierlich sanften Druck in Richtung der Nasenbasis ausübt.

In der Flexionsphase bringt die Hand auf der Stirn das Os frontale zur internen Rotation und zieht dabei die Alae majores in kraniale und posteriore Richtung. Gleichzeitig schiebt der intraorale Zeigefinger die Sutura palatina transversa kranialwärts, auf das Os sphenoidale zu.

Diese Abfolge wird so lange wiederholt, bis eine Entspannung zu spüren ist.

## Anmerkung

Diese Technik darf nur sehr behutsam angewandt werden. Sie sollte mehrmals der Reihe nach wiederholt werden, um die Bewegung jedes einzelnen Gesichtsknochens komplett in die allgemeine kraniale Bewegung zu integrieren. Dazu sind mehrfache Entspannungen erforderlich.

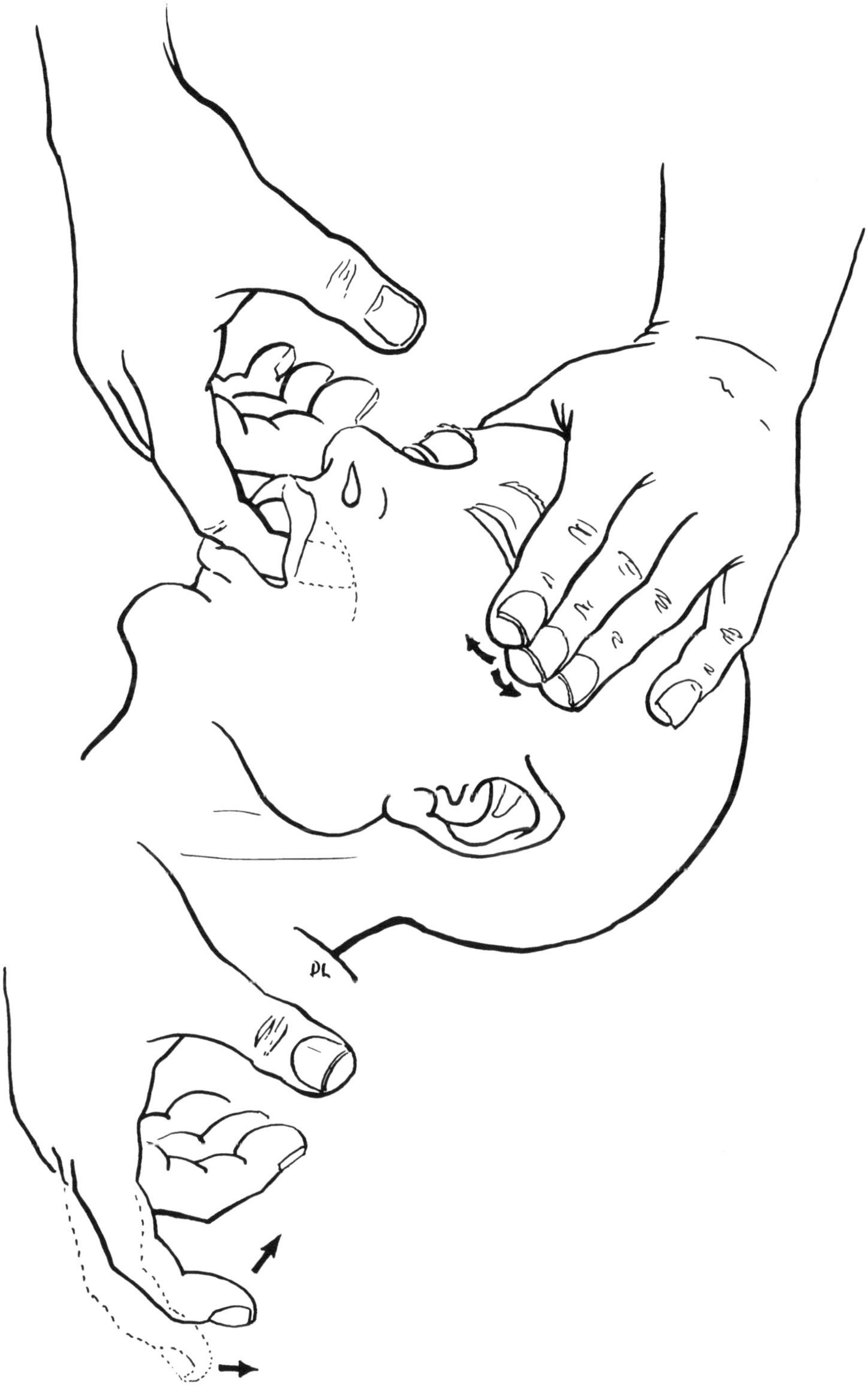

# Ausbalancieren von Maxilla und Os zygomaticum

## Zielsetzung
Wiederherstellung der physiologischen Beweglichkeit der Maxilla innerhalb der allgemeinen kranialen Bewegung.

## Position des Patienten
In Rückenlage, bequem und entspannt.

## Position des Therapeuten
Sitzt am Kopfende des Patienten, hat die Unterarme auf die bequem eingestellte Behandlungsliege gestützt und hält den Kopf des Patienten mit den Händen.

## Berührungspunkte
Die Daumen des Therapeuten berühren die Jochbögen, während Zeige- und Mittelfinger unter die horizontalen Wülste der Maxilla eingehakt sind.

## Behandlung
In der Extensionsphase des kranialen Rhythmus versetzen die Daumen die beiden Jochbögen in externe Rotation nach lateral und kaudal. Gleichzeitig wird die Maxilla durch in eine eher frontale Ebene bewegt, indem die Finger sie an den horizontalen Wülsten nach lateral verschieben, so dass sich die Linie zwischen den vorderen Schneidezähne leicht nach hinten verlagert. Das entspricht einer externen Rotation der Maxilla.
In der Flexionsphase bleiben die Hände des Therapeuten passiv.
Dieser Behandlungszyklus wird so lange wiederholt, bis eine Entspannung zu spüren ist.

## Anmerkung
Möglich ist auch eine Variante, bei der mit den untergehakten Fingern statt der horizontalen Wülste die Procc. alveolares der Maxilla berührt werden.

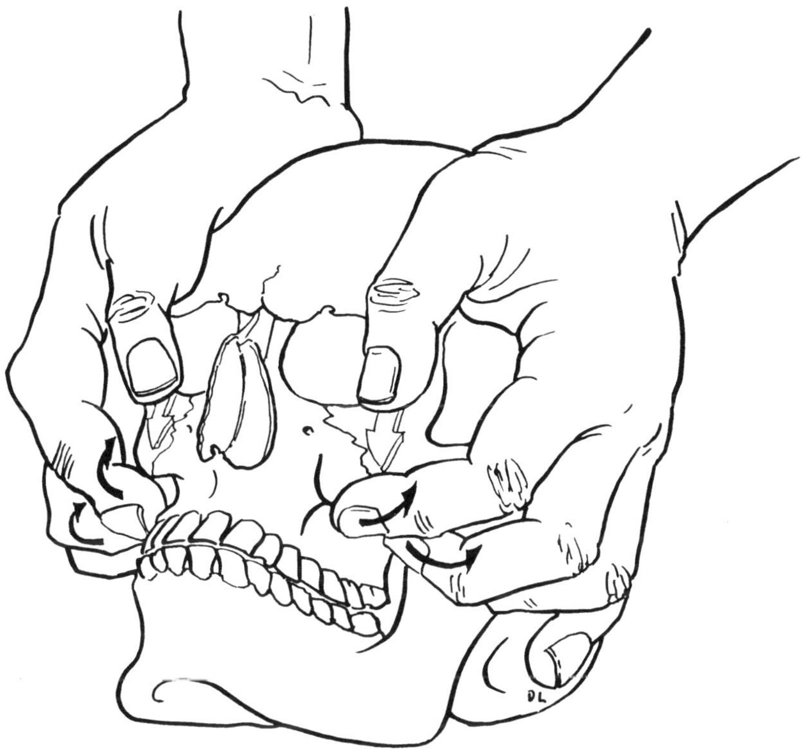

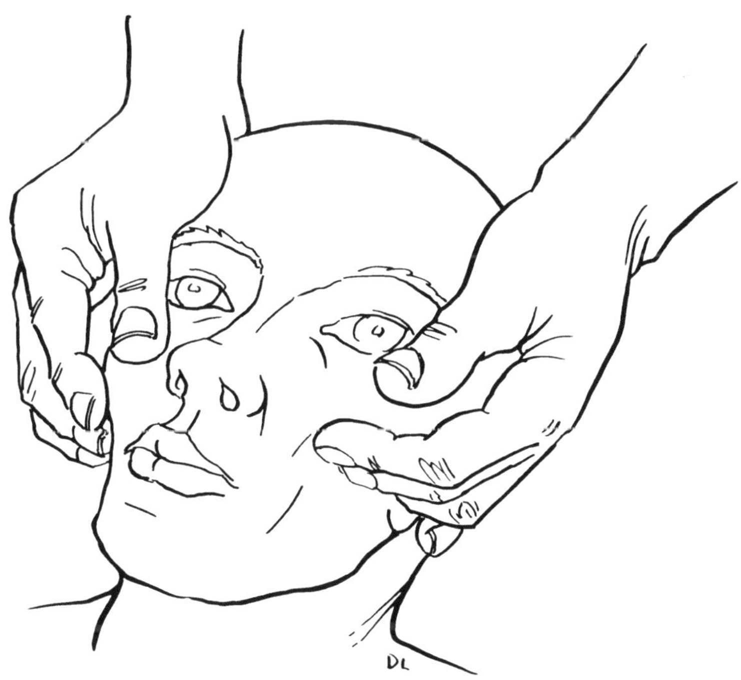

# Unilateraler *Release* der Maxilla (einseitige Entspannung des Oberkiefers)

## Zielsetzung

Wiederherstellung der funktionellen Bewegungsfreiheit der Maxilla bei externer und interner Rotation.

## Position des Patienten

In Rückenlage, bequem und entspannt.

## Position des Therapeuten

Sitzt am Kopfende des Patienten auf der gegenüberliegenden Seite der Läsion, die Behandlungsliege ist auf eine passende Höhe eingestellt.

## Berührungspunkte

Die kraniale Hand fasst das Os frontale spangenförmig zwischen Daumen und Zeigefinger, ohne es zu berühren. Daumen und Zeigefinger liegen dabei auf den Alae majores des Os sphenoidale.
Der Zeigefinger der kaudalen Hand liegt intrabukkal unterhalb des Proc. zygomaticus auf der Maxilla.

## Behandlung

Direkte Korrektur einer internen Rotationsläsion: In der Extensionsphase des kranialen Rhythmus dreht sich der intrabukkale Zeigefinger um seine Längsachse nach kaudal und außen, ohne dabei den Kontakt zu verlieren, während mit der kranialen Hand das Os sphenoidale in eine externe Rotations- bzw. Flexionsbewegung gezogen wird.
Bei der Korrektur einer externen Rotationsläsion wird natürlich umgekehrt vorgegangen.

## Anmerkung

Hierbei ist es unverzichtbar, dass die Berührung des Proc. zygomaticus von unten intrabukkal stattfindet. Würde derselbe Kontakt nämlich von außen hergestellt, wäre es eine völlig andere Behandlungstechnik; d.h. der Therapeut würde eher eine *Lift-* statt eine Rolltechnik des (Oberkiefer-)Knochens anwenden und den Proc. zygomaticus dabei als Hebel benutzen.

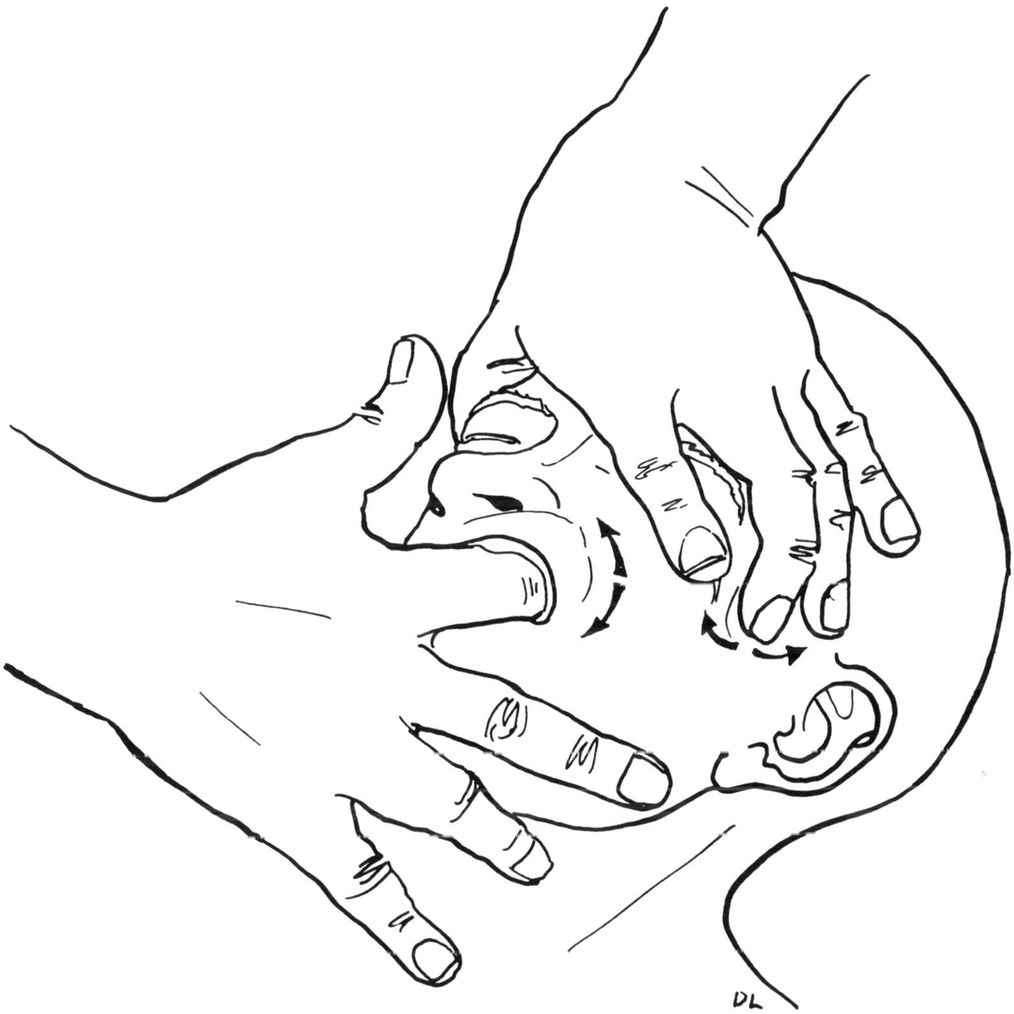
DL

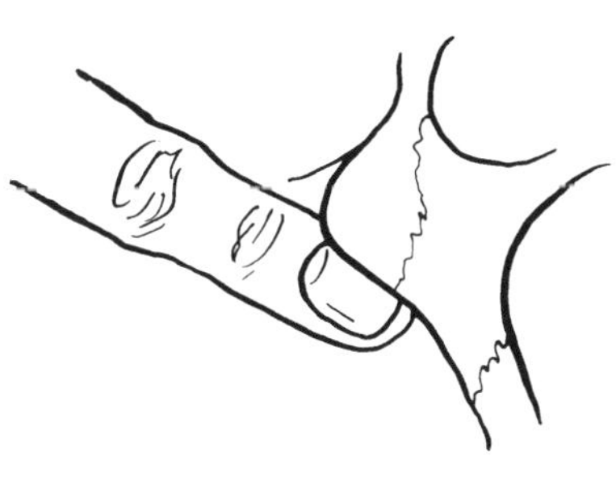

# Bilateraler *Release* der Maxilla (beidseitige Entspannung des Oberkiefers)

## Zielsetzung

Wiederherstellung der funktionellen Bewegungsfreiheit beider Oberkieferhälften bei externer und interner Rotation.

## Position des Patienten

In Rückenlage, bequem und entspannt.

## Position des Therapeuten

Sitzt am Kopfende des Patienten und stützt die Unterarme auf die Behandlungsliege, die auf eine passende Höhe eingestellt ist.

## Berührungspunkte

Die Hände befinden sich beidseitig am Kopf des Patienten. Die Daumen liegen auf den Jochbögen und die Zeigefinger – oder manchmal auch andere Finger, je nach dem Größenunterschied zwischen den Händen des Therapeuten und dem Schädel des Patienten – sind auf jeder Seite unter den Proc. palatinus der Maxilla gehakt.

## Behandlung

In der Extensionsphase des kranialen Rhythmus machen die Daumen die physiologische Bewegung der Jochbögen mit. Gleichzeitig beginnen die unter den Procc. palatini der Maxilla eingehakten Zeigefinger, sich horizontal auseinander zu bewegen.
In der Flexionsphase hört der Therapeut mit diesem Handgriff auf und lässt so eine Rückkehr zur neutralen Position zu.
Dieser Behandlungszyklus wird so lange wiederholt, bis eine Entspannung zu spüren ist.

## Anmerkung

Wegen der Hebelwirkung können die Handgriffe des Therapeuten sehr kraftvoll sein; daher ist eine maßvolle Kraftanwendung erforderlich.
Unter Umständen verhindert der Zustand des Zahnfleischs oder eine Prothesenplatte die Anwendung dieser Technik.

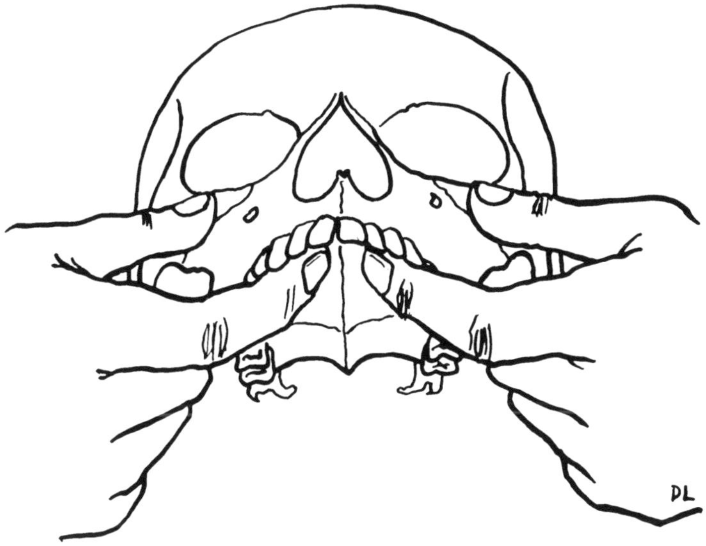

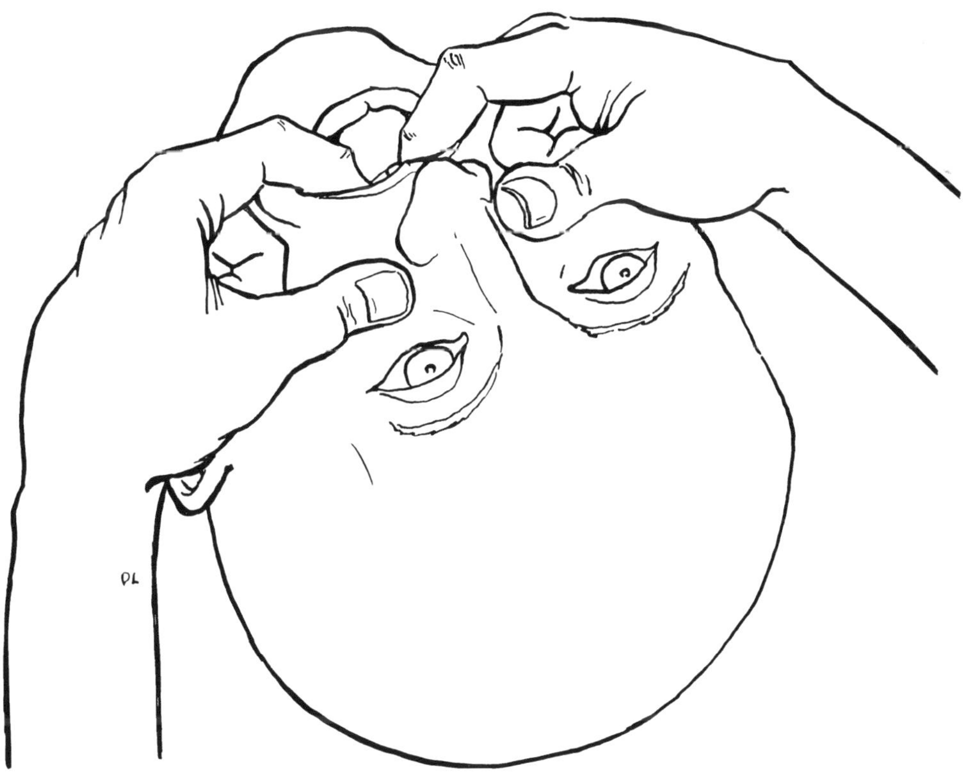

# Maxilloethmoidale Technik

## Zielsetzung

Harmonisierung der funktionellen Beziehung zwischen Maxilla und Os ethmoidale. Diese Behandlungstechnik spielt eine wesentliche Rolle für die Belüftung der Nebenhöhlen.

## Position des Patienten

In Rückenlage, bequem und entspannt.

## Position des Therapeuten

Sitzt am Kopfende des Patienten auf der gegenüberliegenden Seite der Läsion, die Behandlungsliege ist auf eine passende Höhe eingestellt.

## Berührungspunkte

Mit der kranialen Hand werden gleichzeitig Os sphenoidale und Os frontale gehalten. Daumen und Zeigefinger überspannen die Stirn wie eine Spange. Dabei berührt der Daumen mit seinem Interphalangealgelenk die Ala major des Os sphenoidale und mit dem Polster seiner Endphalanx den äußeren Proc. orbitalis des Os frontale. Auf den entsprechenden Punkten der gegenüberliegenden Seite liegen Zeige- und Mittelfinger.
Mit der kaudalen Hand wird die Maxilla wie folgt immobilisiert:

- Der Mittelfinger liegt intrabukkal unterhalb des Proc. zygomaticus und
- der Zeigefinger auf dem Proc. frontalis der Maxilla.

Zulässig ist folgende Veränderung bei der kaudalen Hand: dass intrabukkal der Zeigefinger den Mittelfinger ersetzt und der Daumen statt des Zeigefingers auf dem Proc. frontalis liegt.

## Behandlung

Nur die kraniale Hand wird aktiv bewegt. Über Os frontale und Os sphenoidale richtet sie das Os ethmoidale neu zur Maxilla hin aus, während die Maxilla von der kaudalen Hand stabilisiert wird.
In der Extensionsphase des kranialen Rhythmus wird mit der oberen Hand eine Flexion von Os frontale und Os sphenoidale herbeigeführt – auf der Suche nach dem artikulären Gleichgewicht mit der Maxilla über das Os ethmoidale. Sobald dieses Spannungsgleichgewicht *(point of balanced tension)* gefunden ist, wird es gehalten, bis eine Entspannung zu spüren ist.

## Anmerkung

Da das Os ethmoidale relativ zerbrechlich ist, darf es bei dieser indirekten Behandlung nur sehr leicht berührt werden, ohne stärkeren Druck.

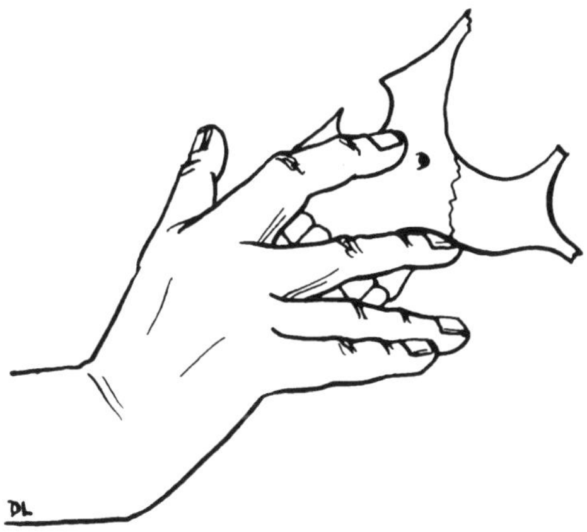
DL

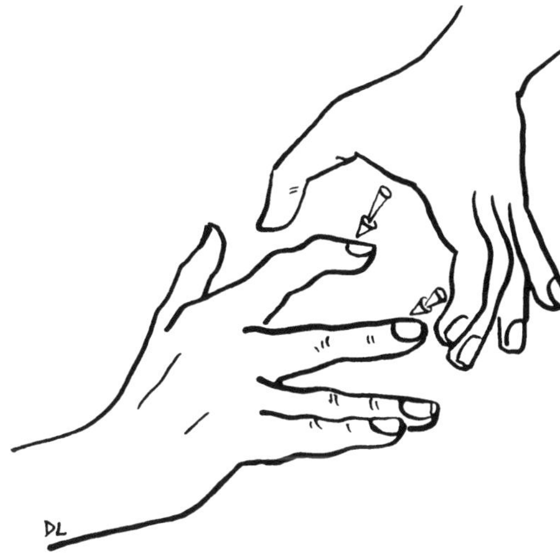
DL

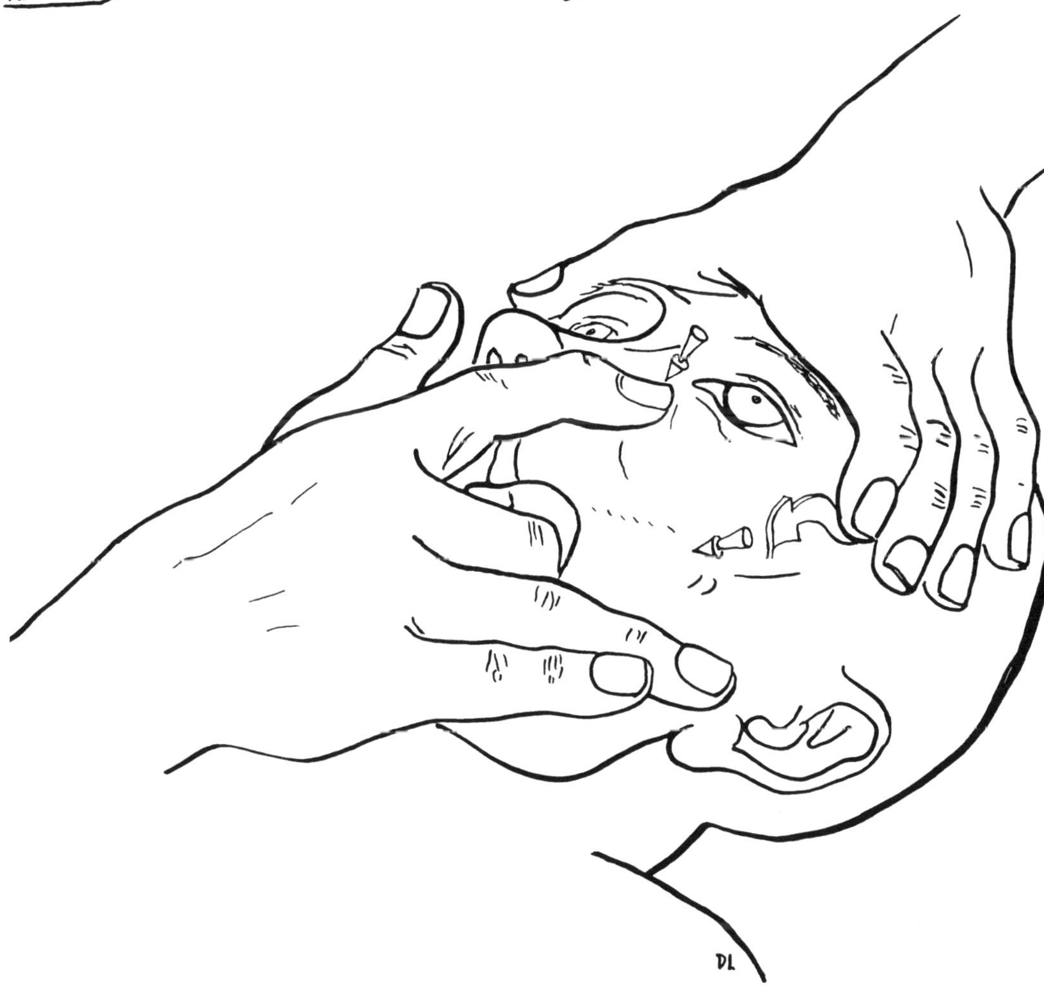
DL

# Maxillopalatinale Technik

## Zielsetzung
*Disengagement* (Auseinanderziehen) der Gelenkfuge zwischen Maxilla und Os palatinum.

## Position des Patienten
In Rückenlage, bequem und entspannt.

## Position des Therapeuten
Sitzt am Kopfende des Patienten auf der gegenüberliegenden Seite der Läsion, die Behandlungsliege ist auf eine passende Höhe eingestellt.

## Berührungspunkte
Mit der kranialen Hand wird das Os sphenoidale unter Kontrolle gehalten. Daumen und Zeigefinger überspannen die Stirn wie eine Spange, ohne sie zu berühren, und liegen auf den Alae majores des Os sphenoidale.
Der Zeigefinger der kaudalen Hand liegt unter dem Proc. palatinus der Maxilla und berührt mit seinem Endglied den oberen Schneidezahn. Wenn eine stärkere Manipulation angestrebt wird, kann man auch den Mittelfinger unter den Proc. palatinus legen und zu seiner Verstärkung noch den Zeigefinger unter den Proc. zygomaticus schieben.

## Behandlung
In der Extensionsphase des kranialen Rhythmus bewegt der Therapeut durch eine externe Rotation der Maxilla mit seiner kaudalen Hand den – nach superior abgeschrägten – Proc. palatinus nach unten.
Gleichzeitig wird das Os sphenoidale mit der kranialen Hand in eine Extensionsbewegung gezogen und dadurch der – nach inferior abgeschrägte – Proc. maxillaris des Gaumenbeins nach kranial ausgerichtet. Diese Position wird gehalten, bis eine Entspannung zu spüren ist.
In der nächsten Extensionsphase des kranialen Rhythmus werden dann sowohl Maxilla als auch das Gaumenbein über das Os sphenoidale nach außen rotiert.

## Anmerkung
Diese Technik wird während der Extensionsphase des kranialen Rhythmus angewandt, selbst wenn das Os sphenoidale in Extension gezogen ist, weil sich gezeigt hat, dass die betreffenden Suturen in dieser Phase am weitesten sind.

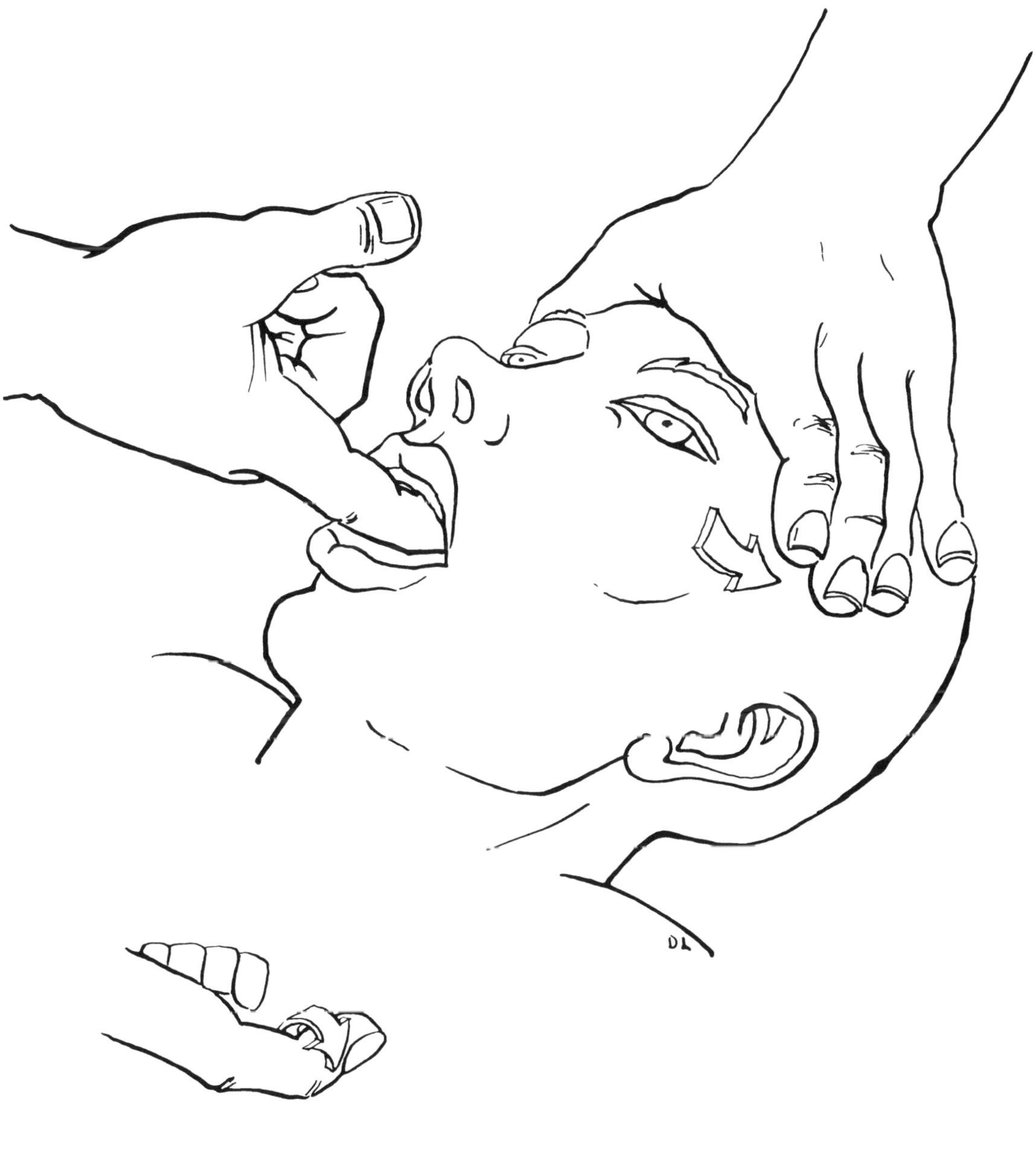
DL

# Maxillonasale Technik

## Zielsetzung

Wiederherstellung der funktionellen Bewegungsfreiheit der Gelenkverbindung zwischen Maxilla und Os nasale.

## Position des Patienten

In Rückenlage, bequem und entspannt.

## Position des Therapeuten

Sitzt am Kopfende des Patienten, die Behandlungsliege ist auf eine passende Höhe eingestellt.

## Berührungspunkte

Daumen und Zeigefinger der kranialen Hand berühren sich mit ihren Fingerspitzen über dem Os nasale und bilden dabei einen „v"-förmigen Ausschnitt.
Der Zeigefinger liegt intrabukkal unter dem Proc. zygomaticus auf der Außenfläche der betroffenen Maxillahälfte.

## Behandlung

Mit der kaudalen Hand werden die Nasenknochen in externer Rotation immobilisiert. Auf der Suche nach dem artikulären Gleichgewicht dreht sich der Zeigefinger der unteren Hand in der Extensionsphase des kranialen Rhythmus intrabukkal um seine Längsachse und setzt dadurch eine externe Rotation mit anschließender interner Rotation in der Flexionsphase in Gang. Diese Position wird gehalten, bis eine Entspannung zu spüren ist.

## Anmerkung

Manchmal lässt sich die artikuläre Bewegungsfreiheit nur durch eine nach kranial gerichtete Traktion der Nasenknochen erreichen.

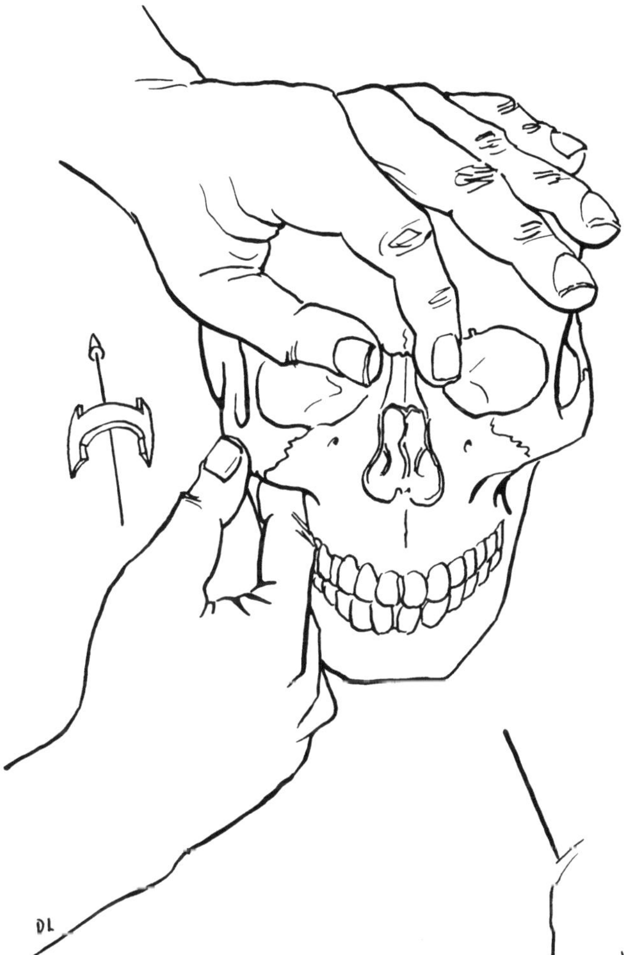

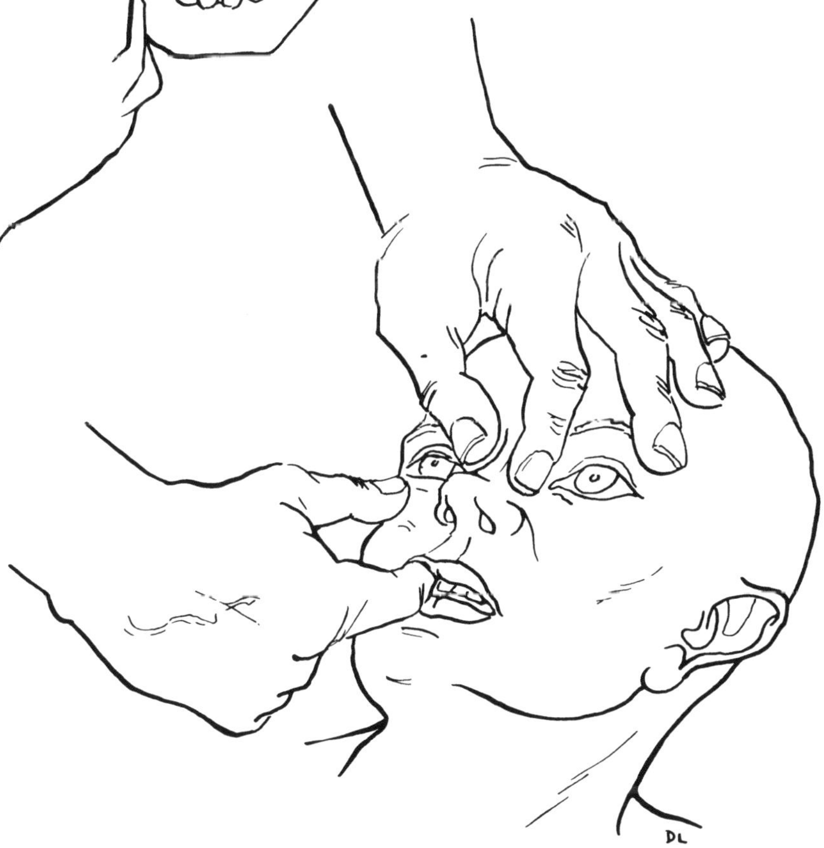

# Intermaxilläre Technik

## Zielsetzung
Wiederherstellung der funktionellen Bewegungsfreiheit zwischen beiden Maxillahälften.

## Position des Patienten
In Rückenlage, bequem und entspannt.

## Position des Therapeuten
Sitzt auf einer Seite am Kopfende des Patienten, die Behandlungsliege ist auf eine passende Höhe eingestellt.

## Berührungspunkte
Die kraniale Hand liegt mit der Palmarseite auf dem Os frontale. Daumen und Zeigefinger befinden sich dabei unterhalb der orbitalen Ränder auf den Jochbögen.
Bei der kaudalen Hand liegen die Endphalangen von Zeige- und Mittelfinger mit den Palmarseiten unter dem Proc. palatinus der rechten und linken Maxillahälfte.

## Behandlung
In der Extensionsphase des kranialen Rhythmus bringt die obere Hand unter Einsatz der Handfläche das Os frontale zur Flexion, während Daumen und Zeigefinger die externe Rotation der Jochbögen kaudal und lateral verstärken.
Gleichzeitig bewegen sich der Zeige- und Mittelfinger der unteren Hand intraoral auseinander und schieben währenddessen die Procc. palatini weiter in Richtung Rachen.

## Anmerkung
Weil die Finger im Mundbereich leicht abrutschen, sollte der Therapeut bei intraoralen Berührungspunkten gut Acht geben und sie während der Behandlung nicht mehr loslassen.

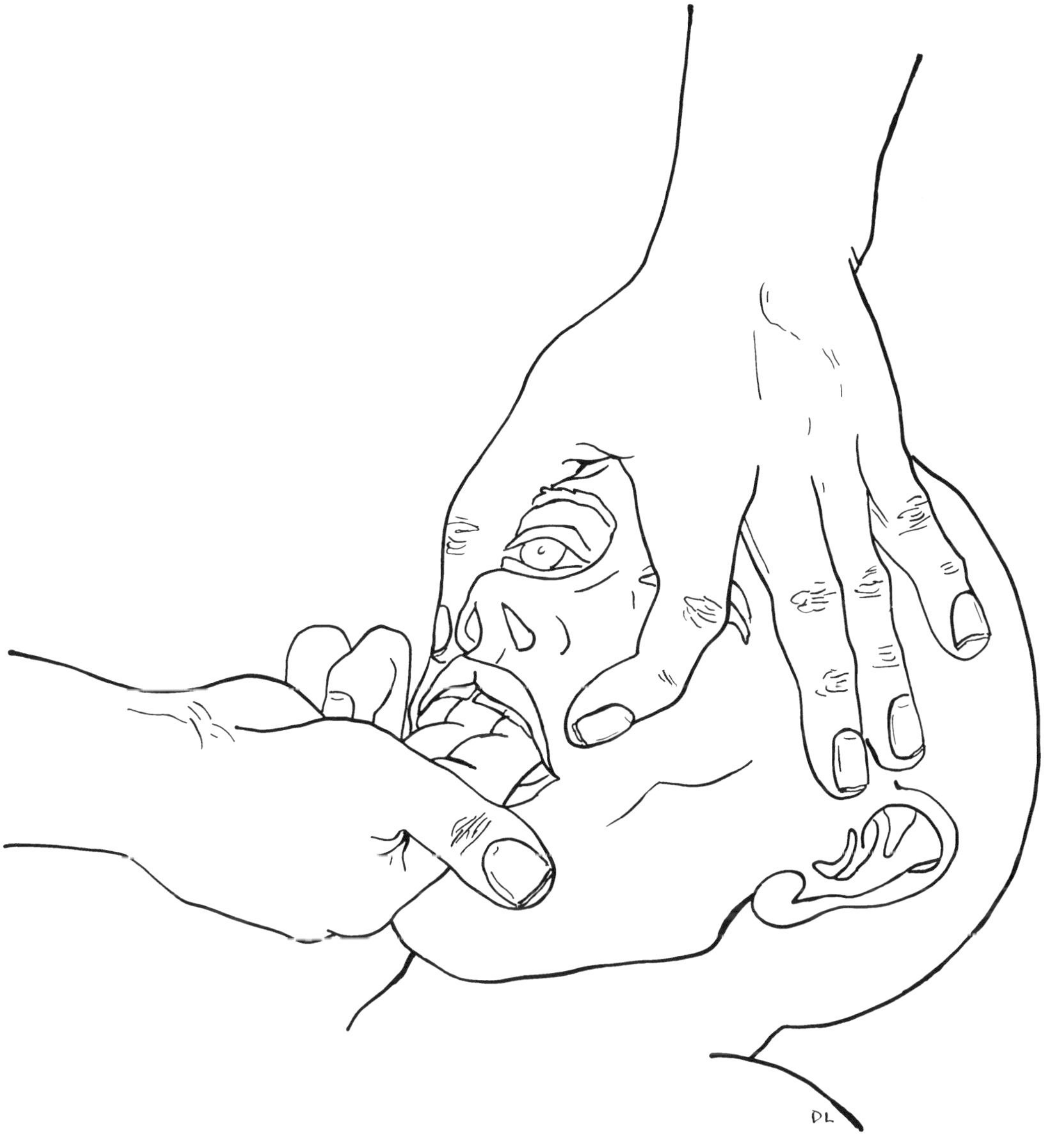

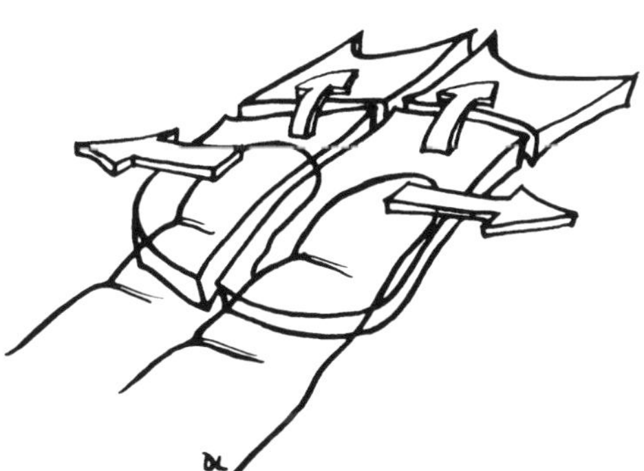

# Reposition der Maxilla

## Zielsetzung
Wiederherstellung der funktionellen Beziehung zwischen Maxilla und angrenzenden Knochen nach einem Trauma.

## Position des Patienten
In Rückenlage, bequem und entspannt.

## Position des Therapeuten
Sitzt am Kopfende des Patienten auf der Läsionsseite, die Behandlungsliege ist auf eine passende Höhe eingestellt.

## Berührungspunkte
Der Thenar der oberen Hand liegt unmittelbar kranial der Läsion auf der Stirn, während sich die Unterseite des Daumenendglieds auf dem oberen Proc. frontalis der verletzten Maxilla befindet. Die übrigen Finger sind auf der Stirn ausgebreitet.
Mit der unteren Hand wird die Maxilla über den Zähnen mit Daumen und Zeigefinger gefasst. Dabei liegt der Daumen auf der Bukkalseite des Oberkiefers hinter dem Eckzahnvorsprung und der Zeigefinger auf der Lingualseite unter dem Proc. palatinus.

## Behandlung
Während der Extensionsphase des kranialen Rhythmus wird das Os frontale mit der oberen Hand zur Flexion und in der Flexionsphase zur Extension gebracht.
Gleichzeitig bewegt der Daumen den Proc. frontalis, auf dem er liegt, durch externe Rotation in frontaler und danach durch interne Rotation in sagittaler Ebene.
Mit der unteren Hand wird die Maxilla um die Achse des Proc. frontalis bis in ein Spannungsgleichgewicht *(point of balanced tension)* bewegt und dort so lange gehalten, bis eine Entspannung zu spüren ist.
In den meisten Fällen wird sich diese Position mit jeder Phase des kranialen Rhythmus verändern.

## Anmerkung
Dies ist eine besonders wirkungsvolle Form der Manipulation, bei der nur leichter Druck von Seiten des Therapeuten nötig ist.

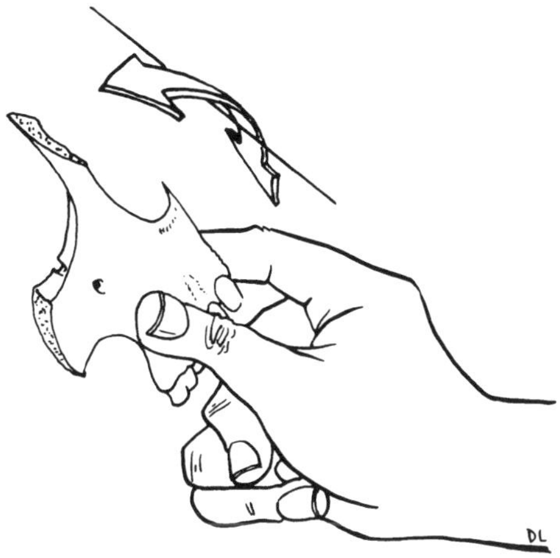

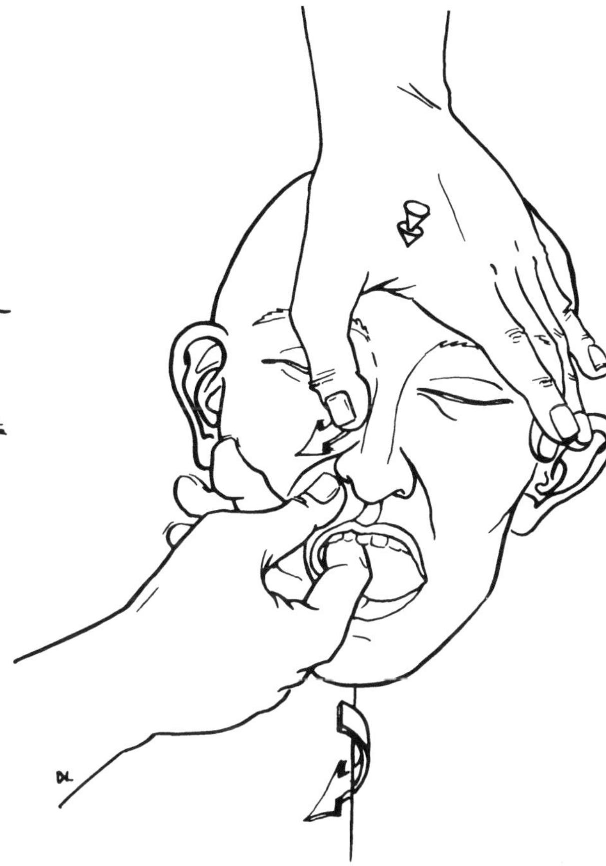

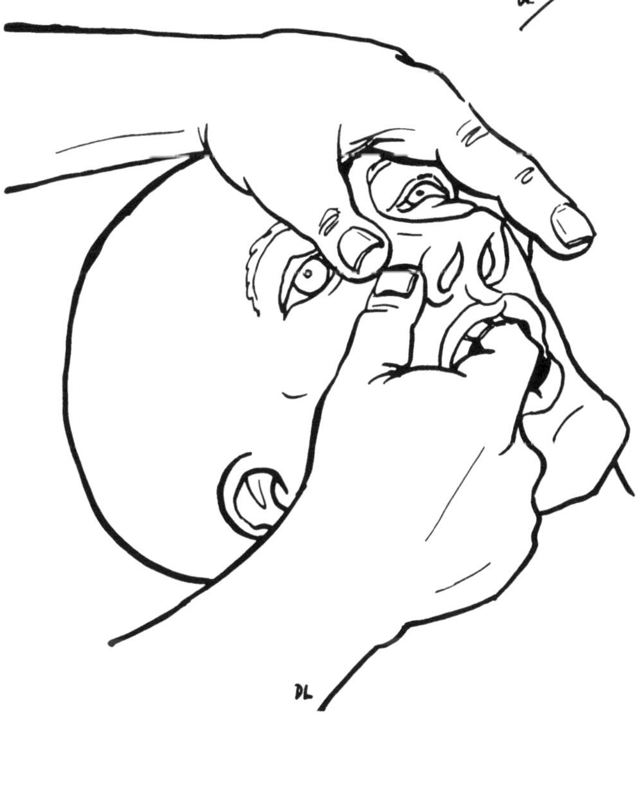

# Drainage des Sinus maxillaris

## Zielsetzung
Verbesserung der Belüftung des Sinus maxillaris. Mithilfe dieser Technik können eitrige Sekrete abgeleitet werden, die sich normalerweise dort stauen.

## Position des Patienten
In Rückenlage, bequem und entspannt.

## Position des Therapeuten
Sitzt am Kopfende des Patienten auf der gegenüberliegenden Seite der Läsion, die Behandlungsliege ist auf eine passende Höhe eingestellt.

## Berührungspunkte
Die kraniale Hand mobilisiert Os sphenoidale und Os frontale mit der Spange von Daumen und Zeigefinger. Der Daumen berührt die Ala major des Os sphenoidale und den äußeren Proc. orbitalis des Os frontale auf der Seite gegenüber der Läsion, während Zeige- und Mittelfinger auf den entsprechenden Stellen der Läsionsseite liegen.
Die kaudale Hand kann die Gesichtsknochen in folgender Weise steuern:
- mit dem Daumen auf dem oberen Proc. frontalis der Maxilla,
- mit dem Zeigefinger auf dem Jochbogen,
- mit dem Mittelfinger intrabukkal auf dem Proc. zygomaticus der Maxilla,
- mit dem kleinen Finger intraoral entlang der Sutura intermaxillaris.

## Behandlung
Mit der oberen Hand wird die Flexionsbewegung von Os frontale und Os sphenoidale in der Extensionsphase des kranialen Rhythmus verstärkt. Gleichzeitig werden mit der anderen Hand die Gesichtsknochen zur externen Rotation gebracht: Der Mittelfinger dreht sich um seine Längsachse hin und her, der Zeigefinger rollt den Jochbogen nach kaudal und lateral, der kleine Finger bewegt die Sutura intermaxillaris kranialwärts und nach anterior. Das bewirkt eine bessere Belüftung des Sinus.
In der Flexionsphase bewegen sich die Hände in umgekehrter Richtung.
Das begünstigt die Drainage des Sinus maxillaris. Damit sich eine Wirkung einstellt, muss dieser Ablauf fortgesetzt werden, bis eine Entspannung zu spüren ist, d.h. gewöhnlich etwa 2–3 Minuten.

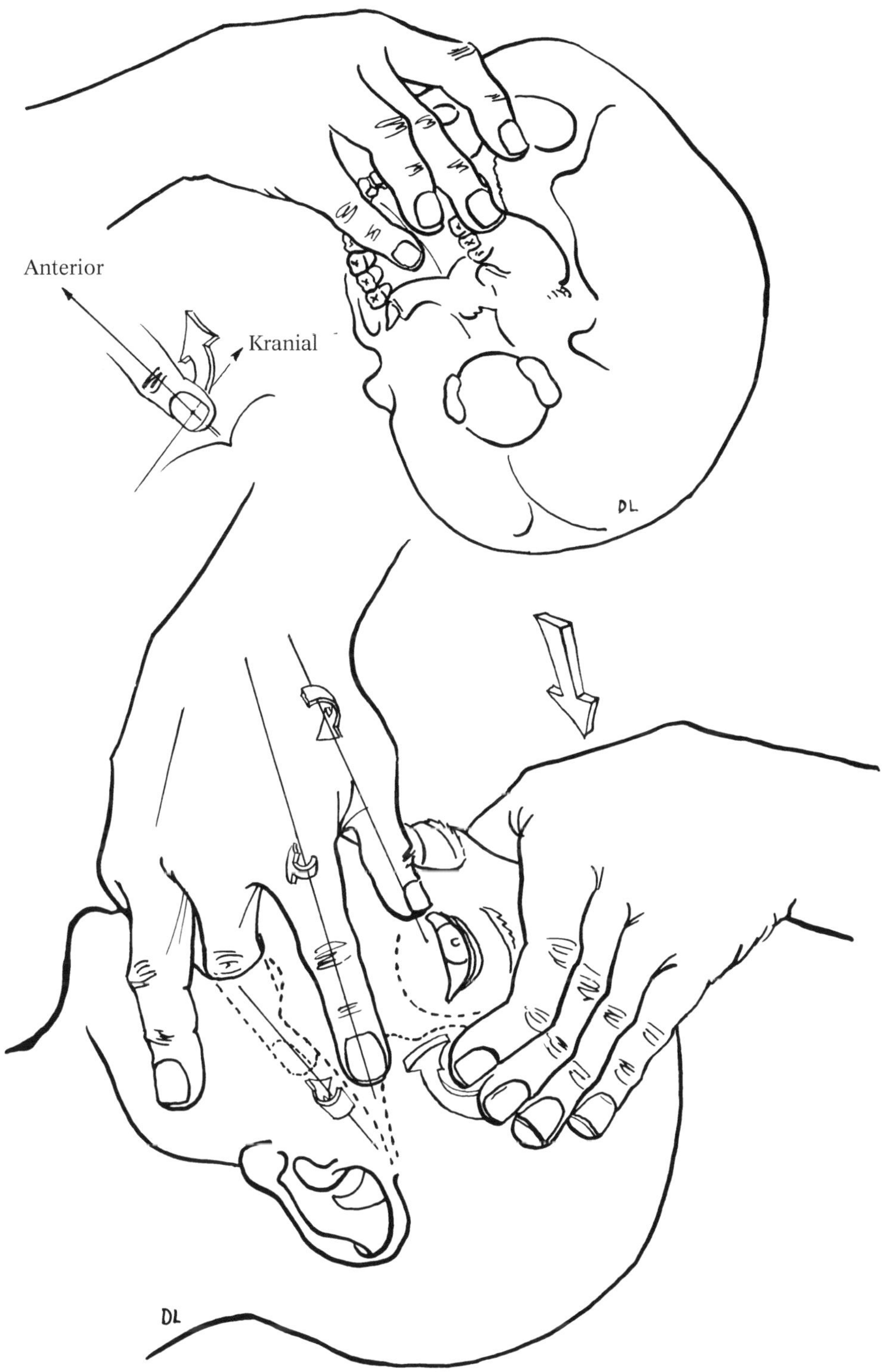
Anterior
Kranial

# Unilateraler *Release* des Os ethmoidale von fazial (einseitige Siebbeinentspannung)

## Zielsetzung

Wiederherstellung der physiologischen Beweglichkeit auf einer Seite des Os ethmoidale im Rahmen der allgemeinen kranialen Bewegung.

## Position des Patienten

In Rückenlage, bequem und entspannt.

## Position des Therapeuten

Sitzt am Kopfende des Patienten auf der gegenüberliegenden Seite der Läsion.

## Berührungspunkte

Die kraniale Hand spannt sich mit der Spange von Daumen und Zeigefinger über das Os frontale. Die Endphalangen von Daumen und Zeigefinger liegen beidseits hinter dem äußeren Proc. orbitalis.
Der Ringfinger der kaudalen Hand befindet sich auf der Läsionsseite auf dem Jochbogen, der Mittelfinger anterolateral auf der Maxilla und der Zeigefinger auf dem Proc. frontalis der Maxilla.

## Behandlung

In der Extensionsphase des kranialen Rhythmus verstärkt die obere Hand die Flexion des Os frontale, indem sie mit der Palmarseite die Glabella nach unten zieht und die Sutura frontalis zurück zum Vertex bewegt. Von Daumen und Zeigefinger werden die äußeren Procc. orbitales nach anterior und kaudal geschoben.
Die untere Hand bringt die Gesichtsknochen zur externen Rotation. Mit dem Ringfinger wird der Jochbogen nach kaudal und lateral bewegt, während Mittel- und Zeigefinger die Maxilla bewegen. Sobald das Spannungsgleichgewicht *(point of balanced tension)* erreicht ist, wird es gehalten, bis eine Entspannung zu spüren ist.

## Anmerkung

Weil man das Os ethmoidale nicht direkt berühren kann, muss man sich sorgfältig an die genauen Berührungspunkte halten, um mit dieser Technik eine Wirkung zu erzielen.

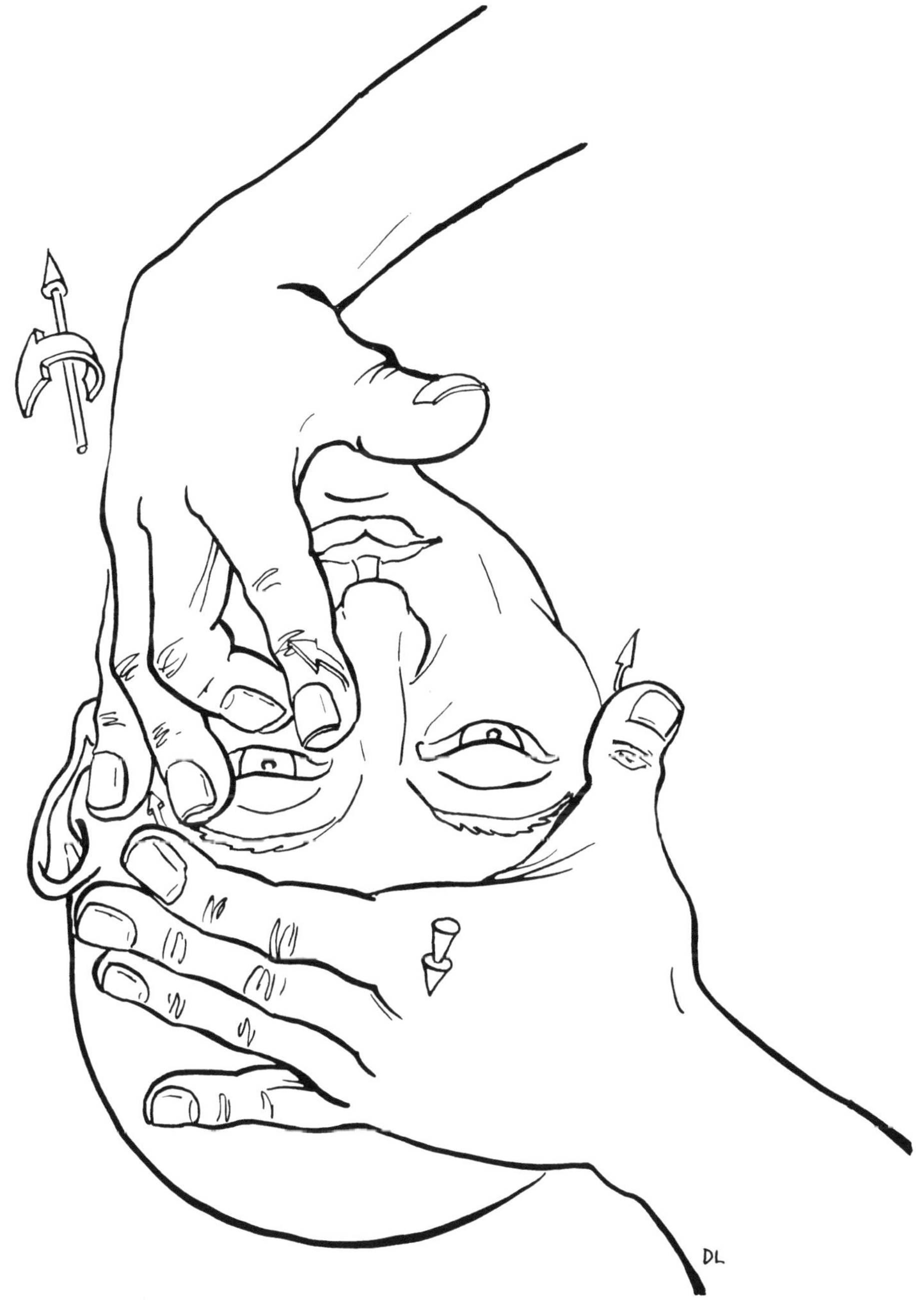
DL

# *Release* der Lamina perpendicularis des Os ethmoidale (Entspannung der Lamina perpendicularis des Os ethmoidale)

## Zielsetzung

Wiederherstellung der Bewegungsfreiheit der Lamina perpendicularis des Os ethmoidale.

## Position des Patienten

In Rückenlage, bequem und entspannt.

## Position des Therapeuten

Sitzt neben dem Kopfende der Behandlungsliege.

## Berührungspunkte

Die kraniale Hand umfasst Os sphenoidale und Os frontale mit Daumen und Zeigefinger und hält sie so in ihrer Position. Dabei berührt der Daumen die Ala major des Os sphenoidale und den äußeren Proc. orbitalis des Os frontale. Auf den entsprechenden Punkten der anderen Seite liegen Zeige- und Mittelfinger.

Mit der spiegelbildlich dazu gehaltenen kaudalen Hand werden die zwei oberen Maxillahälften gehalten.

## Behandlung

In der Extensionsphase des kranialen Rhythmus bringt die obere Hand Os frontale und Os sphenoidale zur Flexion, d.h. dass sich Ala major und Proc. orbitalis nach kaudal und anterior bewegen, und zieht dabei die Sutura frontalis nach unten. Gleichzeitig versetzt die untere Hand die beiden Maxillahälften in externe Rotation. Das führt zum Spannungsgleichgewicht *(point of balanced tension)*, das gehalten wird, bis eine Entspannung zu spüren ist.

## Anmerkung

Die Handbewegungen müssen perfekt aufeinander abgestimmt sein. Denn es erfordert präzise Handbewegungen, damit eine indirekte Behandlungsmethode wie diese Wirkung zeigt.

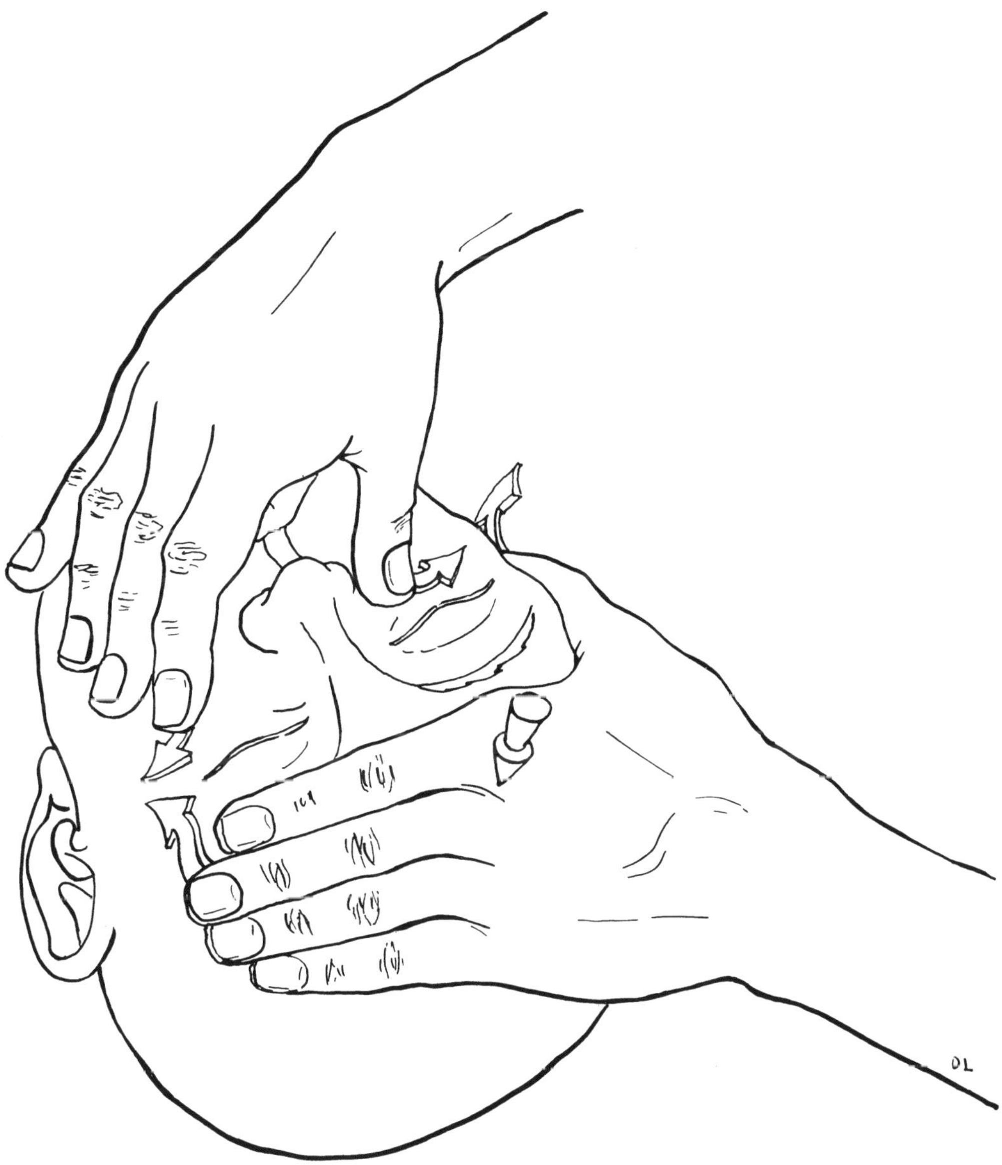
DL

# *Release* der Lamina cribrosa (Entspannung der Siebplatte)

## Zielsetzung

Entspannung der Lamina cribrosa innerhalb der allgemeinen kranialen Bewegung an ihrer Verbindungsstelle zum Os frontale.

## Position des Patienten

In Rückenlage, bequem und entspannt.

## Position des Therapeuten

Sitzt am Kopfende des Patienten auf einer Seite der Behandlungsliege.

## Berührungspunkte

Die obere kraniale Hand spannt sich mit der Spange von Daumen und Zeigefinger über die Stirn. Die Endphalangen von Daumen und Zeigefinger liegen dabei hinter den äußeren Procc. orbitales des Os frontale.

Daumen und Ringfinger der kaudalen Hand liegen anterolateral auf der Maxilla, während sich Zeige- und Mittelfinger auf dem Proc. frontalis der Maxillahälften befinden.

## Behandlung

- In der 1. Behandlungsphase während der Extensionsphase des kranialen Rhythmus wird das Os frontale mit der oberen Hand komprimiert. Dadurch verringert sich die ethmoidale Einkerbung des Os frontale und die feste Verbindung lockert sich.
- In der 2. Behandlungsphase während der Flexionsphase des kranialen Rhythmus werden die beiden Maxillahälften mit der unteren Hand in externer Rotation gehalten und die obere Hand hebt dabei das Os frontale in einer Flexionsbewegung an. Das wird fortgesetzt, bis eine Entspannung zu spüren ist.

## Anmerkung

Die Wirkung lässt sich bei dieser Technik auch auf eine Seite beschränken. Dazu muss der Therapeut den Zeigefinger der unteren Hand auf der Läsionsseite im Mund unter den Proc. zygomaticus der Maxilla schieben. Der Daumen kann auf dem Proc. frontalis liegen. Dann folgt auch bei dieser Technik der oben beschriebene Bewegungsablauf.

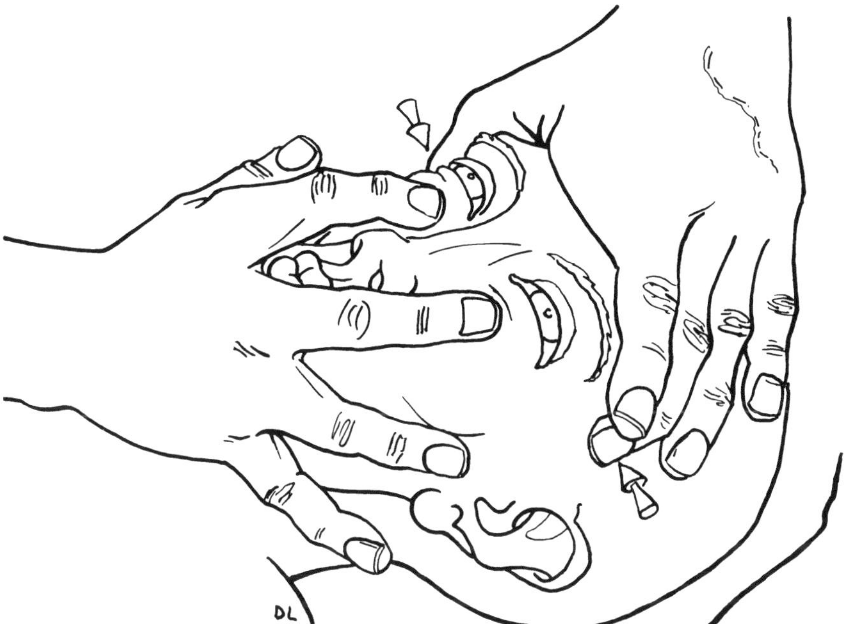
DL

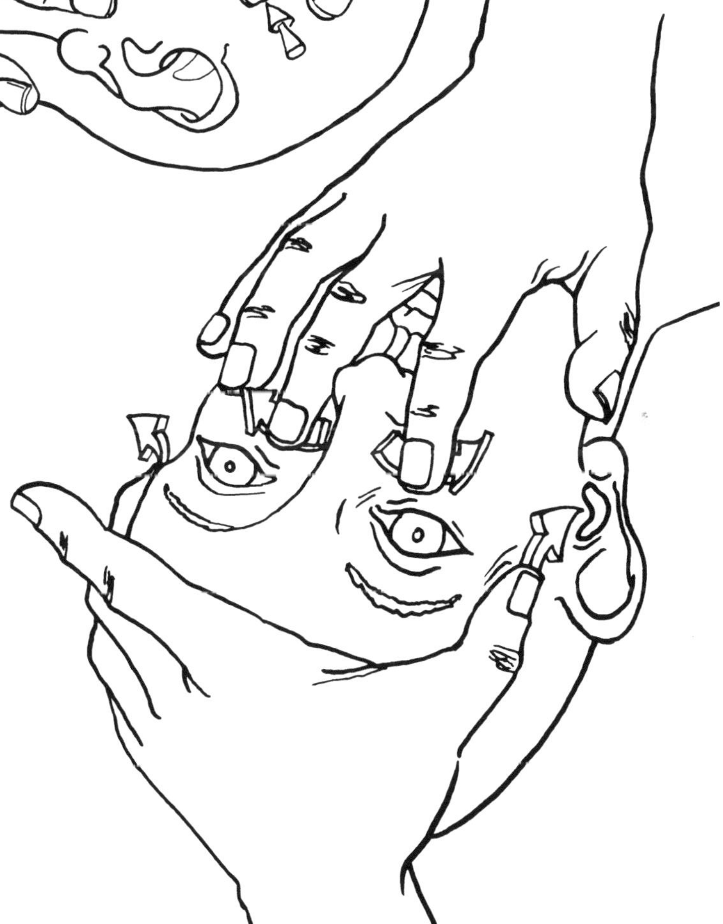
DL

## *Release* der ethmoidalen Seitenbereiche (Entspannung der ethmoidalen Seitenbereiche)

### Zielsetzung

Wiederherstellung der Belüftungsfunktion der ethmoidalen Seitenbereiche durch Entspannung der angrenzenden Knochen.

### Position des Patienten

Sitzt am Rand der auf passende Höhe eingestellten Behandlungsliege.

### Position des Therapeuten

Steht seitlich neben dem Patienten und wendet ihm den Blick zu.

### Berührungspunkte

Die kraniale Hand hält die Stirn mit der Spange von Daumen und Zeigefinger. Daumen und Zeigefinger liegen dabei hinter den äußeren Procc. orbitales.

Der Zeigefinger der kaudalen Hand liegt auf der Sutura palatina transversa des Gaumens.

### Behandlung

Nach einem tiefen Atemzug hält der Patient die Luft an und beugt den Kopf nach vorn, so dass sein Gaumen sich gegen den Zeigefinger des Therapeuten lehnt. Mit der oberen Hand bringt der Therapeut das Os frontale in externe Rotation.

Der Handgriff muss wiederholt werden, bis eine Entspannung zu spüren ist.

### Anmerkung

Diese Technik kann auch bei Rückenlage des Patienten angewandt werden. In dem Fall wird der Therapeut mit seinem intraoral befindlichen Zeigefinger den Gaumen nicht bloß stützen, sondern ihn aktiv zusammen mit der oberen Hand bewegen.

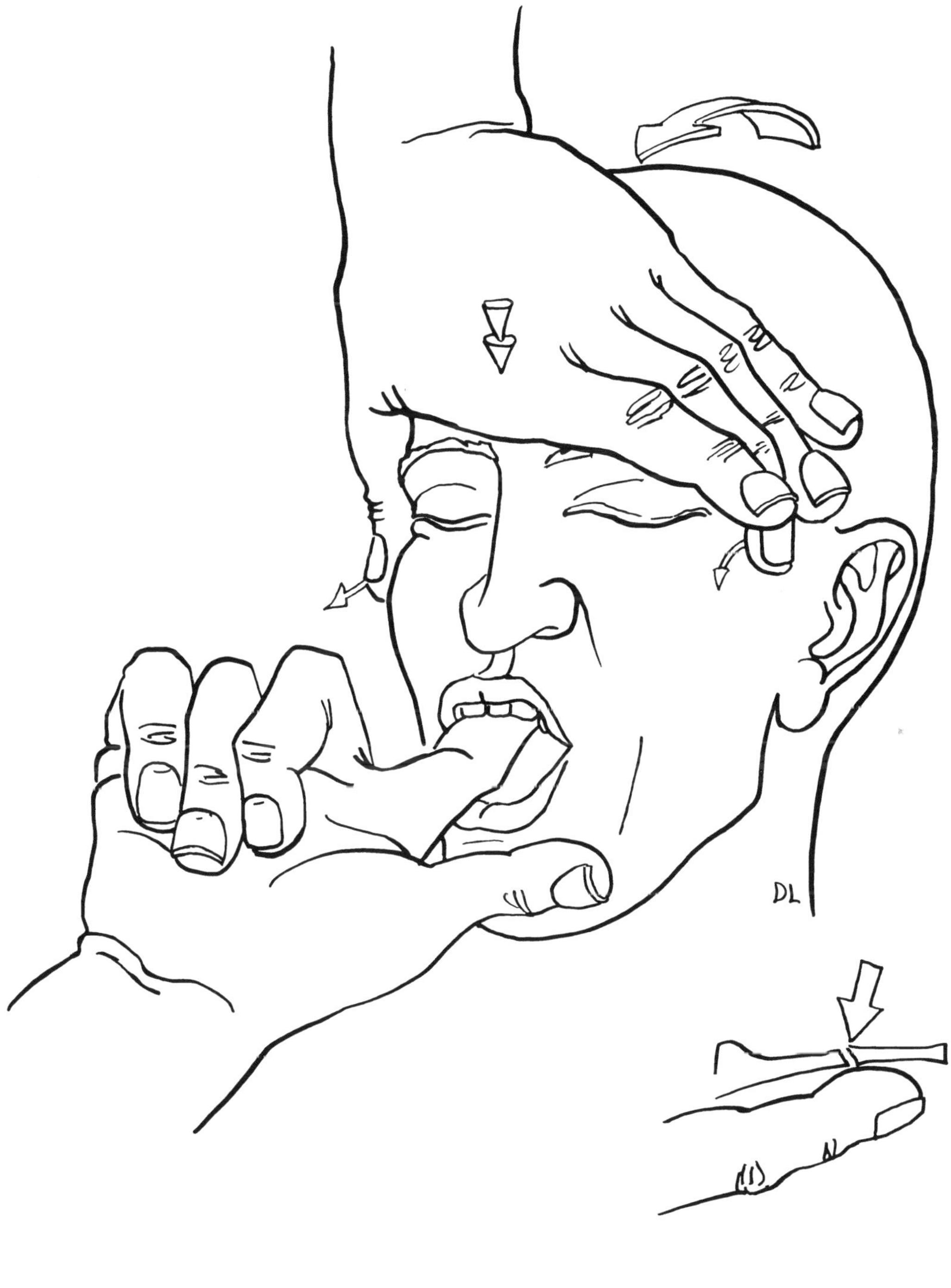
DL

# Drainage des Sinus ethmoidalis

## Zielsetzung

Ausleitung eitriger Sekrete, die sich in den Cellulae ethmoidales gestaut haben, mithilfe pumpender Bewegungen.

## Position des Patienten

In Rückenlage, bequem und entspannt.

## Position des Therapeuten

Sitzt mit Blick zum Patienten am Kopfende auf der gegenüberliegenden Seite der Läsion.

## Berührungspunkte

Die Innenfläche der kranialen Hand ist auf die Stirn gedrückt. Der Daumen befindet sich hinter dem äußeren Proc. orbitalis des Os frontale und die anderen Finger sind auf der Läsionsseite über die Gesichtsknochen ausgebreitet. Der kleine und der Ringfinger stabilisieren den Jochbogen, während der Mittelfinger anterolateral auf der Maxilla liegt und ihr Halt gibt. Der Zeigefinger liegt auf dem Proc. frontalis der Maxilla.

Der Zeigefinger der kaudalen Hand liegt auf der Sutura palatina transversa des Gaumens.

## Behandlung

In der Extensionsphase des kranialen Rhythmus werden Os frontale, Jochbogen und Maxilla mit der oberen Hand in externe Rotation versetzt, während mit dem Zeigefinger im Mund der Gaumen kranialwärts und nach vorn zur Nasenwurzel hin gedrückt wird. Der physiologische Bewegungsumfang wird also deutlich erweitert.

Während der Flexionsphase des kranialen Rhythmus bewegen sich die Hände in umgekehrter Richtung.

Beide Behandlungsphasen müssen mehrmals wiederholt werden, bis eine Entspannung zu spüren ist.

## Anmerkung

Bei Verstopfung der Cellulae ethmoidales ist die Ursache oft woanders lokalisiert. Daher muss sich der Therapeut, sobald die Nebenhöhle wieder belüftet wird, um die primäre Läsion kümmern.

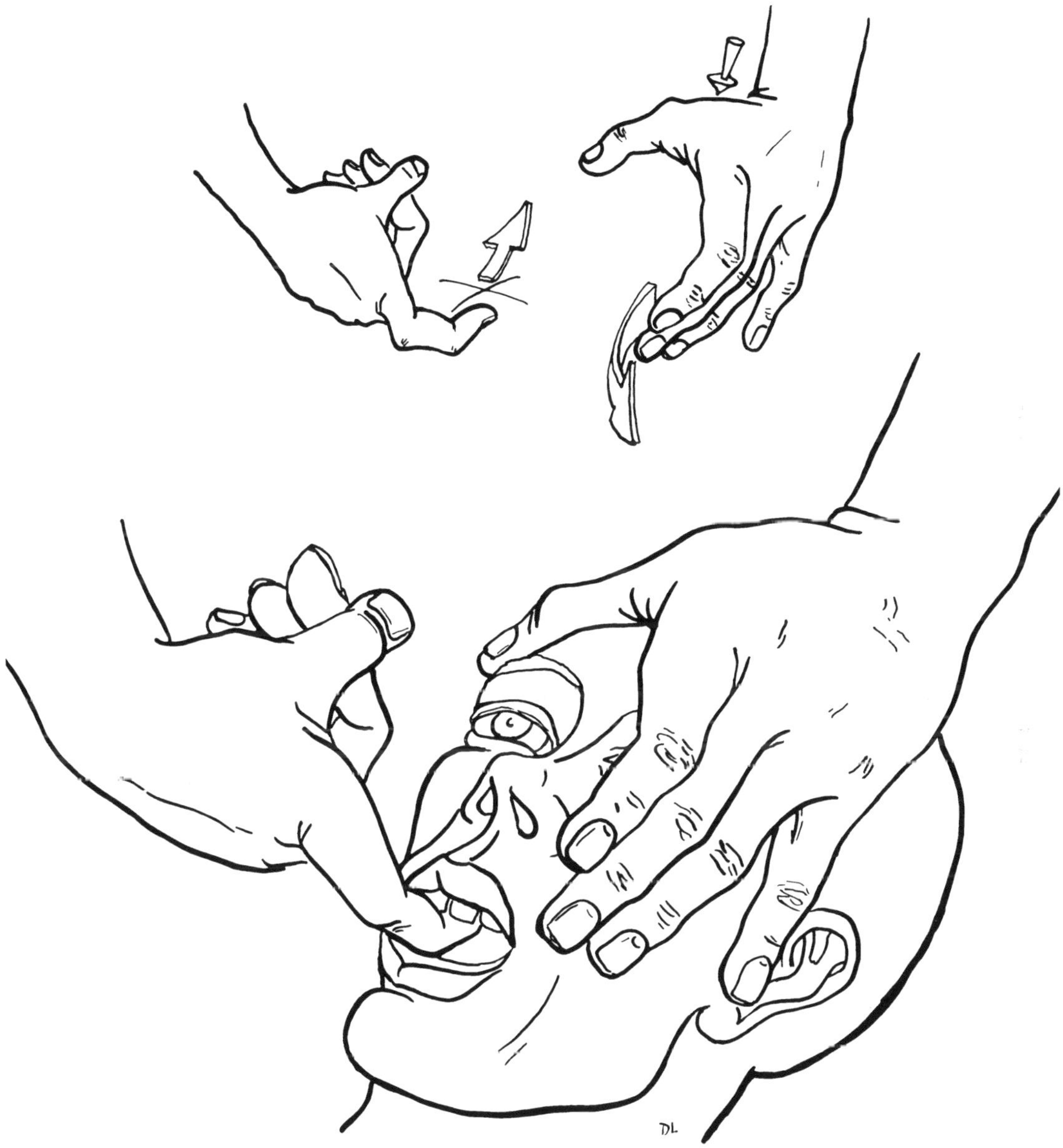

# *Release* des Os zygomaticum (Entspannung des Jochbogens)

Methode I

## Zielsetzung

Wiederherstellung der physiologischen und funktionellen Bewegungsfreiheit des Jochbogens bei externer und interner Rotation.

## Position des Patienten

In Rückenlage, bequem und entspannt.

## Position des Therapeuten

Der Therapeut sitzt am Kopfende des Patienten, hat seine Unterarme auf die Behandlungsliege, die auf eine passende Höhe eingestellt ist, gestützt und hält den Kopf des Patienten in den Händen.

## Berührungspunkte

Die Zeigefinger berühren die Jochbögen direkt unter dem Orbitarand, während die Endphalangen der Mittelfinger auf dem unteren Jochbogenrand liegen.

## Behandlung

In der Extensionsphase des kranialen Rhythmus machen die Handinnenflächen die externe Rotationsbewegung der Knochen, auf denen sie liegen, mit. Gleichzeitig werden die Jochbögen mit den Zeigefingern an den Orbitarändern entlang in externe Rotation gezogen, eine Bewegung, die kaudal und medial durch den Druck der Mittelfinger verstärkt wird.
In der Flexionsphase des kranialen Rhythmus bewegen sich die Finger in umgekehrter Richtung.
Wenn sich ein Spannungsgleichgewicht *(point of balanced tension)* finden lässt, wird es beibehalten, bis eine Entspannung zu spüren ist.
Hinweis: Dieser Handgriff kann auch, wie die Abbildung auf der nächsten Seite zeigt, nur ein- statt beidseitig durchgeführt werden. Die andere Hand liegt dabei auf der Stirn und hilft mit, die Sutura frontozygomatica zu lockern.

## Anmerkung

Bei *Impaction* des Jochbogens reicht diese harmonische Form der Behandlung nicht aus. In dem Fall sollte die auf S. 198 beschriebene Methode angewandt werden.

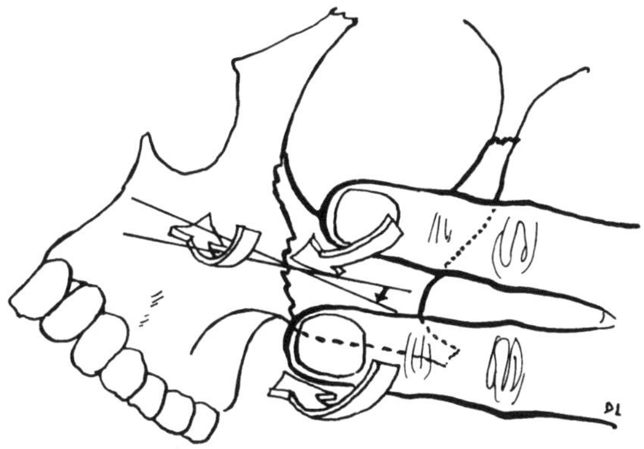

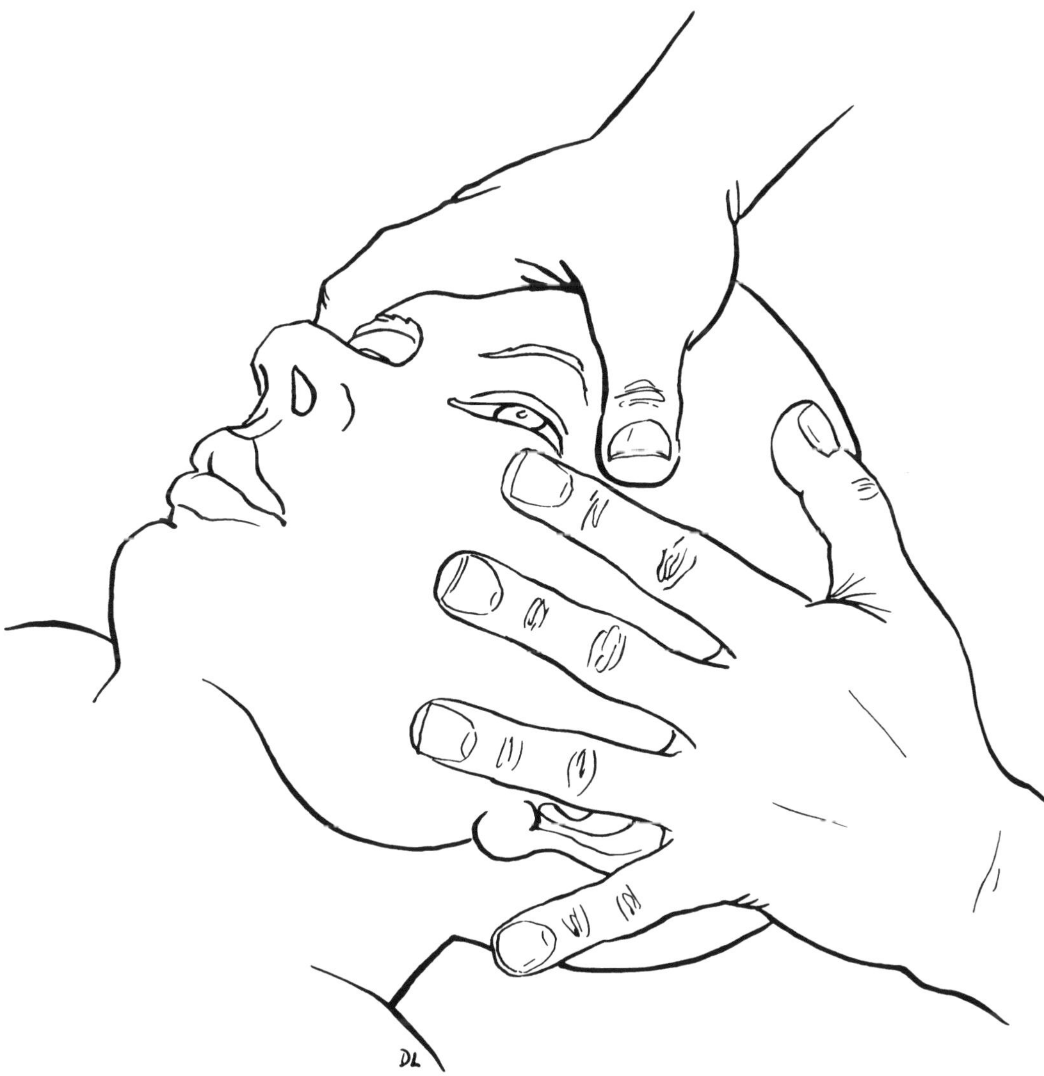

# *Release* des Os zygomaticum (Entspannung des Jochbogens)

Methode II

## Zielsetzung

Wiederherstellung der physiologischen Bewegung des Jochbogens in beiden Phasen des kranialen Rhythmus.

## Position des Patienten

In Rückenlage, bequem und entspannt.

## Position des Therapeuten

Sitzt am Kopfende des Patienten auf der Seite der Läsion, die Behandlungsliege ist auf eine passende Höhe eingestellt.

## Berührungspunkte

Die Innenfläche der kranialen Hand wölbt sich um die Stirn. Der Zeigefinger liegt hinter dem äußeren Proc. orbitalis der Gegenseite, der Thenar auf dem Stirnwulst und das Daumenendglied berührt mit seiner Palmarseite den oberen Jochbogenrand.

Der Zeigefinger der kaudalen Hand befindet sich intrabukkal und liegt auf seiner Dorsalseite unter dem unteren Rand des betroffenen Jochbogens.

## Behandlung

In der Extensionsphase des kranialen Rhythmus wird mit dem Daumen der kranialen Hand der obere Jochbogenrand nach lateral und kaudal gezogen, also nach außen rotiert, während der intrabukkale Zeigefinger diese Bewegung noch verstärkt.

In der Flexionsphase des kranialen Rhythmus bewegen sich dieselben Finger in umgekehrter Richtung, d.h. nach innen rotierend.

Wenn sich ein Spannungsgleichgewicht *(point of balanced tension)* finden lässt, wird es beibehalten, bis eine Entspannung zu spüren ist.

## Anmerkung

Diese Behandlungstechnik wirkt stärker als die auf S. 196 und schwächer als die auf S. 200 beschriebenen Methoden, hat aber den Nachteil, dass dabei Druck auf empfindliche Stellen angewandt werden muss.

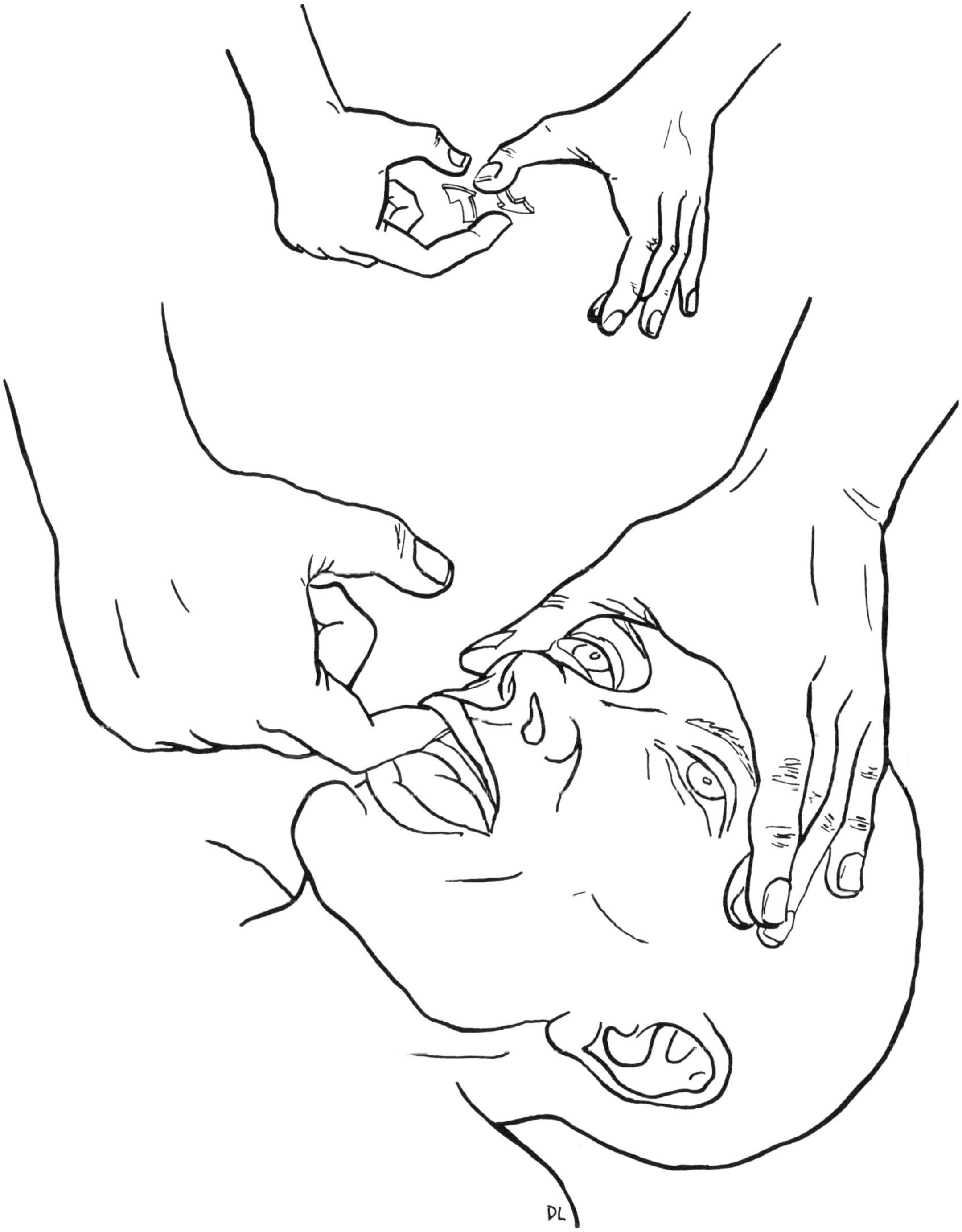
DL

# Ausbalancieren des Jochbogens

## Zielsetzung

Wiederherstellung des funktionellen Zusammenhangs zwischen dem Jochbogen und angrenzenden Schädelknochen innerhalb der Bewegung des kranialen Rhythmus.

## Position des Patienten

In Rückenlage, bequem und entspannt.

## Position des Therapeuten

Sitzt am Kopfende des Patienten auf der Seite der Läsion.

## Berührungspunkte

Die kraniale Hand ist um das Schädeldach gewölbt. Dabei liegt der Daumen im rechten Winkel zum Proc. zygomaticus des Os temporale.
Die kaudale Hand fasst den Jochbogen mit Daumen und Zeigefinger, der Daumen von der Wange und der Zeigefinger vom Mund aus.

## Behandlung

- In der Extensionsphase des kranialen Rhythmus wird mit dem Daumen der oberen Hand die externe Rotation des Os temporale verstärkt und so ein *Disengagement* der Sutura temporozygomatica bewirkt. Gleichzeitig richtet die untere Hand den Jochbogen in externer Rotation wieder aus *(Reposition)*.
- Die Flexionsphase des kranialen Rhythmus sollte der Therapeut als neutrale Phase betrachten, in der er nichts weiter tut, als die Bewegungen mitzumachen.

Dieser Ablauf wird wiederholt, bis eine Entspannung zu spüren ist.

## Anmerkung

Der Zeigefinger im Mund drückt auf den Schleimhautüberzug auf der Innenseite des Os zygomaticum. Weil die Schleimhaut im Allgemeinen sehr empfindlich ist, darf der Druck nicht zu stark sein.

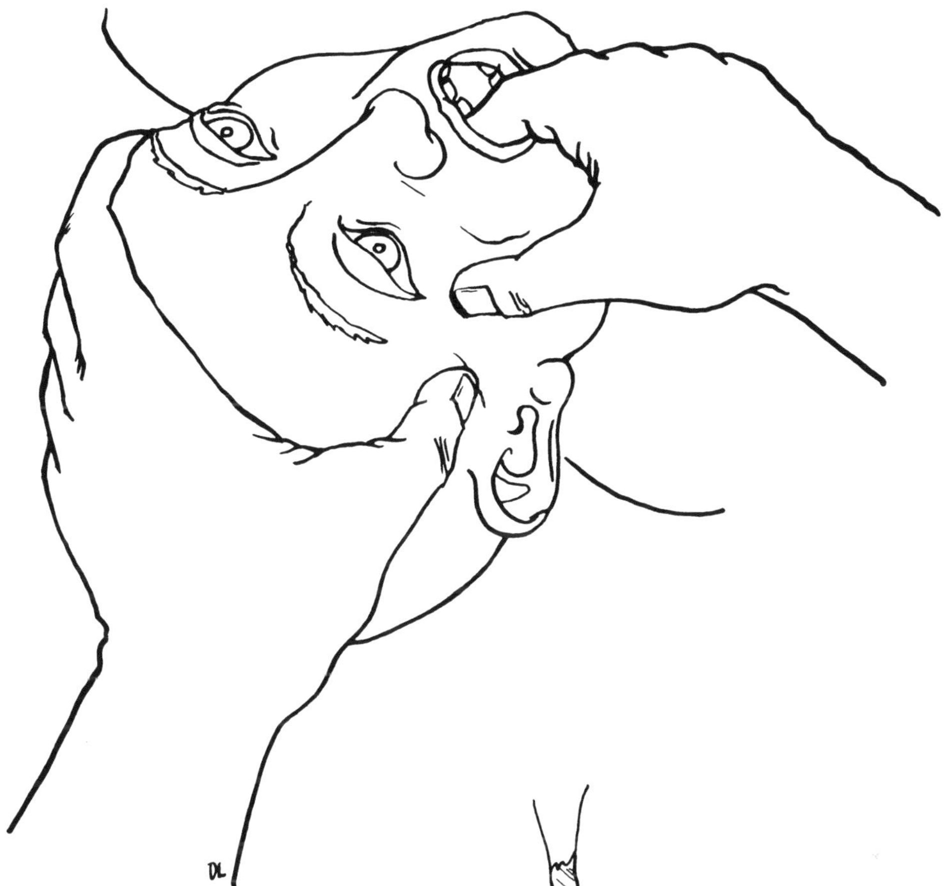
DL

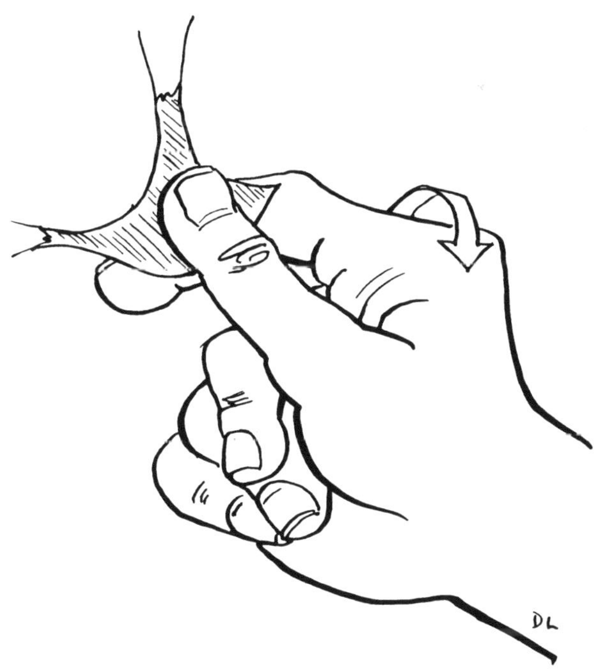
DL

## *Release* der Sutura zygomaticomaxillaris (Entspannung der Oberkiefer-Jochbein-Verbindung)

### Zielsetzung

Normalisierung der Beweglichkeit der Sutura zygomaticomaxillaris, da es hier – meist traumatisch bedingt – häufiger zu einer *Impaction* kommt.

### Position des Patienten

In Rückenlage, bequem und entspannt.

### Position des Therapeuten

Sitzt am Kopfende des Patienten auf der Seite der Läsion.

### Berührungspunkte

Die kraniale Hand fasst den Jochbogen zwischen Daumen und Zeigefinger; dabei liegt der Daumen auf dem Orbitarand und der Zeigefinger am unteren Jochbogenrand.
Der Zeigefinger der kaudalen Hand befindet sich intrabukkal unter dem Proc. zygomaticus der Maxilla.
Falls nötig kann der Druck des Zeigefingers noch mit dem Daumen verstärkt werden, der außen auf der Wange hinter dem Eckzahnwulst liegt.

### Behandlung

Der Zeigefinger im Mund dient als Widerlager, während die andere Hand den Jochbogen in der Extensionsphase des kranialen Rhythmus durch Bewegungen nach kaudal und lateral zur externen Rotation und in der Flexionsphase zur internen Rotation bringt. Wenn sich ein Spannungsgleichgewicht *(point of balanced tension)* finden lässt, wird es beibehalten, bis eine Entspannung zu spüren ist.

### Anmerkung

Nach Entspannung der Sutura zygomaticomaxillaris sollte sich der Therapeut davon überzeugen, ob sich die Bewegung des Jochbogens wieder perfekt in die allgemeine kraniale Bewegung eingefügt hat.

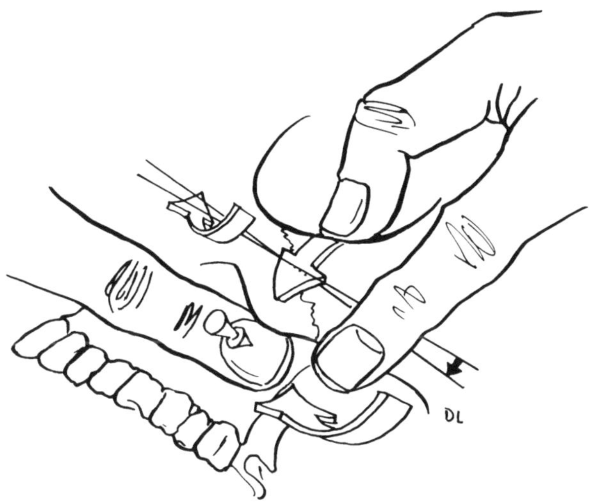

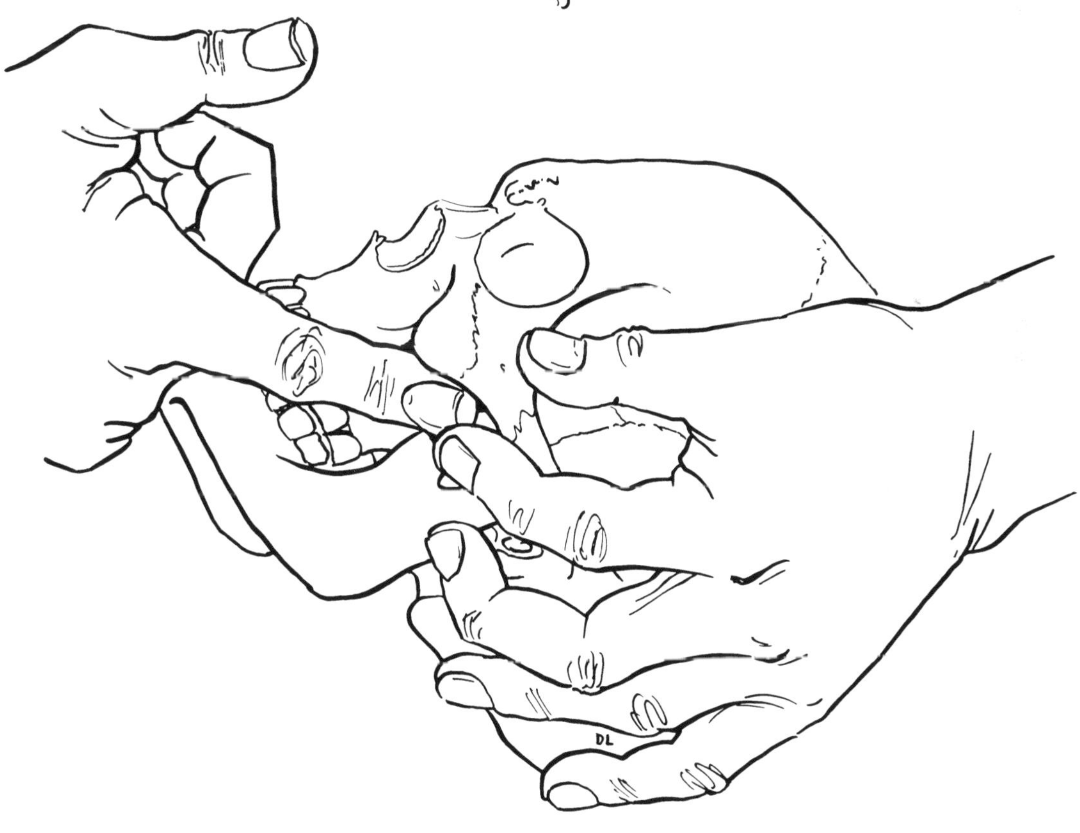

# Pterygoidopalatinaler *Release* (Entspannung der Gaumen-Pterygoid-Verbindung)

## Zielsetzung

Wiederherstellung der funktionellen Bewegungsfreiheit an der Verbindungsstelle zwischen dem Proc. pyramidalis des Os palatinum und dem Proc. pterygoideus des Os sphenoidale.

## Position des Patienten

In Rückenlage, bequem und entspannt.

## Position des Therapeuten

Sitzt am Kopfende des Patienten auf der Seite der Läsion.

## Berührungspunkte

Die kraniale Hand wölbt sich mit der Spange von Daumen und Zeigefinger um die Stirn; Daumen und Zeigefinger liegen jeweils auf der Ala major des Os sphenoidale ihrer Seite.

Der Zeigefinger der kaudalen Hand berührt mit seiner Kuppe das Os palatinum nahe der Mittellinie (Fissura palatina mediana) und nimmt den ersten oberen Molaren als stabile Unterlage für sein Mittelgelenk.

## Behandlung

Von dieser Basis am ersten oberen Molaren aus dreht der Therapeut – ohne den Kontakt zum horizontalen Gaumenfortsatz zu verlieren – seinen Zeigefinger intraoral so, dass die Kuppe zur Wange zeigt und lässt ihn so, während er den Knochen nach anterolateral bewegt, um ihn vom Proc. pterygoideus zu lösen.

Während der Extensionsphase des kranialen Rhythmus bewegt der Therapeut auf der Suche nach dem Spannungsgleichgewicht *(point of balanced tension)* das Os sphenoidale in horizontaler Ebene und auf einer anteroposterioren Achse. Wenn der Punkt gefunden ist, wird die Position beibehalten, bis eine Entspannung zu spüren ist.

## Anmerkung

Eine Schwierigkeit bei dieser Technik ergibt sich durch den horizontalen Gaumenfortsatz, der so dünn ist, dass der Kontakt mit der Zeigefingerkuppe während der ganzen Behandlung nicht unterbrochen werden darf.

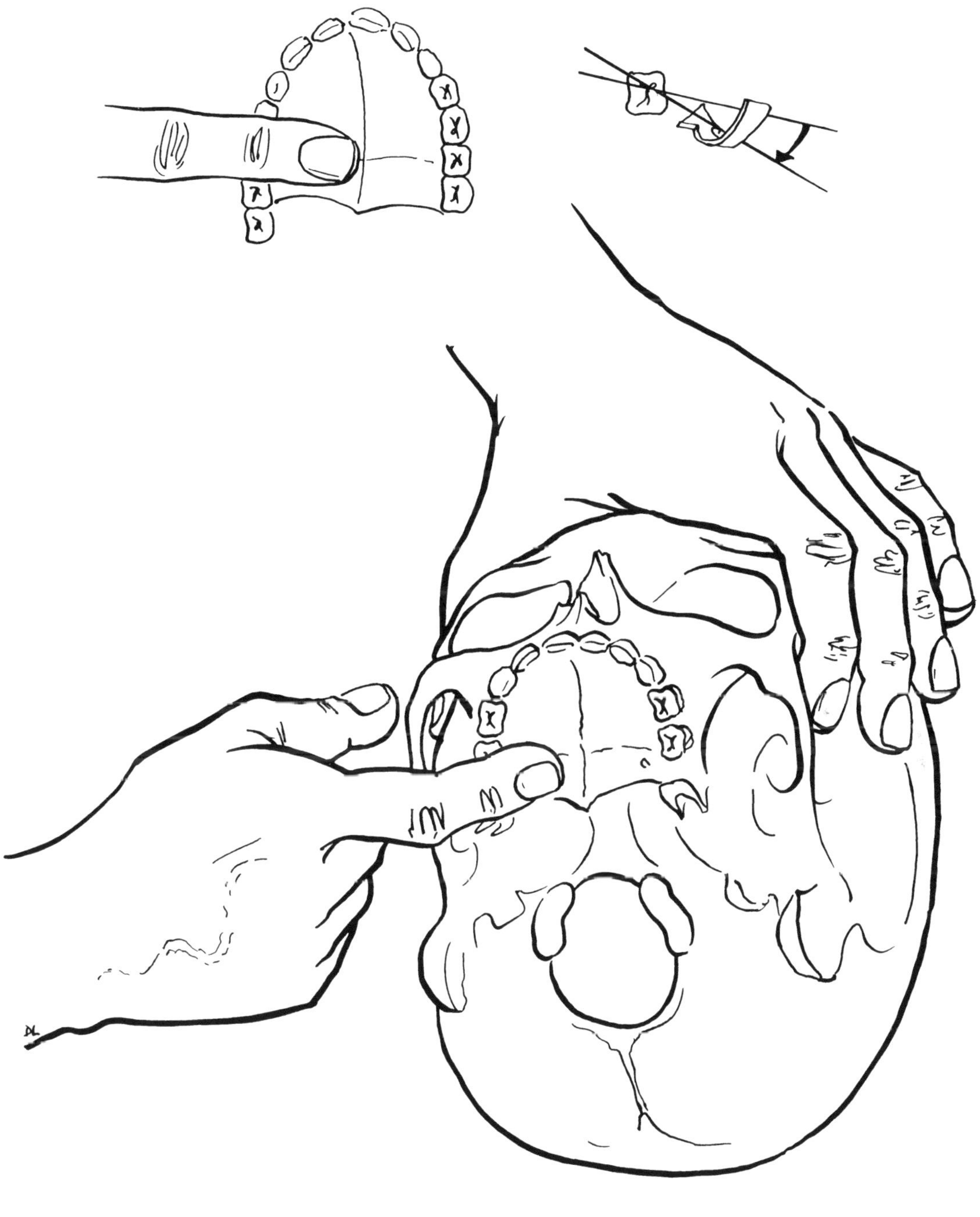

# Interpalatinaler *Release* (Entspannung der horizontalen Gaumenfortsätze)

## Zielsetzung

Wiederherstellung der funktionellen Bewegungsfreiheit zwischen den beiden horizontalen Gaumenfortsätzen.

## Position des Patienten

In Rückenlage, bequem und entspannt.

## Position des Therapeuten

Sitzt mit Blick zum Kopf des Patienten.

## Berührungspunkte

Daumen und Zeigefinger der kranialen Hand wölben sich spangenförmig um die Stirn und ihre Endphalangen liegen jeweils auf der Ala major des Os sphenoidale.
Mit der Zeigefingerkuppe der kaudalen Hand wird der Gaumen auf der Läsionsseite in Nähe der Mittellinie (Fissura palatina mediana) berührt, während der erste obere Molar eine feste Unterlage für das Zeigefingerendglied bietet. Der Mittelfinger wird vom Zeigefinger gestützt und berührt den horizontalen Gaumenfortsatz der anderen Seite.

## Behandlung

Von der Basis am ersten oberen Molaren aus dreht der Therapeut – ohne dabei den Kontakt zum Gaumen zu verlieren – die Kuppe des Zeigefingers zur Wange der entsprechenden Seite und gleichzeitig den Mittelfinger mit der distalen Seite zur anderen Wange hin. Diese Fingerpositionen werden beibehalten.
Während der Extensionsphase des kranialen Rhythmus bewegt der Therapeut auf der Suche nach dem Spannungsgleichgewicht *(point of balanced tension)* das Os sphenoidale in horizontaler Ebene und auf einer anteroposterioren Achse. Wenn das Gleichgewicht gefunden ist, wird die Position beibehalten, bis eine Entspannung zu spüren ist.

## Anmerkung

Eine Schwierigkeit bei dieser Technik ergibt sich durch den horizontalen Gaumenfortsatz, der so dünn ist, dass der Kontakt mit der Zeigefingerkuppe während der ganzen Behandlung nicht unterbrochen werden darf.

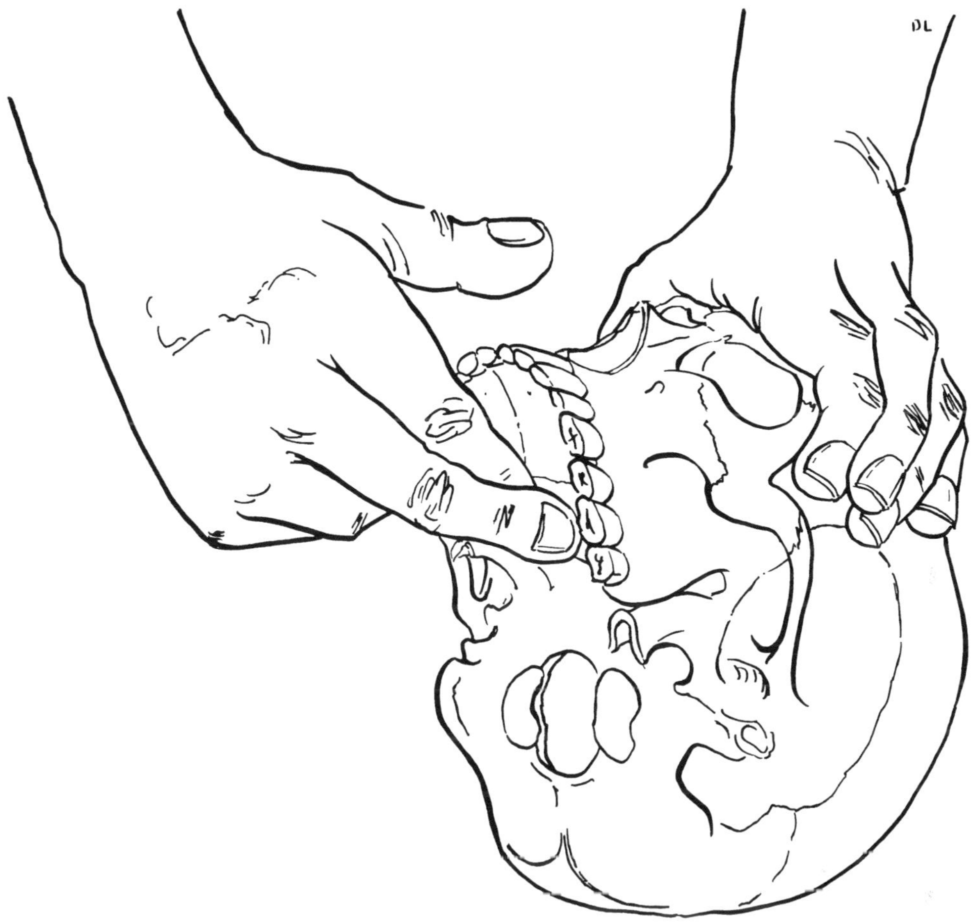

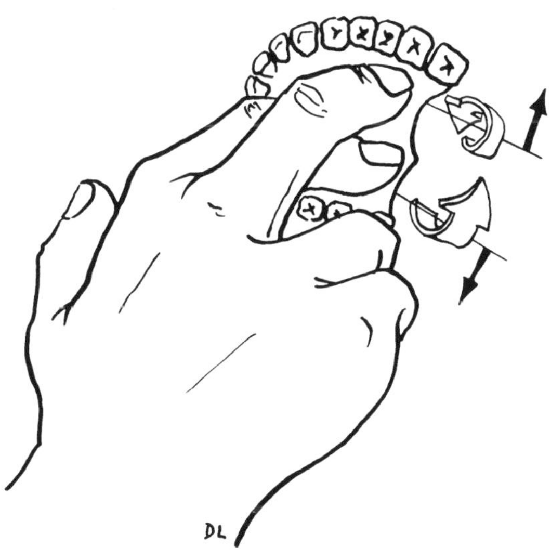

# Reposition des Vomers

## Zielsetzung

Wiederherstellung der funktionellen Beziehung des Vomers zu den Gaumenknochen und zum Os sphenoidale.

## Position des Patienten

In Rückenlage, bequem und entspannt.

## Position des Therapeuten

Sitzt mit Blick zum Patienten am Kopfende der auf passende Höhe eingestellten Behandlungsliege.

## Berührungspunkte

Mit dem Thenar der oberen Hand wird das Os sphenoidale gehalten. Daumen und Zeigefinger sind spangenförmig über die Stirn gewölbt, ohne sie wirklich zu berühren. Ihre Endphalangen befinden sich jeweils auf der Ala major des Os sphenoidale.
Die Zeigefingerkuppe der unteren Hand wird von unten auf die Sutura palatina transversa gelegt.

## Behandlung

- In der Extensionsphase des kranialen Rhythmus bringt die obere Hand das Os sphenoidale auf beiden Seiten zur Flexion, indem sie die Alae majores kaudalwärts und nach anterior bewegt, während mit dem Zeigefinger im Mund der Gaumen nach vorn zur Nasenwurzel hin gezogen wird.
- In der Flexionsphase des kranialen Rhythmus bewegt sich die Hand auf dem Os sphenoidale in umgekehrter Richtung. Gleichzeitig schiebt der intraorale Zeigefinger die Sutura palatina transversa kranialwärts auf den Körper des Keilbeins zu.

Diese Bewegungen werden wiederholt, bis eine Entspannung zu spüren ist.

## Anmerkung

Diese Form der Behandlung hat große Ähnlichkeit mit der Drainagetechnik für den Sinus sphenoidalis (siehe S. 160). Es gibt jedoch einen Unterschied bei der Ausführung. Denn bei der Drainage des Sinus sphenoidalis bewegen sich die Hände gegeneinander, um eine Sekretausleitung zu erreichen.

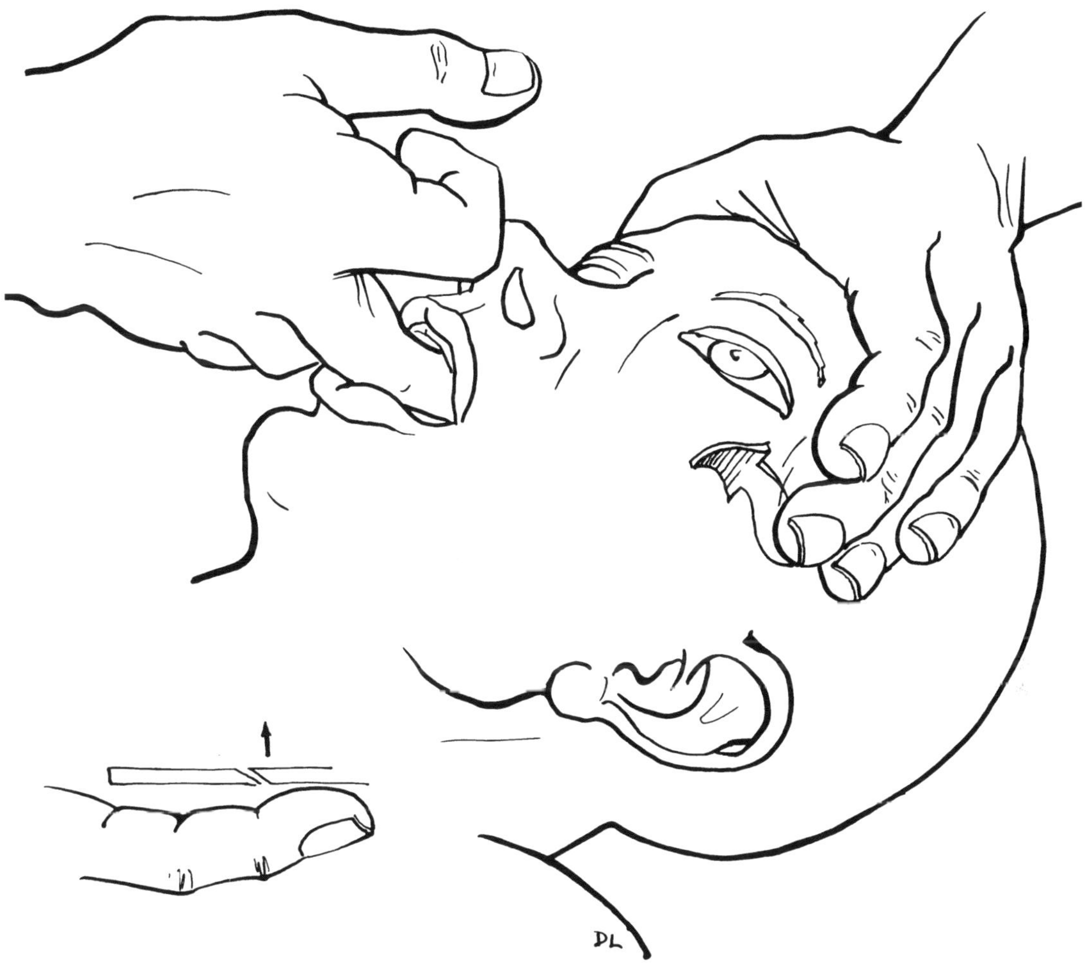
DL

# Stimulation des Ganglion pterygopalatinum

## Zielsetzung
Das Ganglion pterygopalatinum zu stimulieren, weil sich dadurch die Hirndurchblutung verbessern kann.

## Position des Patienten
In Rückenlage, bequem und entspannt.

## Position des Therapeuten
Sitzt mit Blick zum Patienten auf der Seite gegenüber dem Ganglion, das stimuliert werden soll, am Kopfende der auf passende Höhe eingestellten Behandlungsliege.

## Berührungspunkte
Der Therapeut bittet den Patienten, den Unterkiefer zur Seite des betreffenden Ganglions hinüberzubewegen, aus zwei Gründen: zum einen kann er so mit den Fingern leichter vordringen und zum anderen weitet sich die Fossa pterygopalatina. Der Zeigefinger (oder auch der kleine Finger, wenn er lang genug ist) der unteren Hand wird zwischen Wange und den Alveolarfortsatz der Maxilla geschoben. Der Therapeut betastet mit ihm erst den Alveolarfortsatz bis ans Ende und führt ihn dann weiter entlang der Lamina lateralis des Proc. pterygoideus. Durch die Fossa pterygopalatina hindurch trifft der Finger auf das widerstandsfähige Gewebe, von dem das Ganglion umgeben ist. Hier bleibt die Fingerkuppe liegen.

## Behandlung
Der Therapeut bittet den Patienten, seinen Kopf zu ihm hinzuwenden und nach vorn zu beugen, damit auf diese Weise mit dem Finger im Mund ein gewisser Druck auf das Weichteilgewebe in der Fossa pterygopalatina zustande kommt und das Ganglion stimuliert wird. Durch leichte Vibrationen lässt sich die Wirkung noch steigern. Diese Fingerposition wird beibehalten, bis sich die Gewebe entspannen.
Alternativ kann eine Behandlung mit dieser Technik auch durchgeführt werden, wenn der Patient auf der Kante des Behandlungstisches sitzt und sich auf den intrabukkalen Finger des Therapeuten lehnt.

## Anmerkung
Diese Behandlungstechnik löst eine Reihe von Reaktionen aus, darunter am häufigsten tränende Augen.

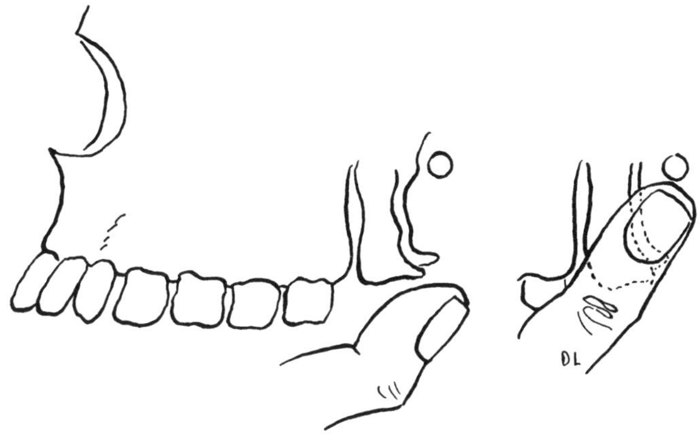
DL

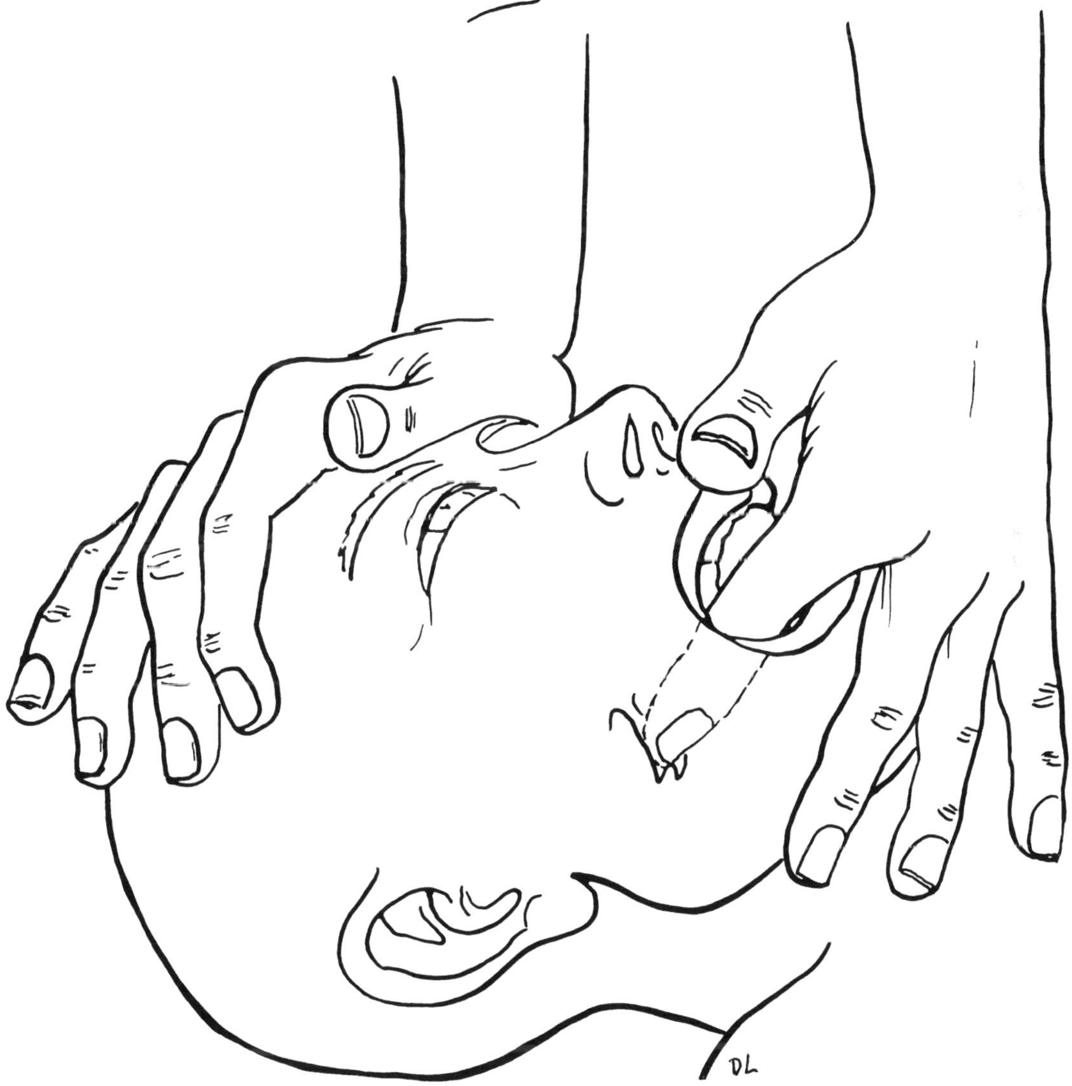
DL

# Verkleinerung der Orbita

## Zielsetzung

Wiederherstellung der richtigen Größenverhältnisse der Augenhöhle, d.h. die Orbitaränder anzunähern, wenn sie zu weit auseinander liegen.

## Position des Patienten

In Rückenlage, bequem und entspannt.

## Position des Therapeuten

Sitzt am Kopfende des Patienten auf der gegenüberliegenden Seite der Läsion.

## Berührungspunkte

Der Daumen der oberen Hand liegt auf dem Orbitarand des Os frontale. Die anderen Finger spielen bei diesem Handgriff keine Rolle und sind einfach auf dem Schädel ausgestreckt.

Von der unteren Hand werden die Gesichtsknochen in folgender Weise gesteuert:

- mit dem Zeigefinger vorn auf der Sutura frontozygomatica,
- mit dem Mittelfinger auf dem unteren Jochbogenrand,
- mit dem Daumen auf dem Orbitarand der Maxilla.

## Behandlung

Während der Flexionsphase des kranialen Rhythmus schiebt der Daumen das Os frontale auf die Mitte der Augenhöhle zu. Gleichzeitig machen die Finger der unteren Hand folgende Bewegungen:

- Der Zeigefinger schließt den frontozygomatischen Winkel.
- Der Mittelfinger verstärkt die interne Rotation des Jochbogens.
- Der Daumen drückt den unteren Orbitarand zur Augenmitte hin.

Während der Extensionsphase des kranialen Rhythmus verhindern die Finger ganz behutsam, dass die Schädelknochen in ihre Neutralstellung zurückkehren.

Diese Bewegungen werden wiederholt, bis eine Entspannung zu spüren ist.

Auch folgende Variante kann angewendet werden: Der Therapeut sitzt auf der Seite mit der Läsion und legt den Zeigefinger der oberen Hand auf den Orbitarand des Os frontale und den Daumen auf die Sutura frontozygomatica. Der Daumen der unteren Hand befindet sich auf dem Orbitarand der Maxilla.

## Anmerkung

Obwohl diese Behandlungstechnik einfach anzuwenden ist, erfordert sie doch eine präzise Koordination aller Fingerbewegungen.

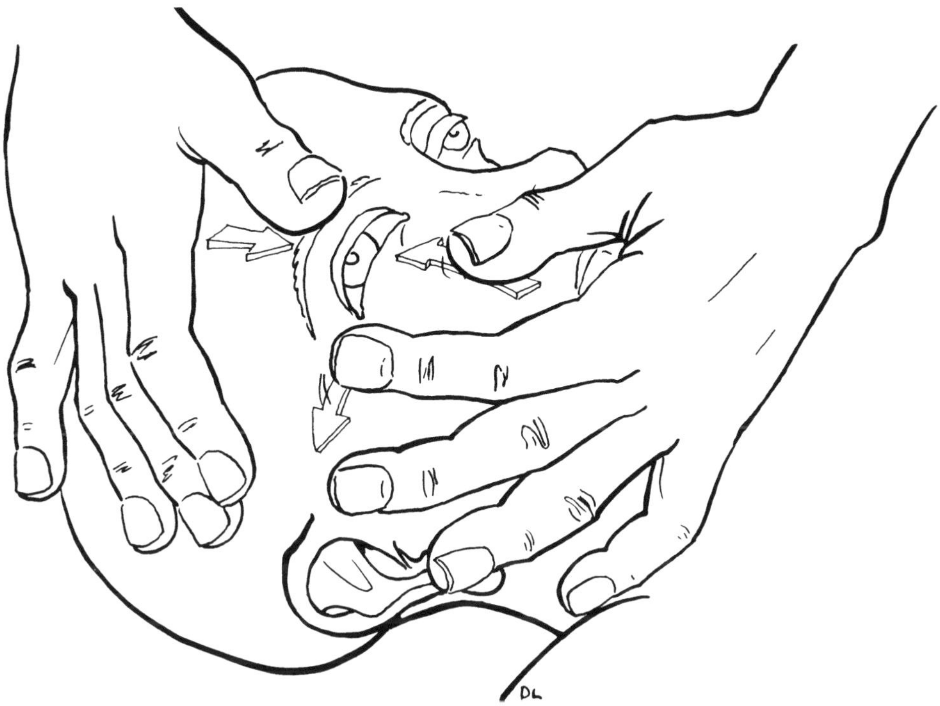

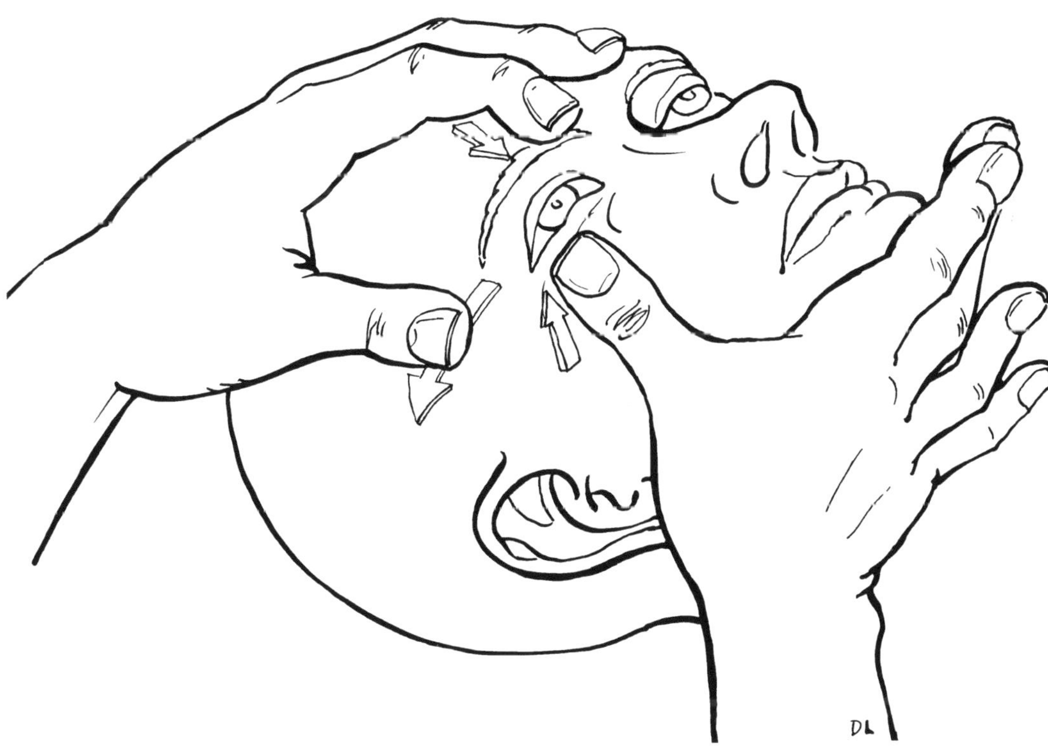

# Weiten der Orbita

## Zielsetzung

Wiederherstellung der richtigen Größenverhältnisse der Augenhöhle, d.h. die Orbitaränder auseinander zu schieben, wenn sie zu nah beieinander liegen.

## Position des Patienten

In Rückenlage, bequem und entspannt.

## Position des Therapeuten

Sitzt am Kopfende mit Blick zum Patienten auf der gegenüberliegenden Seite der Läsion.

## Berührungspunkte

Der Daumen der oberen Hand liegt auf dem Orbitarand des Os frontale und der Zeigefinger hinter der Sutura frontozygomatica. Die anderen Finger bleiben passiv auf dem Schädel ausgestreckt.

Von der unteren Hand werden die Gesichtsknochen in folgender Weise kontrolliert:

- mit dem Zeigefinger auf dem oberen Jochbogenrand,
- mit dem Mittelfinger auf dem unteren Jochbogenrand,
- mit dem Daumen auf dem Orbitarand der Maxilla.

## Behandlung

In der Extensionsphase des kranialen Rhythmus wird die Augenhöhle mit der oberen Hand in folgender Weise vergrößert: Der Daumen bewegt den Orbitarand des Os frontale kranialwärts, während der Zeigefinger die Sutura frontozygomatica nach anterior schiebt.

Gleichzeitig machen die Finger der unteren Hand folgende Bewegungen:

- Der Zeigefinger dreht den Jochbogen am Orbitarand nach außen.
- Der Mittelfinger verstärkt diese Bewegung, indem er ihn nach kaudal und medial schiebt.
- Der Daumen zieht den Orbitarand der Maxilla nach kaudal.

Während der Flexionsphase des kranialen Rhythmus widersetzen sich die Finger vorsichtig der Rückkehr der Schädelknochen in die neutrale Position.

Diese Bewegungen werden wiederholt, bis eine Entspannung zu spüren ist.

## Anmerkung

Obwohl diese Behandlungstechnik einfach anzuwenden ist, erfordert sie doch eine präzise Koordination aller Fingerbewegungen.

Variation

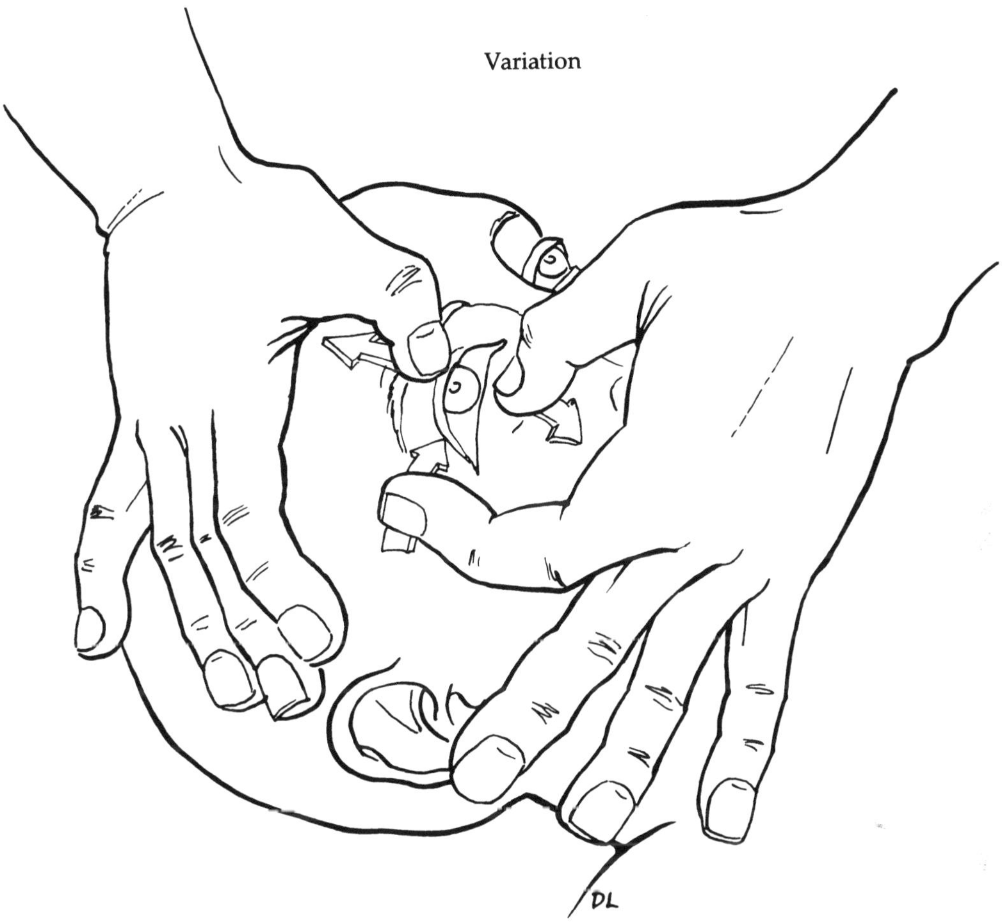


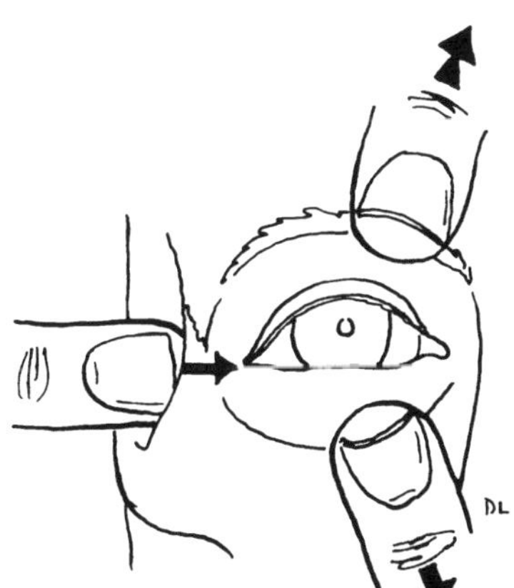

# Reposition des Os lacrimale

## Zielsetzung

Wiederherstellung der funktionellen Beziehung zwischen Os lacrimale und angrenzenden Knochen – d.h. zur orbitalen Außenfläche des Os ethmoidale und zum Proc. frontalis der Maxilla, weil dies ein wichtiges Element für die Drainage des Tränenkanals ist.

## Position des Patienten

In Rückenlage, bequem und entspannt.

## Position des Therapeuten

Sitzt neben der Behandlungsliege mit Blick auf den Kopf des Patienten.

## Berührungspunkte

Von der oberen Hand wird das Os sphenoidale gehalten. Daumen und Mittelfinger sind spangenförmig über die Stirn gewölbt, lassen das Os sphenoidale aber frei und berühren mit ihren Endphalangen die Alae majores.
Das Daumenendglied der unteren Hand ist leicht gedreht und liegt mit der Kuppe auf dem zugänglichen Teil des Os lacrimale.

## Behandlung

- In der Extensionsphase des kranialen Rhythmus wird durch das Verschieben der Alae majores in kaudaler und anteriorer Richtung das Os sphenoidale mit der oberen Hand zur Flexion gebracht, während mit dem Daumen der unteren Hand das Os lacrimale nach vorn und geringfügig nach lateral gedrückt wird.
- In der Flexionsphase des kranialen Rhythmus führt der Therapeut die Bewegungen in umgekehrter Richtung aus.

Diese Bewegungen werden wiederholt, bis eine Entspannung zu spüren ist.

## Anmerkung

Die kleine Außenfläche des Os lacrimale macht es erforderlich, dass der Therapeut genau die richtige Stelle berührt. Er sollte vor allem vermeiden, die Trochlea des äußeren Augenmuskels (M. obliquus superior) zu drücken, die sich vor und etwas oberhalb des Augapfels befindet.

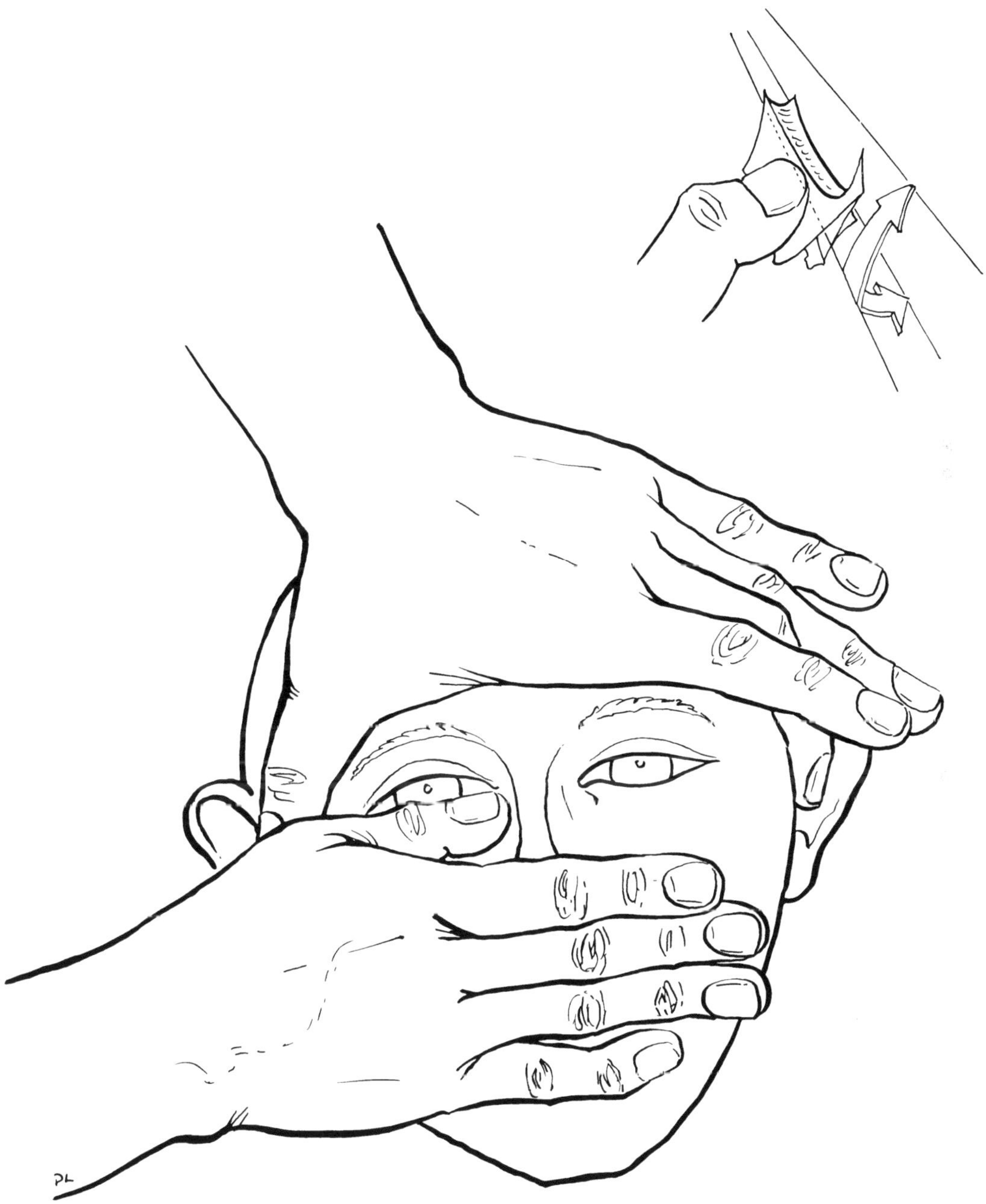
PL

# VIII. Durchblutungsfördernde Techniken

Manche Behandlungstechniken wirken sich hauptsächlich auf die Durchblutung aus. Einige von ihnen sind bereits in anderen Kapiteln dieses Buches beschrieben, wie z. B. die petrojugulare Technik auf Seite 82 (mit Einfluss auf den systemischen Kreislauf), der *Lift* des Os parietale auf Seite 132 (mit Einfluss auf die arterielle Durchblutung) oder die sphenopetrosale Technik auf Seite 98 (mit Einfluss auf den Sinus cavernosus).
Es folgen hier weitere, weniger bekannte durchblutungsfördernde Techniken, die dem Therapeuten dennoch von Nutzen sein können.

# Kompression des Asterions

## Zielsetzung
Erzielen einer tief reichende Wirkung auf die Durchblutung durch abwechselnde Kompression und Dekompression.

## Position des Patienten
In Rückenlage, bequem und entspannt.

## Position des Therapeuten
Sitzt am Kopfende des Patienten und stützt die Unterarme auf die Behandlungsliege, die auf eine passende Höhe eingestellt ist.

## Berührungspunkte
Die Hände des Therapeuten liegen mit verschränkten Fingern unter dem Hinterkopf und umfangen auf diese Weise muldenförmig die Squama occipitalis. Der Thenar liegt beidseitig auf dem Asterion.

## Behandlung
Unter Einsatz der tiefen Fingerbeuger (M. flexor digitorum profundus) übt der Therapeut während der Extensionsphase des kranialen Rhythmus mit beiden Händen einen leichten Druck aus, der ständig verstärkt wird.
Während der Flexionsphase des kranialen Rhythmus wird der Druck in ähnlicher Weise zunehmend verringert.
Dieser Druckwechsel wird über mehrere Zyklen des kranialen Rhythmus fortgesetzt, bis eine Entspannung zu spüren ist.

## Anmerkung
Dieser Handgriff ist nicht schwierig durchzuführen. Auf die beiden Punkte für die Kompression muss aber sorgfältig geachtet werden, weil sie nicht unbedingt symmetrisch lokalisiert sind.
Für diesen Handgriff gilt die gleiche Kombination von Kontraindikationen wie für die Kompression des vierten Ventrikels (siehe S. 38).

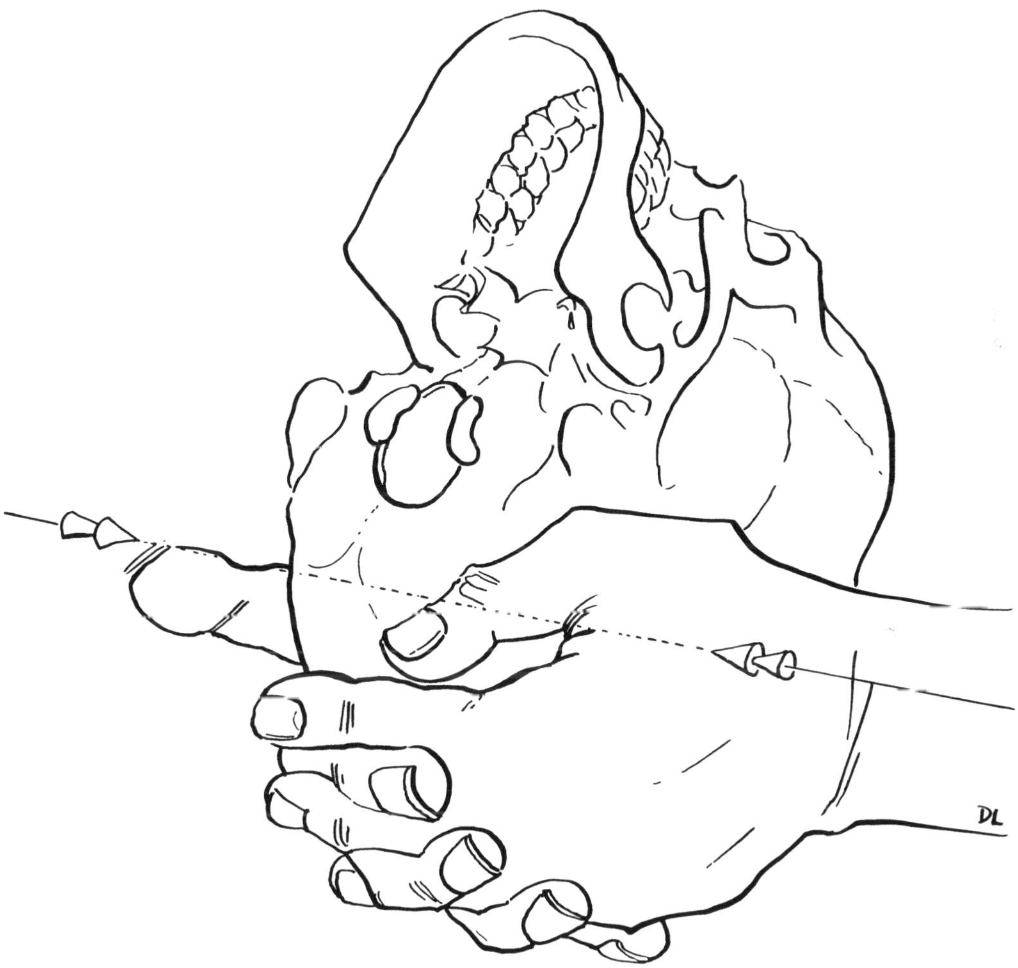
DL

# Allgemeine entstauende Technik

## Zielsetzung

Bei richtiger Durchführung bewirkt diese Behandlung eine rasche, allgemeine Besserung von Stauungen im Schädelbereich.

## Position des Patienten

In Rückenlage, bequem und entspannt.

## Position des Therapeuten

Sitzt am Kopfende des Patienten und stützt die Unterarme auf die Behandlungsliege, die auf eine passende Höhe eingestellt ist.

## Berührungspunkte

Der Therapeut legt dem Patienten auf beiden Seiten des Kopfes:

- die Handfläche so auf das Os parietale, dass die Scheitelbeinwölbung von Thenar und Hypothenar eingerahmt wird,
- den Zeigefinger an den Vorderrand des Proc. mastoideus und den Mittelfinger dahinter,
- den kleinen Finger auf die Squama occipitalis und
- den Daumen auf das Os frontale.

## Behandlung

In der Extensionsphase des kranialen Rhythmus fordert der Therapeut den Patienten auf, langsam und tief einzuatmen, während er ihn nach oben, also zu sich hinzieht. Gleichzeitig bewegt er mit den Zeigefingern den Proc. mastoideus auf beiden Seiten nach posterior und medial und bringt mit den kleinen Fingern das Os occipitale zur Flexion.

In der Flexionsphase des kranialen Rhythmus atmet der Patient langsam aus und zieht dabei den Kopf zwischen die Schultern. Parallel dazu schiebt der Therapeut mit seinen Zeigefingern den Proc. mastoideus auf beiden Seiten nach anterior und lateral und bringt mit den kleinen Fingern das Os occipitale zur Extension.

Diese Abfolge wird wiederholt, bis das Stauungsgefühl nachlässt.

## Anmerkung

Bei dieser Behandlungstechnik hängt der Erfolg ganz allein von der Kooperation des Patienten ab.

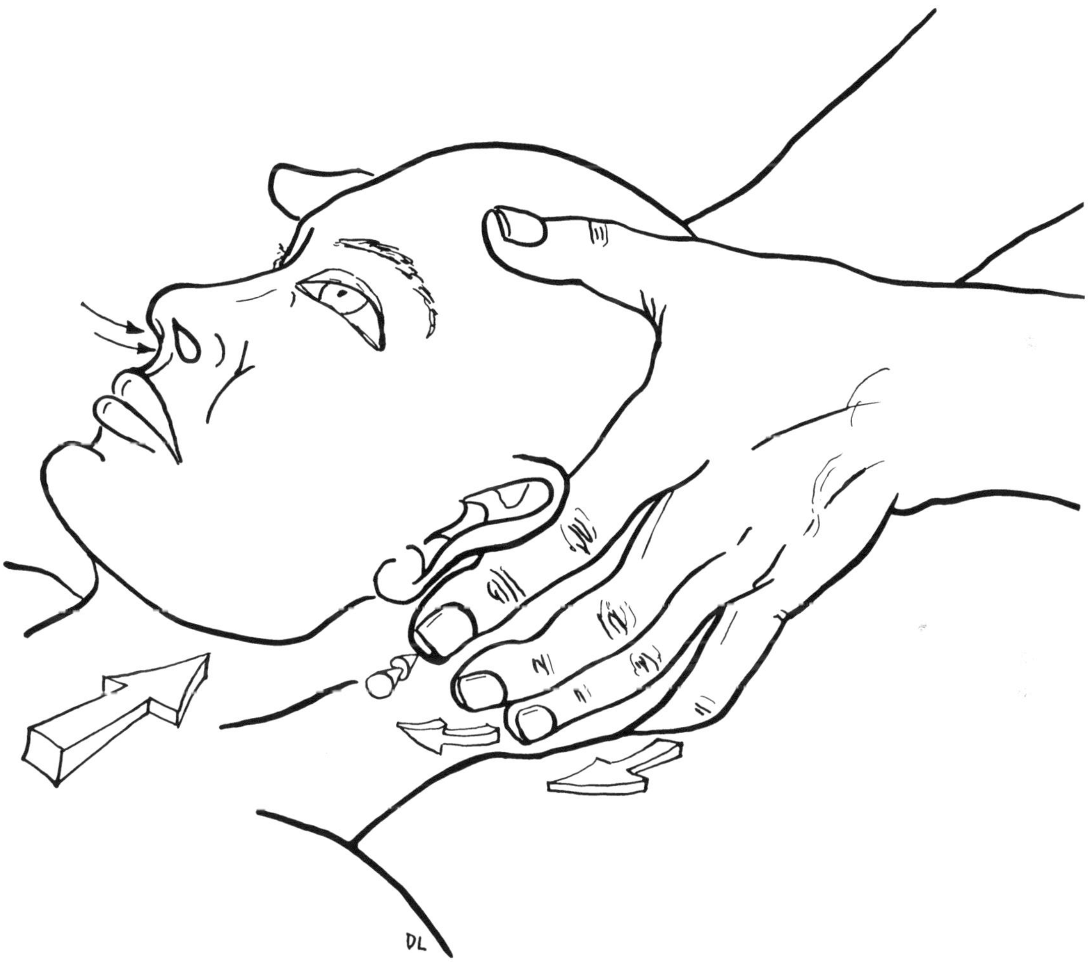
DL

# *Release* der Gefäße (Entspannung der Gefäße)

## Zielsetzung

Beseitigung von Bindegewebsverspannungen, um dadurch die intrakraniellen Gefäße von Druck zu befreien.

## Position des Patienten

In Rückenlage, bequem und entspannt.

## Position des Therapeuten

Sitzt am Kopfende des Patienten und stützt die Unterarme auf die Behandlungsliege, die auf eine passende Höhe eingestellt ist.

## Berührungspunkte

Die hier beschriebene Behandlung gilt für den klinischen Fall, dass die Ala major des Os sphenoidale auf der rechten Seite hervorragt und tiefer steht. Wenn die linke Seite betroffen ist, müssen die Handpositionen entsprechend verändert werden.
Die Hände des Therapeuten nehmen keine symmetrische Position am Kopf des Patienten ein. So liegt der rechte Daumen am Proc. mastoideus, die anderen Finger sind auf dem Hinterkopf ausgebreitet.
Der linke Daumen berührt die Außenfläche der linken Ala major.

## Behandlung

Während der Extensionsphase des kranialen Rhythmus

- zieht der rechte Daumen den Proc. mastoideus allmählich nach posterior und medial und
- gleichzeitig bewegt der linke Daumen die Ala major des Os sphenoidale kranialwärts, nach posterior und medial.

Sobald die Flexionsphase des kranialen Rhythmus beginnt, lassen die Finger – ohne den Kontakt zu verlieren – zu, dass die Schädelknochen ganz natürlich in die neutrale Position zurückkehren.
Diese Bewegungen werden wiederholt, bis eine Entspannung zu spüren ist.

## Anmerkung

Diese Behandlungstechnik kann auch angewandt werden, wenn keiner der großen Keilbeinflügel besonders prominent ist, doch am besten wählt man dann die Seite, an der er weiter vorspringt.

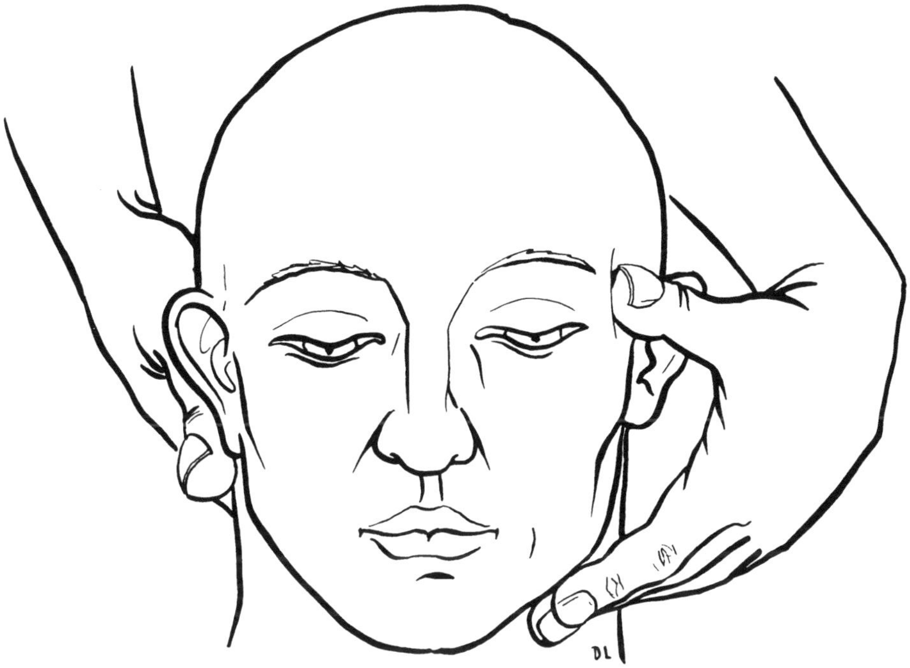
DL

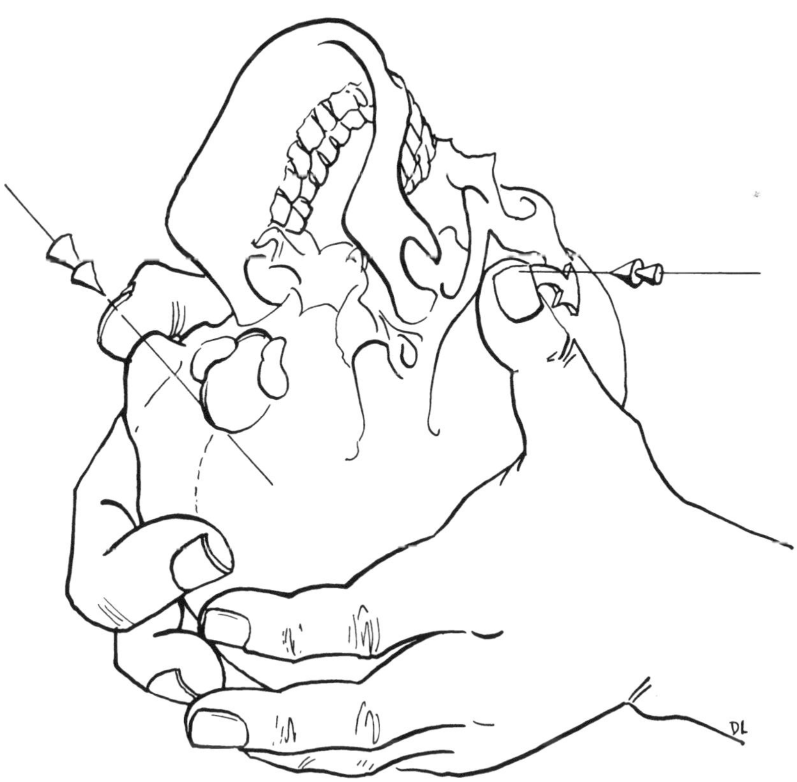
DL

# Allgemeine Gefäßdrainage

## Zielsetzung
Entlastung bei erhöhtem intrakraniellen Gefäßdruck. Diese Technik ermöglicht eine aktivere Form der Drainage als das Anheben (*Lift*-Technik) des Os parietale (siehe S. 132).

## Position des Patienten
In Rückenlage, bequem und entspannt.

## Position des Therapeuten
Sitzt rechts oder links am Kopfende des Patienten, die Behandlungsliege ist auf eine passende Höhe eingestellt.

## Berührungspunkte
Der Zeigefinger der unteren Hand wird in den Mund eingeführt und berührt den Gaumenbogen im Bereich der Sutura intermaxillaris.
Die Palmarseite der anderen Hand ist so um den Schädel gewölbt, dass
- Thenar und Hypothenar zu beiden Seiten der Sutura sagittalis hinter dem Bregma auf dem Os parietale liegen und
- die Finger so weit wie möglich auf der Squama occipitalis ausgestreckt sind.

## Behandlung
Während der Extensionsphase des kranialen Rhythmus
- führt der intraorale Zeigefinger durch Druck mit der Fingerkuppe in Richtung der Nasenlöcher eine Flexionsbewegung herbei,
- drücken Thenar und Hypothenar die Sutura sagittalis nach unten und bewegen dabei die anterosuperioren Scheitelbeinwinkel nach posterior, während die Finger die Squama occipitalis nach kaudal schieben.

Während der Flexionsphase lässt der Therapeut die Rückkehr in die neutrale Position im Rahmen der kranialen Bewegung zu, ohne dabei die Berührungspunkte loszulassen. Diese rhythmische Abfolge muss wiederholt werden, bis eine Entspannung zu spüren ist.

## Anmerkung
Der Schlüssel zum Erfolg ist bei dieser Behandlung die Diskriminationsfähigkeit, mit der die Finger der oberen Hand auf feinste Bewegungsveränderungen reagieren können.

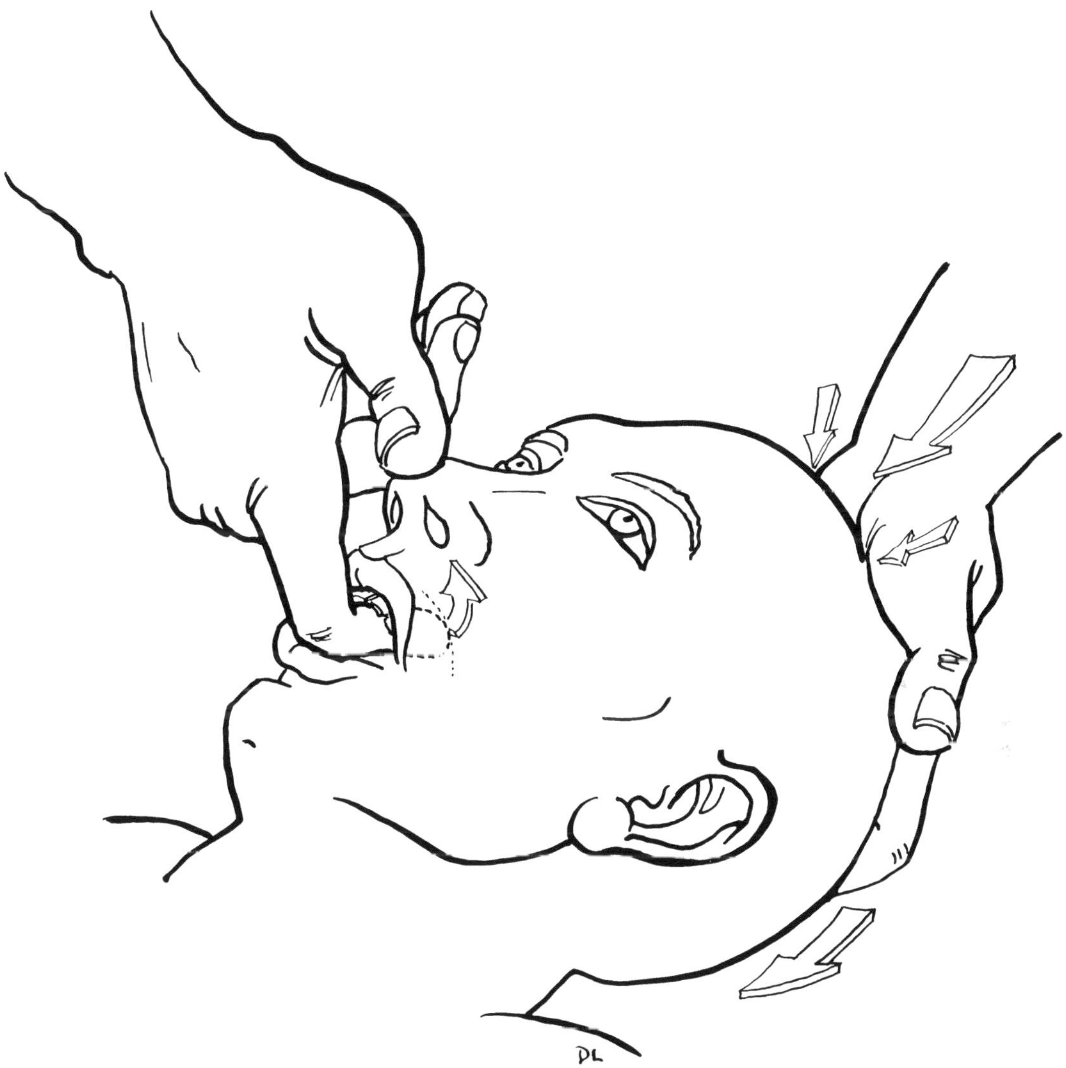
DL

# Allgemeine Gefäßdrainage von frontoparietookzipital

## Zielsetzung

Entlastung bei erhöhtem intrakraniellen Gefäßdruck. Diese Technik wird angewandt, wenn aus medizinischen Gründen nicht mit dem Zeigefinger gegen den Gaumen gedrückt werden darf.

## Position des Patienten

In Rückenlage, bequem und entspannt.

## Position des Therapeuten

Sitzt rechts oder links am Kopfende des Patienten, die Behandlungsliege ist auf eine passende Höhe eingestellt.

## Berührungspunkte

Die kaudale Hand liegt so auf der Stirn, dass

- ihre Handfläche die Sutura frontalis bedeckt und
- die Finger sich nach Überqueren der Sutura coronalis auf dem vorderen Scheitelbeinbereich öffnen.

Die kraniale Hand berührt den Schädel hinten:

- mit dem Handballen auf dem hinteren Scheitelbeinbereich und Thenar und Hypothenar auf beiden Seiten der Sutura sagittalis und
- mit den Fingern auf der Squama occipitalis.

## Behandlung

In der Extensionsphase des kranialen Rhythmus

- bewegt die untere Hand das Os frontale mit ihrer Handfläche kranialwärts und nach posterior in Richtung des Vertex, während sie mit den Fingern die vordere Vertiefung der Ossa parietalia verstärkt;
- macht der Therapeut dasselbe mit dem Handballen der anderen Hand im hinteren Scheitelbeinbereich und verstärkt mit den Fingern die Flexion der Squama occipitalis.

Während der Flexionsphase lässt der Therapeut die Rückkehr in die neutrale Position im Rahmen der kranialen Bewegung zu, ohne dabei die Berührungspunkte loszulassen. Diese rhythmische Abfolge wird wiederholt, bis eine Entspannung zu spüren ist.

## Anmerkung

Ungeübte Therapeuten könnten Schwierigkeiten mit dieser Behandlungstechnik haben, besonders wenn sie präzise Bewegungen mit den Fingern machen müssen.

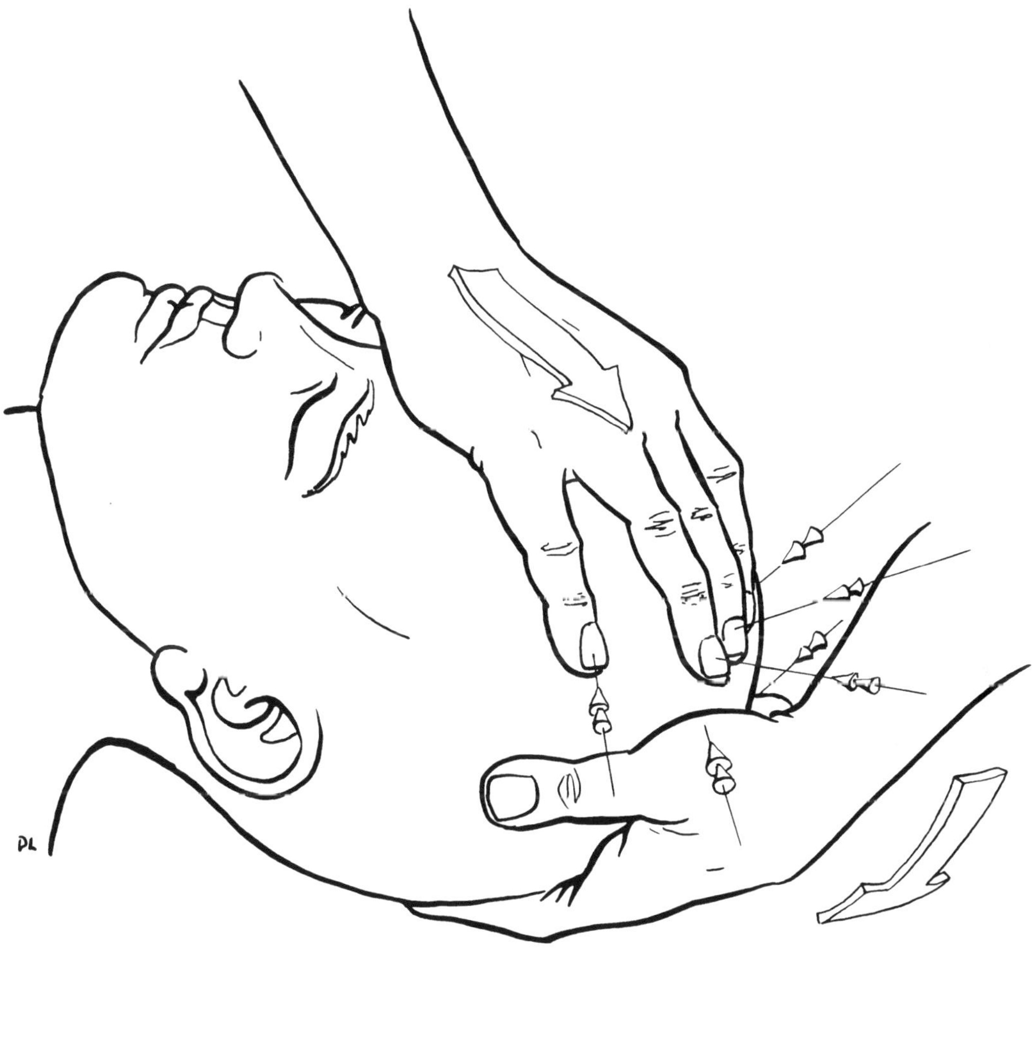

# Allgemeine Gefäßdrainage von frontookzipital

## Zielsetzung

- Vergrößerung der Schädelbeweglichkeit allgemein und dadurch Verbesserung der intrakraniellen Durchblutung,
- Steigerung der Drainage des Schädels über die V. jugularis interna durch pumpende Bewegungen am Übergang zwischen Pars petrosa und Schädelbasis.

## Position des Patienten

In Rückenlage, bequem und entspannt.

## Position des Therapeuten

Sitzt rechts oder links am Kopfende des Patienten, die Behandlungsliege ist auf eine passende Höhe eingestellt.

## Berührungspunkte

Die kaudale Hand liegt quer und bildet eine Mulde für die Squama occipitalis. Daumen und Zeigefinger befinden sich auf dem vorderen Rand des Proc. mastoideus.
Die Palmarseite der anderen Hand bedeckt die Stirn. Daumen und Zeigefinger berühren jeweils die Ala major des Os sphenoidale.

## Behandlung

Während der Extensionsphase des kranialen Rhythmus

- atmet der Patient langsam und tief ein und dehnt dabei die Wirbelsäule so weit es geht,
- bewegt der Therapeut mit Daumen und Zeigefinger seiner unteren Hand den Proc. mastoideus nach posterior und medial und
- synchron dazu wird mit der oberen Hand die Flexionsbewegung von Os frontale und Os sphenoidale verstärkt.

Während der Flexionsphase des kranialen Rhythmus

- atmet der Patient langsam aus und zieht dabei den Kopf zwischen die Schultern,
- bewegt der Therapeut den Proc. mastoideus mit seiner unteren Hand nach anterior und lateral,
- während er mit der oberen Hand die Extensionsbewegung von Os frontale und Os sphenoidale unterstützt.

Diese Bewegungen werden wiederholt, bis eine Entspannung zu spüren ist.
Alternativ kann sich der Therapeut während der Flexionsphase auch passiv verhalten, muss aber darauf achten, dass er dabei keinen der Berührungspunkte loslässt.

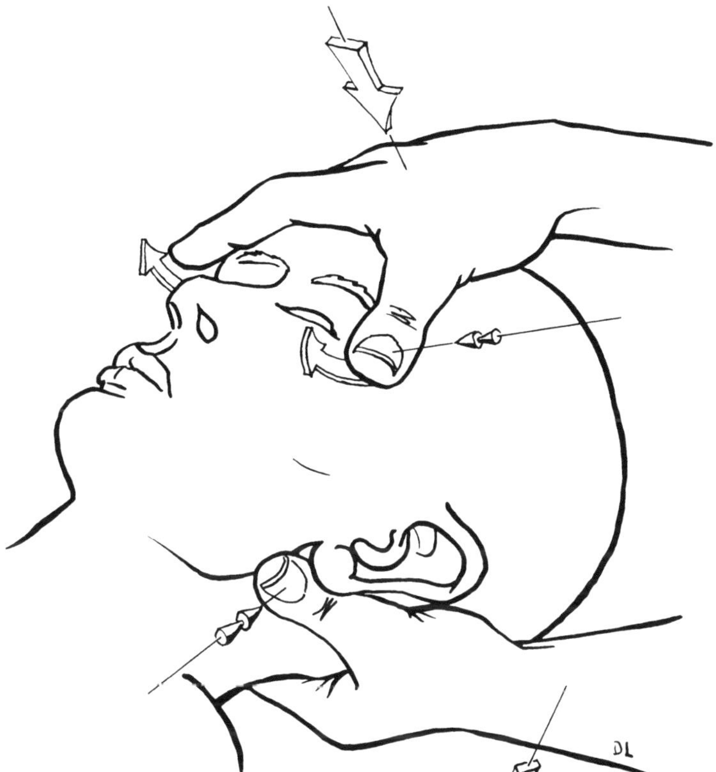

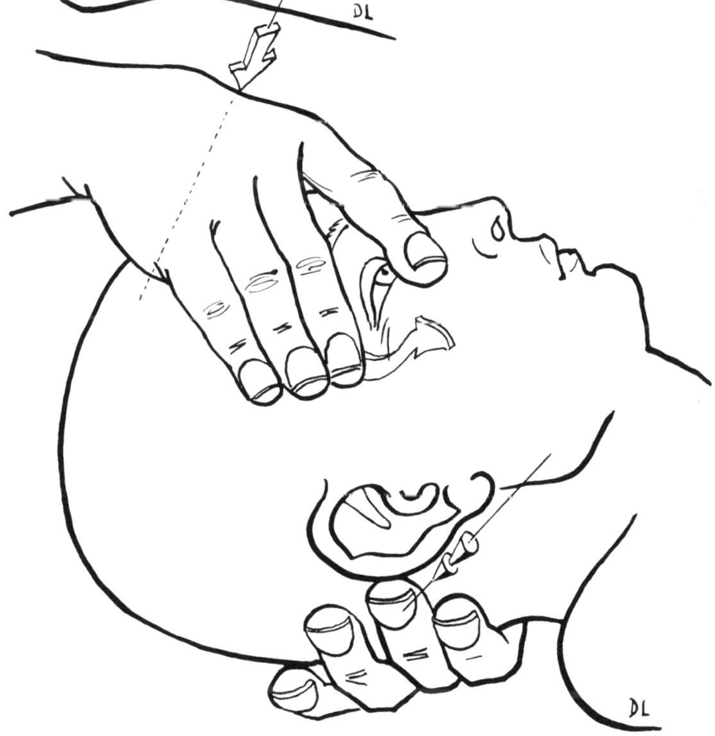

# Drainage der Fossa cranii posterior

## Zielsetzung
Förderung der Drainage der Fossa cranii posterior und im Besonderen des lateralen Sinus.

## Position des Patienten
In Rückenlage, bequem und entspannt.

## Position des Therapeuten
Sitzt am Kopfende des Patienten und stützt die Unterarme auf die Behandlungsliege, die auf eine passende Höhe eingestellt ist.

## Berührungspunkte
Die Hände des Therapeuten sind mit den Fingern unter dem Hinterkopf des Patienten ineinander verschränkt und bilden eine Mulde für die Squama occipitalis. Der Thenar liegt jeweils auf dem Asterion im posteroinferioren Winkel des Os parietale und der Daumen der Länge nach am Proc. mastoideus.

## Behandlung
In einer simultanen Bewegung während der Extensionsphase des kranialen Rhythmus werden
- die posteroinferioren Scheitelbeinwinkel mit dem Thenar allmählich komprimiert und
- die beiden Mastoidfortsätze mit den Daumen nach posterior und medial bewegt.

Während der Flexionsphase des kranialen Rhythmus lässt der Therapeut die Rückkehr in die neutrale Position im Rahmen der kranialen Bewegung zu, ohne dabei die Berührungspunkte loszulassen.
Sobald der Patient ein Gefühl von Wärme im hinteren Schädelbereich spürt, muss diese Art von Behandlung beendet werden.

## Anmerkung
Im Allgemeinen wird zunächst dieser Handgriff angewandt, bevor mit spezifischeren Techniken z.B. petrojugulare oder sphenopetrosale Probleme behandelt werden.

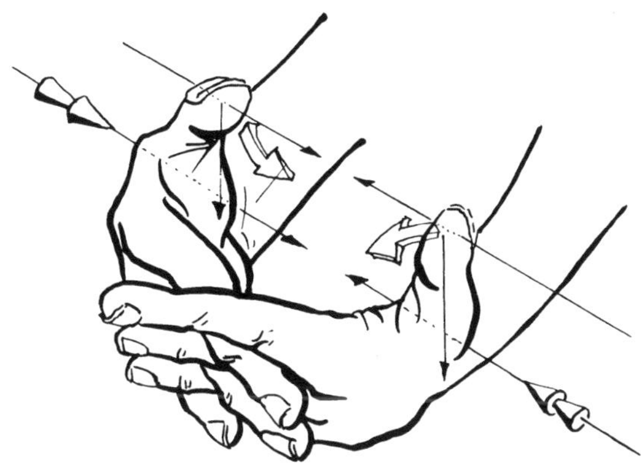

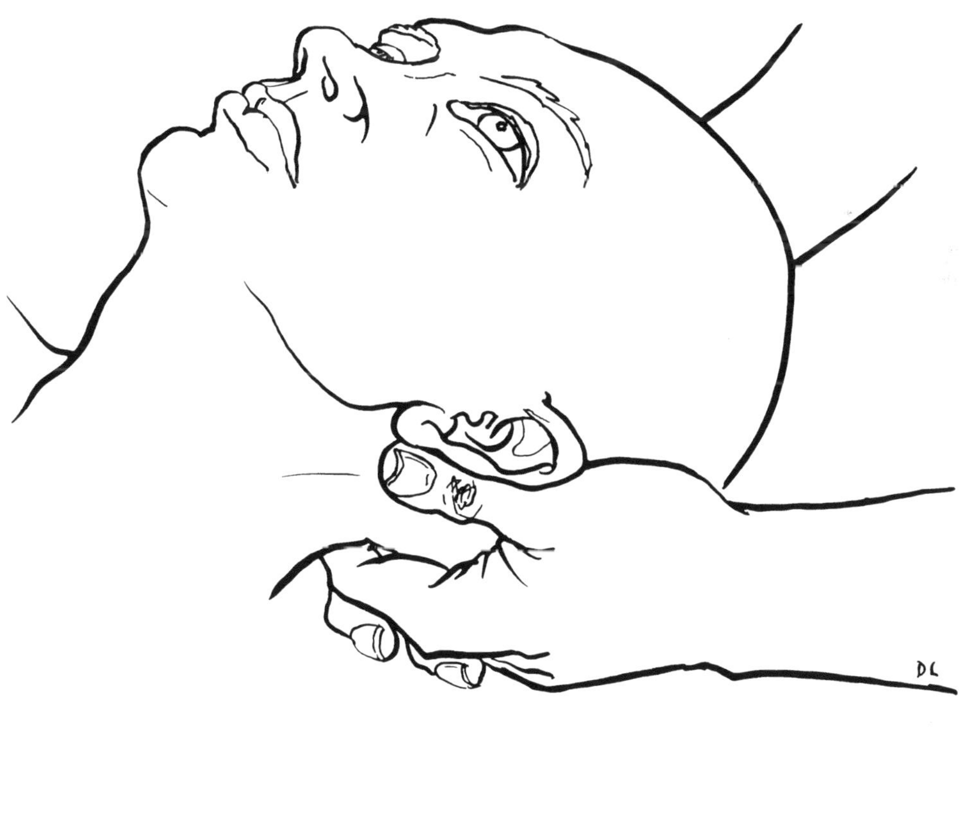

# Drainage des Sinus sagittalis

## Zielsetzung

Reaktivierung der physiologischen Sinus-sagittalis-Funktion, wenn sie eingeschränkt ist.

## Position des Patienten

In Rückenlage, bequem und entspannt.

## Position des Therapeuten

Sitzt am Kopfende des Patienten und stützt die Unterarme auf die Behandlungsliege, die auf eine passende Höhe eingestellt ist.

## Berührungspunkte

Der Therapeut wendet eine etwas modifizierte Form der Kalvariaannäherung an.
Die beiden Daumen sind über der Sutura sagittalis gekreuzt und berühren jeweils das Os parietale der Gegenseite im posterosuperioren Winkel. Die anderen Finger liegen auf beiden Seiten der Ohren am unteren Rand des Os parietale.

## Behandlung

Während der Extensionsphase des kranialen Rhythmus benutzt der Therapeut die vier Finger beider Hände, um die Ossa parietalia mit der weiter vorn (siehe S. 132) beschriebenen *Lift*-Technik anzuheben. Gleichzeitig drückt er mit beiden Daumen synchron die posterosuperioren Scheitelbeinwinkel nach lateral, bis unter den Daumen eine Entspannung zu spüren ist.
Während der Flexionsphase bleiben die Finger des Therapeuten passiv.
Diese Behandlungstechnik kann bei Bedarf wiederholt werden; dabei sollten die Daumen von hinten nach vorn an der Sagittalnaht entlang zu allen Restriktionsstellen bewegt werden.

## Anmerkung

Die Bewegungen der Daumen und der anderen Finger müssen perfekt aufeinander abgestimmt werden. Darüber hinaus müssen die beiden Behandlungsphasen auch noch mit den Phasen des kranialen Rhythmus synchronisiert sein.

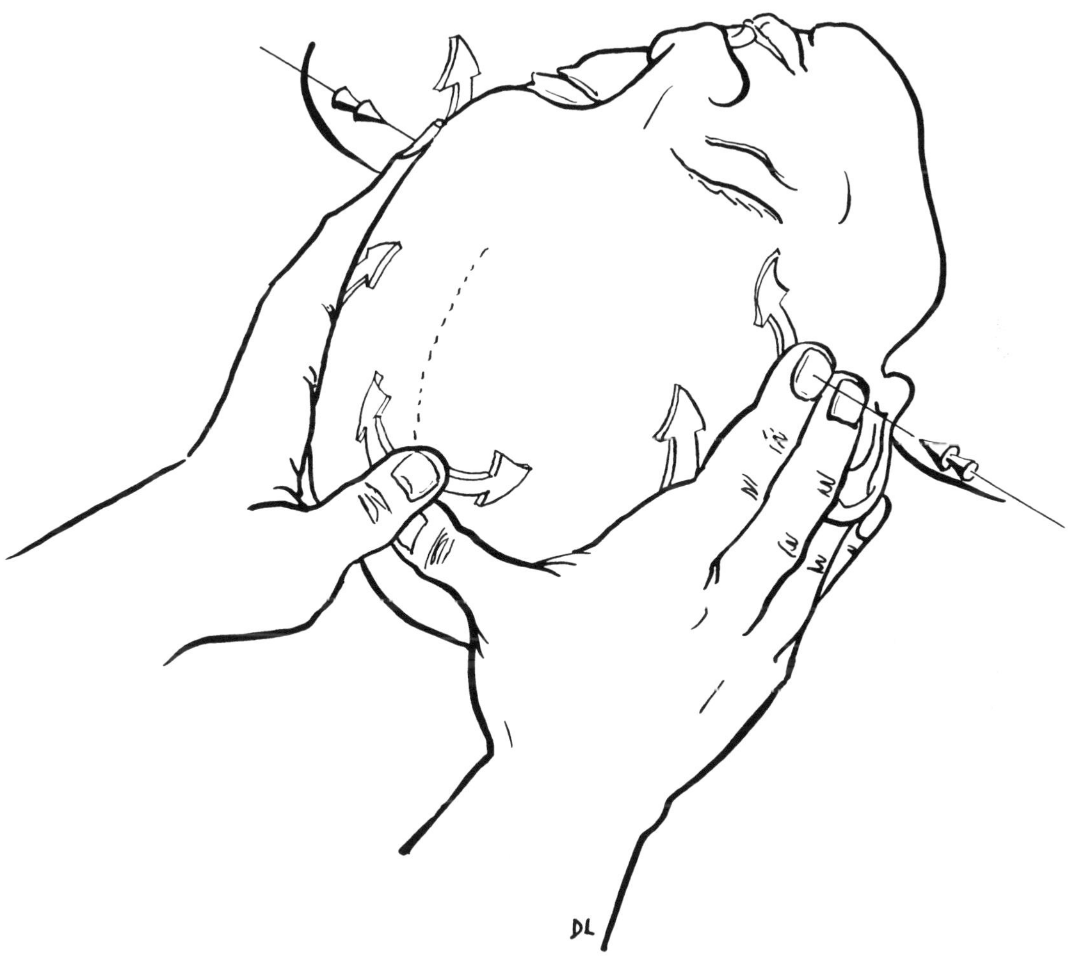

# Drainage des Plexus pterygoideus

## Zielsetzung

Verbesserung der physiologischen Funktion des venösen Plexus pterygoideus, der eine wichtige Rolle bei der Gesichtsdrainage spielt.

## Position des Patienten

In Rückenlage, bequem und entspannt, den Kopf zur gegenüberliegenden Seite der Läsion gedreht.

## Position des Therapeuten

Sitzt am Kopfende des Patienten, auf der Seite mit der Läsion, die Behandlungsliege ist auf eine passende Höhe eingestellt.

## Berührungspunkte

Mit der kranialen Hand wird der Kopf immobilisiert:

- die Handfläche gegen das Os parietale gedrückt,
- Daumen und Zeigefinger liegen um das Ohr auf dem Os temporale,
- die übrigen Finger sind auf der Stirn ausgebreitet.

Die kaudale Hand schließt sich um den Unterkiefer des Patienten und hält ihn in der Handfläche.

## Behandlung

Mit seiner unteren Hand beginnt der Therapeut eine Reihe von langsamen rhythmischen Bewegungen durchzuführen. Durch diese Bewegungen verbessert sich die Ausleitung aus dem Plexus pterygoideus.

## Anmerkung

Alle durchblutungsfördernden Handgriffe muss der Therapeut mit einer vorbereitenden „Stromaufwärts"-Technik einleiten (z. B. petrojugular, sphenopetrosal) und lang genug durchführen, damit sie wirksam sind.

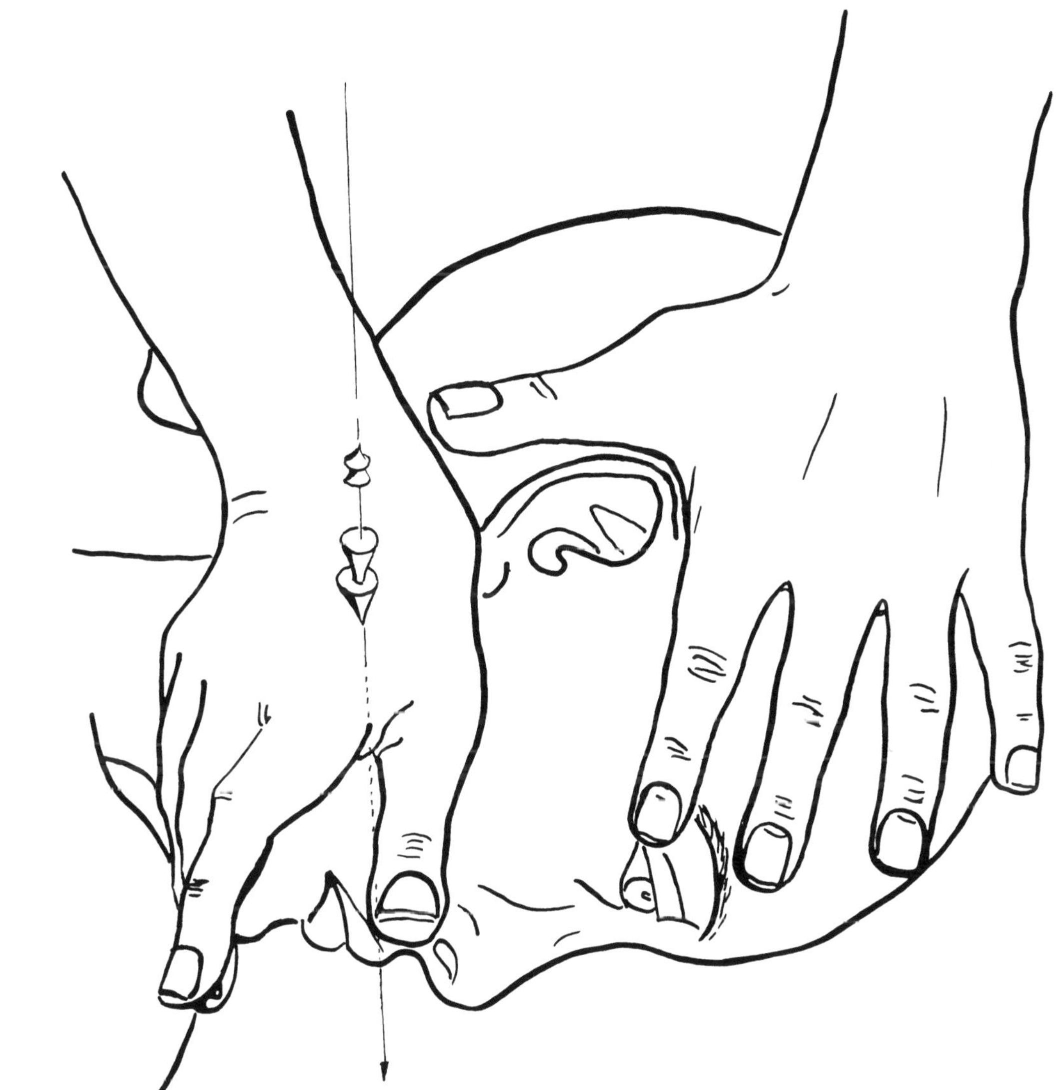

# Register

## L



## M



## O

## P



## R



## S

FSC
www.fsc.org
MIX
Papier | Fördert gute Waldnutzung
FSC® C083411

Zeitfracht Medien GmbH
Ferdinand-Jühlke-Straße 7
99095 Erfurt, Deutschland
produktsicherheit@kolibri360.de